体質改善のための薬膳

監修 辰巳 洋
編著 日本国際薬膳師会

緑書房

はじめに

　高齢社会を迎え、4人に1人が65歳以上となった現代では、健康寿命を延ばすことが重視されるようになりました。それに伴い、健康と病気の間、いわゆる「未病」が注目され始めています。本格的な病気というほどではなくても、心身の不調を抱えた状態である未病から脱するために、中医薬膳学における「体質」を考慮することが欠かせません。

　体質は、中国の最も古い医学書『黄帝内経』にも記載があるように、体格や筋肉のつくり、臓腑の寒熱に対して耐える力、住んでいる環境や食生活などの影響によって個々に形成され、変化します。また、体質によって病気に対する抵抗力、かかる病気の種類、さらには病気の回復力にもそれぞれ違いが出てきます。未病を治し、病気を予防するためには、自らの体質を知り、不調を感じる体質を改善する必要があります。そのひとつの方法が、体質に合わせた薬膳です。

　本書出版のきっかけとなったのは、日本国際薬膳師会の設立10周年記念誌「体質別薬膳レシピ」です。2004年11月の設立以来、多くの人が体質に関心を持ち、自らの体質に合った薬膳をとりいれ、病気の予防に努めてほしいと願い、活動をつづけてきました。その集大成としてまとめた記念誌が会員に大変好評であったため、中医薬膳学のさらなる普及と体質の知識を広く伝えるべく、会として初めての書籍となる本書『体質改善のための薬膳』を出版することを決めました。体質についての理論的背景や、体質ごとの食薬の知識をわかりやすく盛り込み、120品の薬膳レシピ集として完成させることができました。本書が多くの皆様の体質改善に役立つことを心より願っております。

　本書を作成するにあたり、2014年8月から、会員、理事、常務理事の方々が何度も相談し、知恵を出しあって、このような価値ある書籍を作ることができました。ここに、レシピを提供し、本書作成に尽力していただいた会員の方々にこころより感謝いたします。また、本書の企画に賛同し、編集に尽力していただいた緑書房の皆様、撮影を担当していただいたカメラマンの大寺浩次郎氏に厚く御礼申し上げます。

2015年9月

日本国際薬膳師会
会長　辰巳　洋

目　次

- はじめに……………………………… 3
- 本書の使い方………………………… 8
- 体質改善のための薬膳知識………… 11
- 体質診断チェックシート…………… 20

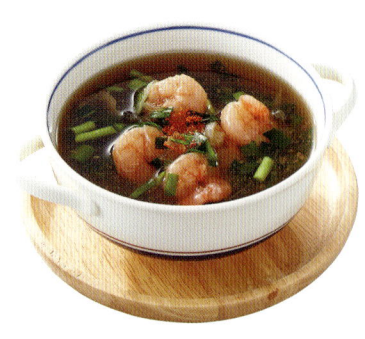

1　気虚体質

- 気虚体質とは？……………………… 24
- 気虚体質におすすめの食薬………… 26
  - 食材…………………………………… 26
    - キャベツ、じゃが芋、山芋、長芋、南瓜、いんげん豆、さやいんげん、カリフラワー、ブロッコリー、さつま芋、椎茸、干し椎茸、栗、桃、鶏肉、牛肉、豚のマメ、鰹、鰯、鯖、鱈、鱸、鰻、太刀魚、粳米、糯米、蜂蜜、飴糖
  - 中薬…………………………………… 29
    - 吉林人参、党参、黄耆、白朮、西洋参、山薬、甘草、大棗、白扁豆、霊芝、蓮子、芡実
- レシピ
  - 長芋入り卵巻き寿司………………… 30
  - 鶏手羽先の照り煮…………………… 31
  - 黄耆入り鶏肉ロール………………… 32
  - 蒸し鯛の補気ソース………………… 33
  - 鱈入り長芋饅頭　千草あんかけ…… 34
  - 花菜と長芋のカレー粉入りグラタン…… 35
  - 干し椎茸と茯苓入り高野豆腐の印籠煮…… 36
  - 鱈と長芋の蒸し物…………………… 37
  - 鶏肉と茸の米粉すいとん…………… 38
  - 党参入り長芋のスープ……………… 39
  - 黄耆入りじゃが芋の団子汁………… 40
  - 棗餡のつばき餅……………………… 41
  - 米粉と長芋の棗餡シフォンロール…… 42
  - 南瓜白玉と大棗の黒蜜煮…………… 43
  - 蓮子白玉の黄耆茶仕立て…………… 44

2　陽虚体質

- 陽虚体質とは？……………………… 46
- 陽虚体質におすすめの食薬………… 48
  - 食材…………………………………… 48
    - 胡桃、羊肉、鹿肉、海老、岩魚、なまこ、にら、ピーマン、パプリカ、鮭、鯵、鱒、唐辛子、しし唐、黒砂糖
  - 中薬…………………………………… 50
    - 杜仲、鹿茸、冬虫夏草、淫羊藿、肉蓯蓉、菟絲子、益智仁、蛤蚧、肉桂、小茴香、丁香、桂花、花椒、胡椒、乾姜、蓽撥
- レシピ
  - 葱と桜海老のチャーハン…………… 52
  - 胡桃入りあったか巡り寿司………… 53
  - 胡桃と栗入り黒糖おこわ…………… 54
  - 鶏肉の蜂蜜生姜焼き………………… 55
  - 蒸し海老と栗の黒糖生姜あん……… 56
  - ラム肉の胡桃とにらのパン粉焼き…… 57
  - 羊肉の旨み炒め　彩り野菜と米粉薄餅添え…58
  - ラム肉と野菜の玉葱ソース添え…… 59
  - 鶏肉白玉団子スープ………………… 60
  - 杜仲入り海老とにらのスープ……… 61
  - 干し海老と胡桃入り団子の杜仲スープ……62
  - 海老の春巻き　ピーマン添え……… 63
  - 棗餡と胡桃の糯米蒸し……………… 64
  - 乾姜入り米粉パン…………………… 65
  - 生姜ビスケット……………………… 66

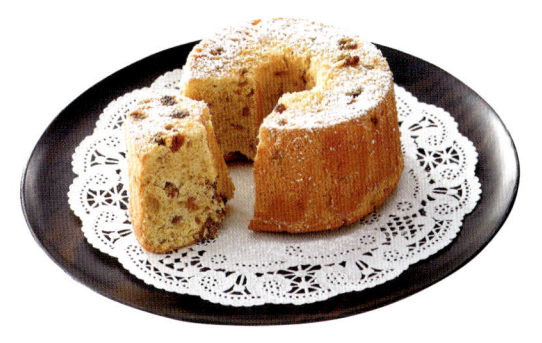
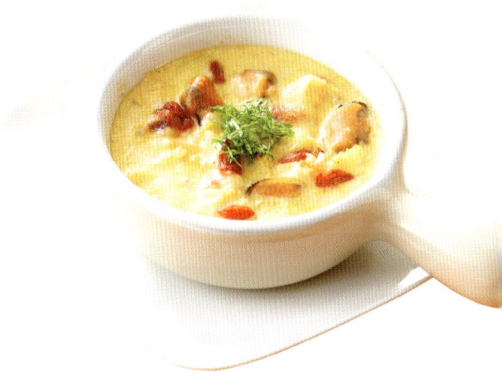

3 血虚体質

血虚体質とは？ ……………………………… 68
血虚体質におすすめの食薬 ………………… 70
    食材 …………………………………………… 70
        ほうれん草、にんじん、豚レバー、鶏レバー、
        豚のハツ、豚足、いか、たこ、赤貝、葡萄、
        荔枝、落花生
    中薬 …………………………………………… 71
        当帰、熟地黄、龍眼肉、白芍、何首烏、
        阿膠

レシピ
当帰と黄耆入り牛肉のしぐれ煮丼 …………… 72
干し葡萄入りいかめし ………………………… 73
当帰とにんじんのミートソースライス ……… 74
当帰入り海のリゾット ………………………… 75
彩りにんじんしりしり ………………………… 76
いかのジンジャー焼き ………………………… 77
鶏肉の参棗龍眼肉煮 …………………………… 78
ダブルチキンソテー 補血ソース …………… 79
豚肉巻き 芍薬ピーナッツソース …………… 80
豚レバーのロール巻き 地黄ソース ………… 81
豚レバーケチャップソース漬け ……………… 82
ほうれん草と豚マメのスープ ………………… 83
当帰と艾葉の蒸しパン ………………………… 84
干し葡萄と小茴香のシフォンケーキ ………… 85
龍眼肉と荔枝の赤ワイン煮 …………………… 86

4 陰虚体質

陰虚体質とは？ ……………………………… 88
陰虚体質におすすめの食薬 ………………… 90
    食材 …………………………………………… 90
        小松菜、アスパラガス、百合根、苺、豚肉、
        烏骨鶏、鴨肉、兎肉、卵、うずらの卵、牛乳、
        チーズ、帆立貝、牡蠣、鮑、ムール貝、
        マテ貝、鼈、白胡麻、黒胡麻、松の実、銀耳
    中薬 …………………………………………… 93
        枸杞子、百合、麦門冬、桑椹、黄精、玉竹、
        女貞子、沙参、石斛、鼈甲

レシピ
松の実入り豚肉餃子スープ …………………… 94
干し貝柱と豚肉のトマトスープ ……………… 95
百合根と麦門冬のスープ ……………………… 96
百合根と長芋のポタージュ …………………… 97
帆立貝と百合根の枸杞子春巻き ……………… 98
豚ハツと苦瓜のチャンプルー ………………… 99
豚肉のピカタ風 ……………………………… 100
ムール貝と銀耳のグラタン ………………… 101
小松菜と松の実のケーキ …………………… 102
小松菜のしっとりパンケーキ ……………… 103
粟入り小松菜のシフォンロール …………… 104
麦門冬入り苺のシャルロット ……………… 105
百合根ムース 枸杞子ソース添え ………… 106
黒胡麻とココナッツミルクのお汁粉
    夏枯草茶添え …………………………… 107
麦門冬入り長芋かん 苺添え ……………… 108

5 陽盛体質

陽盛体質とは？……………………………… 110
陽盛体質におすすめの食薬…………………… 112
    食材…………………………………………… 112
        白菜、セロリ、せり、トマト、きゅうり、苦瓜、ズッキーニ、こんにゃく、りんご、西瓜、バナナ、椰子、蜆、蟹、豆腐、緑豆、大麦、小麦、粟、茶葉
    中薬…………………………………………… 114
        荷葉、竹葉、山梔子、夏枯草、決明子、金銀花、魚腥草、蒲公英、板藍根、生地黄、菊花、薄荷、葛根、桑葉

レシピ

蟹と葛きりのサラダ
    すっぽんスープジュレ……………………… 116
せりと筍の胡麻和え レモン風味…………… 117
苦瓜と心太のサラダ………………………… 118
冷やっこの苦瓜添え………………………… 119
翠茶蟹粥……………………………………… 120
決明子入りご飯……………………………… 121
荷葉入りガスパチョそうめん……………… 122
さっぱり蕎麦 五味子入り豆腐つゆだれ… 123
白菜苦瓜炒め 大根おろし和え…………… 124
豆腐ステーキ 夏野菜の味噌ソース添え… 125
冬瓜と豆腐のスープ………………………… 126
抹茶葛豆腐…………………………………… 127
抹茶と小豆の二色羹………………………… 128
杏仁入り洋梨ヨーグルトゼリー 苺ソース
…………………………………………… 129
バナナと苺のヨーグルトドリンク………… 130

6 痰湿体質

痰湿体質とは？……………………………… 132
痰湿体質におすすめの食薬………………… 134
    食材…………………………………………… 134
        はと麦、とうもろこし、冬瓜、小豆、大豆、枝豆、そら豆、黒豆、白魚、鯉、蛤、里芋、筍、春菊、芥子菜、糸瓜、昆布、海苔、あさり、クラゲ、豆乳、柿、梨、枇杷、銀杏
    中薬…………………………………………… 137
        金針菜、薏苡仁、茯苓、白豆蔲、草果、白芥子、桔梗、甜杏仁、枇杷葉、貝母

レシピ

大根とあさりとはと麦の豆乳リゾット…… 138
陳皮入り大根とクラゲの辛味和え………… 139
クラゲときゅうりの甘辛酢和え…………… 140
鶏ささ身の昆布巻き からし白朮ソース… 141
あさりとクラゲの蒸し煮…………………… 142
じゃが芋とそら豆のことこと煮…………… 143
吉林人参入り焼きがんもどき……………… 144
コーンバーグ 海苔茯苓ソース…………… 145
はと麦あんかけロール白菜………………… 146
里芋と冬瓜の香り味噌おでん……………… 147
みかんの皮入り大根と牛肉のスープ煮…… 148
里芋入り豆乳スープ………………………… 149
杏入り百合根茶巾…………………………… 150
豆入り金柑ヨーグルト……………………… 151
里芋のトロピカル風ココナッツミルク…… 152

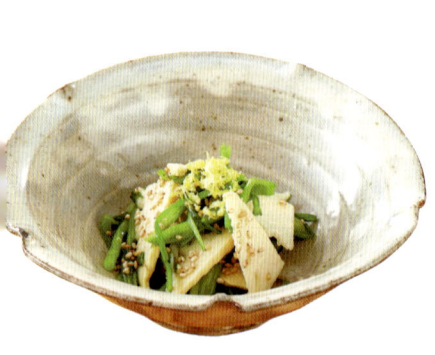
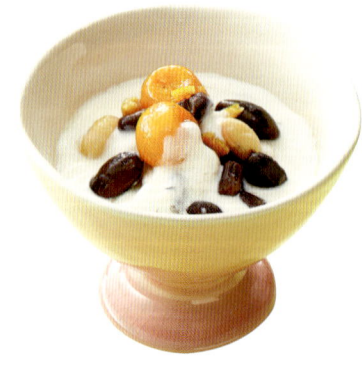

7 気鬱体質

気鬱体質とは？……………………… 154
気鬱体質におすすめの食薬…………… 156
　食材…………………………………… 156
　　玉葱、らっきょう、えんどう豆、さやえんどう、
　　蕎麦、みかん、オレンジ、柚子、金柑、大根、
　　かぶ、オクラ、麦芽、おこげ、生姜、葱白、
　　紫蘇、香菜、茗荷、三つ葉
　中薬…………………………………… 158
　　薤白、陳皮、枳実、枳殻、仏手、刀豆、
　　玫瑰花、茉莉花、緑萼梅、山楂子、莱菔子、
　　鶏内金、五味子、酸棗仁、柏子仁

レシピ

蕎麦の実とえんどう豆のお粥……………… 160
蕎麦の実リゾット…………………………… 161
柑橘香る牛乳粥……………………………… 162
金柑だれのさっぱり蓮根麺………………… 163
金柑とかぶのハーブマリネ………………… 164
スナップえんどうと柑橘のサラダ………… 165
大根と紅花のレモン漬け…………………… 166
玉葱漬け鶏肉のソテー　オレンジソース… 167
玉葱と大根の陳皮味噌のせ………………… 168
海老と彩り野菜の炒め物
　にらソース添え…………………………… 169
蕎麦の実と里芋餅入り刀豆茶の吸い物…… 170
蕎麦粉と米粉のパンケーキ………………… 171
蕎麦粉とオレンジのシフォンロール……… 172
グレープフルーツと玫瑰花の寒天のせプリン
　……………………………………………… 173
玫瑰花のグラデーションゼリー…………… 174

8 血瘀体質

血瘀体質とは？……………………… 176
血瘀体質におすすめの食薬…………… 178
　食材…………………………………… 178
　　青梗菜、茄子、蓮根、黒木耳、酢、うど、
　　かりん、酒
　中薬…………………………………… 179
　　紅花、番紅花、艾葉、三七、姜黄、鬱金、
　　川芎、五加皮

レシピ

うどと茄子の当帰酢飯丼…………………… 180
吉林人参と紅花の鶏五目粥………………… 181
姜黄と紅花のオニオンスープご飯………… 182
青梗菜とにんじんのサラダ
　紅花みかんドレッシング………………… 183
鯵の姜黄焼き　香味野菜ソース…………… 184
牛肉とうどのスパイス炒め………………… 185
青梗菜と鶏肉の重ね蒸し…………………… 186
鱈の紅花山楂子あんかけ…………………… 187
三七入り鰯ミンチのパプリカ詰め
　山楂子オレンジソース…………………… 188
紅花入り青梗菜と卵の炒め物……………… 189
青梗菜のカレースープ……………………… 190
紅花入り鯖のつみれ汁……………………… 191
艾葉と三七の菱餅…………………………… 192
三七と陳皮の黒糖胡桃……………………… 193
山楂子と肉桂のケーキ……………………… 194

だしの取り方／
　本書で使用する主な野菜の分量目安表… 195
食薬索引……………………………………… 196
監修者・スタッフ一覧……………………… 198
監修者紹介／参考文献……………………… 199

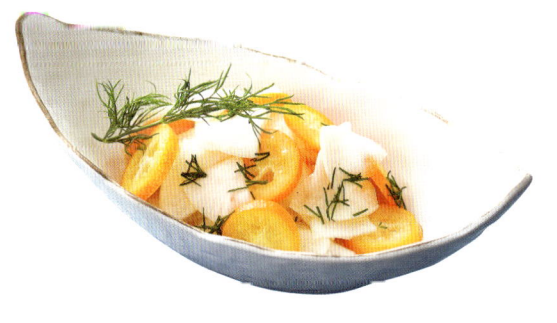

本書の使い方

　本書は、大きくわけて *1* 体質改善のための薬膳知識、*2* 体質の解説、*3* おすすめの食薬、*4* 薬膳レシピの4つで構成されています。体質改善が必要な体質は、気虚体質、陽虚体質、血虚体質、陰虚体質、陽盛体質、痰湿体質、気鬱体質、血瘀体質の8つであり、*2*〜*4*については各体質ごとにまとめられています。

1 体質改善のための薬膳知識

　中医薬膳学にもとづいた「体質にかかわる中医薬膳学の基本」「中医薬膳学における体質と分類」「良好ではない8つの体質」「体質にかかわる要因」を記載しています。また、**体質診断チェックシート**（p.20）では自分の体質を診断することができます。

2 体質の解説

　体質診断チェックシートで自分があてはまる体質がわかったら、それぞれの体質の解説「〇〇体質とは？」を確認してみましょう。それぞれの体質のページの冒頭では、体質の特徴、体質の分析、薬膳処方、立膳を解説しています。

3 おすすめの食薬

　体質の解説のつぎには、体質ごとに「おすすめの食薬」を紹介しています。このなかから食薬を組み合わせ、薬膳料理を作ります。また、どのページにどの食薬が載っているか、どのレシピで食薬が使われているかは、**食薬索引**（p.196）で調べることができます。

4 薬膳レシピ

　8つの体質それぞれに合わせた薬膳レシピを紹介しています。レシピごとに、立膳や使用している食薬についての簡単な解説も記載しています。

　体質について学び、よく理解するためには上記*1*〜*4*の流れで読んでいくことをおすすめします。目的や場合に応じたさまざまな使い方もできます。
　たとえば、とにかく自分の体質に合った薬膳料理をすぐに作りたい場合は、体質診断チェックシートで自分の体質を診断したのち、あてはまる体質の*4*薬膳レシピへ。自分の体質のしくみや対処方法を知ったうえでオリジナルの薬膳料理を作りたい場合は、体質診断チェックシートで体質を診断したのち、*2*体質の解説、*4*おすすめの食薬で食薬を選ぶ、といった具合です。

❖ 凡例

◉ 各体質におすすめの食薬

食薬の並び方
食材、中薬（食薬、食材、中薬の違いについてはp.14へ）の順に並び、分類ごとにわかれています。

気を補う
補気類の食材

キャベツ
性味 平／甘　　帰経 胃・腎

期待される効能
補中益気：中焦に属する脾胃の気を補益する。

食薬の性質
食薬の性質である性質・味・帰経を記載しています。性質・味（五気六味）についてはp.14、帰経についてはp.15を参照してください。

期待される効能
食薬のもつ効能を紹介しています。肝・心・脾……といった五臓六腑を表す言葉や精・気・血・津液といった体を構成する要素については、p.12〜14を参照してください。

◉ 薬膳レシピ

1人分：407kcal　たんぱく質10.3g　脂質12.3g　カルシウム112mg　食物繊維1.5g　塩分1.7g

葱と桜海老のチャーハン

温補脾陽　脾腸を温め、補います

補気によく用いる梗米に、助陽の桜海老、温性・辛味の葱をたっぷり加え、陽虚体質の改善をはかります。身近な食材で簡単に作れる、彩りのきれいなチャーハンです。

材料
ご飯 ……………………… 茶碗2杯分
長葱 ……………………… 80g
桜海老 …………………… 8g
卵 ………………………… 1個
生姜 ……………………… 10g
オイスターソース ……… 大さじ1
塩、胡椒 ………………… 各少々
胡麻油 …………………… 大さじ1と1/2

作り方
1 長葱は小口切りに、生姜はみじん切りにする。
2 卵は溶いておく。
3 フライパンに胡麻油を入れて1を炒め、香りが立ったら、温めたご飯を加えて炒める。
4 ご飯がぱらりとしたらフライパンの端に寄せ、あいているところに2の卵を入れて煎り、桜海老を加え、全体を混ぜ合わせる。
5 塩、胡椒、オイスターソースで調味し、器に盛る。

栄養価
各レシピの栄養価を記載しています。基本的に2人分ですが、お菓子は全量や1個ずつになっているものもあります。

立膳
各レシピの立膳を記載しています。体質ごとの立膳の解説も参考にしてください。気虚体質（p.25）、陽虚体質（p.47）、血虚体質（p.69）、陰虚体質（p.89）、陽盛体質（p.111）、痰湿体質（p.133）、気鬱体質（p.155）、血瘀体質（p.177）。

材料の分量
基本的に2人分です。お菓子や粥などは4人分、または作りやすい分量になっているものもあります。

材料の並び方
薬膳的に重要な食薬を上にまとめています。また、グラム表記の野菜についてはp.195の「本書で使用する主な野菜の分量目安表」を参考にしてください。

本書で紹介する料理はあくまでも食事であり、薬ではありません。
病気のときにはまず医師の診断と治療を受けましょう。

本書の使い方

○ **本書における調理のルール**

◉ **分量の目安**は以下の通りです。

　大さじ1 = 15 ml　　小さじ1 = 5 ml
　水1カップ = 200 ml　米1カップ = 180 ml

◉ レシピに掲載した所要時間は目安です。材料や微妙な火加減により変わります。火加減はとくに表記がない場合は中火です。

◉ 水の分量は、ソースなどに加える場合以外は、基本的に作り方のなかに入っています。

◉ **中薬の基本の煎じ方**
　　中薬を分量の水に30分ほど浸して蓋をして火にかけ、沸騰したら弱めの中火で、とりたい煎じ汁の量になるまで煎じます。

※煎じ方が違う中薬は、各レシピの作り方欄に記載しました。
※煎じるときの水分量が少ない場合は、小さな蓋つきの鍋を使用してください。鍋は土鍋またはステンレスをおすすめします。

◉ **だしの取り方**はp.195を確認してください。

中薬の購入方法

　薬膳に使う中薬は漢方薬局で手に入ります。1種類につき約100〜500g単位で販売されており、種類にもよりますが1,000〜3,000円ほどのものが多いようです。少量パックを用意しているところもあるので、たずねてみるとよいでしょう。

　最近では、食品スーパーやインターネットで購入できるものも増えています。ものによっては、中国・韓国やインドの食材専門店、デパートの食料品売り場、中国茶専門店でも扱っているところがあります。

　手に入りづらいものについては、漢方薬局または中国食材専門店などに問い合わせてみることをおすすめします。

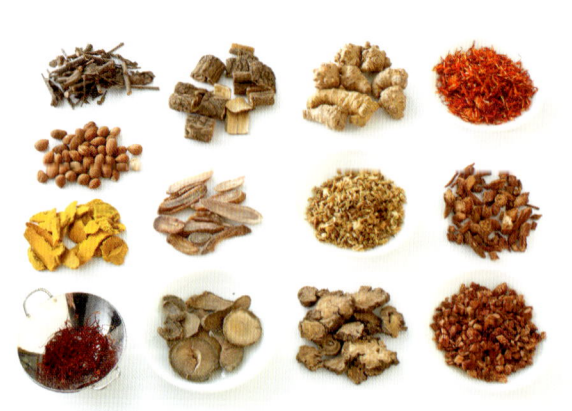

体質改善
のための
薬膳知識

薬膳とは

　健康を保つために、食を重要視することも多い昨今、薬膳という言葉を聞いたことがある方は多いのではないでしょうか？　まず、「薬膳」という漢字についてみていきましょう。中国最古の漢字について書かれた書物『説文解字』によると、「薬」は「薬、治病草」とあり、これは「薬」は「病を治療する草」ということを表します。一方で「膳」は、「膳、牲肉也」「肉也」「美食也」「具食也」とあり、「牲」とは主に牛の肉のことを指します。このように、「薬膳」とは植物性の食材、動物性の食材を組み合わせた治療効果のあるおいしい食事といえます。

　また、薬膳は、中医学の理論をしっかり踏まえた中医薬膳学という学問にもとづいています。この学問の概念は「中医学の理論に従って、食材や中薬を使い、健康の維持・増進、疾病の予防・治療・回復などを目指す学問」と定められています。

　薬膳は、食材や中薬の性質や味、効能を考慮して組み合わせ、調理方法を選び、食による作用を重視して作られます。ふだんの食事ではエネルギー、営養、おいしさ、視覚的効果などを得られますが、それに加え、体への何かしらのよい作用を得られるといえます。さらに薬膳は、個々の体質や年齢や性別、また季節や目的に合わせて作られます。

　本書では、このなかでとくに体質ごとの薬膳を紹介しています。

体質にかかわる中医薬膳学の基本

　中医薬膳学とは、中医学のなかのひとつであり、薬膳の目的となる健康維持や病気の予防と改善の学問です。良好な体質はそれを維持することがのぞましく、良好でない体質は健康維持を妨げ、病気につながる可能性があるといえます。ここでは、体質改善のための薬膳を考えるうえでかかせない、中医薬膳学の基本を紹介します。

　食材や体質、人体や季節や時間まで幅広くかかわる「**陰と陽**」、中医学における体を指し、体質ごとにより強く関係する部位のある「**五臓六腑**」、体を構成し体質にも深くかかわる「**精・気・血・津液**」、薬膳学の基本ともいえる食材の「**五気六味**」「**帰経**」についてみていきましょう。

❖ 陰と陽

　古くから中国にある陰陽論では、自然界のあらゆる事象を「陰」と「陽」にわけて考えます。人の体の構造も「陰」と「陽」にわけられ、互いが調和していることがもっともよい状態とされています。しかし、「陰」と「陽」のバランスは、年齢、季節、環境などによって常に変化しているため、調整する必要があります。たとえば、「陽」が盛ん、あるいは「陰」が不足して熱性の症状がみられる状態では、「陰」を補う陰に属する涼性や寒性の食材や中薬をとり、「陽」が不足して、寒性の症状がみられる場合は、「陽」を補う陽に属する温性や熱性の食材や中薬をとるといった具合です。

❖ 精・気・血・津液

　中医学では、わたしたちの体には、「精・気・血・津液」がめぐっていることで成り立っていると考えます（**表1**）。このバランスがくずれたり、流れが滞ったりすると、体に不調が生じます。また、気は「陽」に、血や津液は「陰」に属し、それぞれの要素の状態が体質に影響を及ぼします。

❖ 五臓六腑

　中医学では、体を5つの「臓」と6つの「腑」にわけて五臓六腑としています（**表2**）。五臓と六腑はそれぞれが対応しており、互いに影響しあっていると考えます。五臓とは、**肝・心・脾・肺・腎**であり、六腑とは、**胆・小腸・胃・大腸・膀胱・三焦**です。五臓六腑は実体としての臓器だけでなく、それらに関連する機能のことも指しています。ただ、三焦については、実体はありませんが胸腹腔に分布し、各臓腑と密接に関連しているとされています。

精

　生命活動のもっとも基礎的な物質であり、先天の精と後天の精にわけられます。先天の精は、生まれつき両親から受け継ぐものであり、後天の精は、脾胃（消化系統の働きのこと）により生成された水穀精微（飲食物をもとに得られる営養）をもとに生成され各臓腑で貯蔵されるものです。また、精は腎に貯蔵されている生殖能力をもった物質のことも指します。

血

　血管に流れている人体の構成と生命活動を維持する基本的な物質のことです。血は、脾胃の働きにより生成された水穀精微が肺気と心気の気化作用により生成されます。また、肝に蓄えられている血は腎に蓄えられている精と密接な関係にあり、肝の血の量が多ければ血が精に変化して腎に蓄えられ、腎の精気が十分であれば肝の血も満たされます（精血同源）。

気

　中医学では、気が運動変化することよって自然界のすべてが生まれ、臓腑の活動を推進する作用をもつと考えます。気には、腎の精気（精微物質）から生成される「元気」、水穀精微と肺で取り込んだ空気により生成される「宗気」、水穀精微が血脈に入り生成される「営気」、水穀精微が血脈に入らずに体表を巡る「衛気」などがあります。

津液

　体内のよい水液の総称です。体外に現れる汗、鼻水、涙、よだれ、つばは五液とされます。津液は、飲食物がもとであり、脾胃において飲食物から得られる水穀精微から生成されたり、飲食物が小腸と大腸に吸収・再吸収されることによっても生成され、肺と腎の気化作用により全身に運ばれて体を潤します。また、津血同源とされるように、血にも津液が含まれていると考えられています。

表1　精・気・血・津液

	五臓		六腑
肝	血を豊富に貯蔵し、血流や気機の巡りを調節するほか、情志を調節する働きを担う。	胆	胆汁を貯蔵、排泄し、肝の働きを助けて、消化を促進する。
心	血脈（血液の通路）を司り、血流の調節を行うほか、精神や意識、判断や思考活動の支配を行う。	小腸	胃で初期消化された飲食物を受理し、営養を吸収して脾に運び、必要のない廃物を大腸、膀胱へ伝送する。
脾	飲食物を消化し営養へ変化させ、全身に運送する運化作用を担い、気血の生成、水液代謝の調節などを行う。	胃	飲食物を受け入れ、初期消化して伝送する。
肺	呼吸機能を司り、気体交換を行って気機を調節するほか、血流・水液代謝の促進などを担う。	大腸	営養や水分を消化吸収したあとに残る糟粕を便として排泄するほか、水分の再吸収も行う。
腎	生命活動を維持する基本物質である精を貯蔵するほか、骨・骨髄・脳や水を司り、生殖・排尿・排便機能などを担う。	膀胱	尿の貯蔵と排泄作用を担い、水分の再吸収も行う。
		三焦	気と津液の経路のこと。

表2　五臓六腑とその働き

良好でない体質は、五臓六腑に不調が生じている場合もあるため、薬膳を効果的にとりいれることで改善が期待できます。本書の「体質におすすめの食薬」(p.26・48・70・90・112・134・156・178) では、紹介した食材や中薬が五臓六腑のどこにどのように作用するのか、「帰経」欄と「期待できる効能」欄に記載しています（帰経についてはp.15参照）。食薬選びの参考にしてください。

❖ 五気六味

中医薬膳学では、食材や中薬には五気六味があると考えられています。五気とは、**寒性・涼性・平性・温性・熱性**の5つの性質のこと、六味とは、**酸味・苦味・甘味・辛味・鹹味・淡味**の6つの味のことです（**表3**）。五気六味はそれぞれに異なる効能があり、各体質への働きかけに作用します。五気六味は、食材や中薬のもっている本来の性質のことであり、食材を軽く加熱したり味つけしたりすることで、性質が根本的に変わるわけではありません。薬膳では食材や中薬の五気六味を把握し、体質や目的に合わせて食材や中薬を組み合わせて食事をつくります。本書では、「体質におすすめの食薬」の「性味」欄に、食材や中薬ごとの五気六味を記載しました。

また、食材や中薬には、五気六味だけでないそれぞれの効能もあります。詳細は「体質におすすめの食薬」の「期待できる効能」欄を参照してください。

なお、本書では「**食薬**」「**中薬**」「**食材**」という言葉がでてきます。食薬は、食べることで体によい影響があるものすべてを指しています。食薬のなかに中薬と食材があります。中薬とは、中医学の理論にもとづいた、食用・薬用の両方に使用できる体の苦痛を緩和する効力があるもののことです。薬膳料理を作るときは、中薬のなかから効能があるだけでなく、食べ物としてのおいしさを合わせもつものを使います。

五気		六味	
寒性	体内の熱を取り、津液を補って体を潤し、毒を排泄し、便通をよくする。	酸味	過剰な発汗や排尿など体から水分が出過ぎることを防ぎ、必要な水分を保つ。
涼性	寒性と同じ作用だが、熱を取る力が寒性よりも緩やか。	苦味	熱を取り、消化機能を促進し、便通をよくする。
平性	体を冷やしもせず、温めもしない。	甘味	気血不足を補い、痛みを緩和し、消化機能を整える。
温性	体を温め、気血の流れをよくし、痛みを緩和する。	辛味	発汗作用、体を温めることで、気血の流れを促進する。
熱性	温性と同じ作用だが、体を温める力が温性よりも強い。	鹹味	しこりを柔らかくし、便通をよくし、精血を生じさせる。
		淡味	利尿効果があり、消化機能を助ける。

表3　五気六味

❖帰経

帰経とは、食材や中薬が特定の臓腑に効果的に効能を発揮することです。五臓六腑である、肝・心・脾・肺・腎・胆・小腸・胃・大腸・膀胱・三焦のいずれかで表されます。

❖薬膳処方

中医薬膳学は、中医学の理論に従い、適切な食材と中薬を用いて「補虚（正気を補養する）」「瀉実（邪気を取り除く）」「調和（陰陽のバランスを整える）」ことを目的とする学問です（表4）。

体質改善のための薬膳のレシピを考えるときも、中医学の中医薬膳学の理論にもとづいて処方を立て、処方に従って食材や中薬の性味、効能を考慮して組み合わせ、薬膳処方とします。各体質に合わせた薬膳処方の内容は、各体質の説明（p.24・46・68・88・110・132・154・176）でわかりやすく紹介しています。また、薬膳処方にもとづいた薬膳料理の治療の方法については「立膳」といい、本書では各レシピに立膳を載せています。

補虚…正気を補養する

補虚とは、正気（環境変化に対する調節能力と病気に対する防衛能力）を補うことです。気・陰・血・陽が不足し、正気を消耗している状態の場合、不足しているものを補養、強化すること（補虚）が必要です。この原則に従い、補益類の食薬を使って補虚します。

主な薬膳処方：補気、助陽、養血、滋陰など。

瀉実…邪気を取り除く

瀉実とは、邪気（病気を引き起こす素因）を取り除くことです。邪気が過剰になっている状態には、邪気を取り除くこと（瀉実）が必要です。この原則にもとづく瀉実のための食薬は多くあります。

主な薬膳処方：清熱、去湿、化痰止咳平喘、消食、瀉下、解表など。

調和…陰陽のバランスを整える

調和とは、不調を調節し、健常な状態に戻すことです。体の陰陽の偏盛偏衰（陰陽のどちらかが強過ぎるか、もしくは弱過ぎること）、精・血・気・津液の虧損や失調を調節します。また、季節の陰陽の移り変わりに合わせ、食生活を調節することもあります。

主な薬膳処方：理気、活血化瘀、消食、清熱など。

表4　補虚・瀉実・調和

中医薬膳学における体質と分類

　中医薬膳学において体質とは、遺伝にもとづき、人が成長、発育、成熟、老化していく過程において、地理環境、病気などの影響を受け、体の構造、機能、基礎代謝、心理などに、ある一定期間持続して起きている状態と考えられています。日常生活のなかで、「体調」という言葉はよく使われますが、「体調」は体質とは違い、心身の一時的な状態のことを指します。体質により、生理的な反応や病理的な刺激に対して耐えうる能力に差が出てくるため、体質について学ぶことは、病気の予防や治療に役立ちます。

　体質は、陰と陽、精・気・血・津液などの充実や不足によって現れる体の虚弱と強壮、正気の旺盛と衰弱により、良好な体質と良好ではない体質に分類されます。

❖良好な体質

　良好な体質である平和体質は、両親のよい体質を受けついでおり、地理環境にあった食習慣を身につけ、日常生活のなかで自然の規則を守り、バランスのよい生活を過ごすことにより、環境の変化に対する適応性が高く、病気を患うことが少ない体質です（表5）。

　平和体質の場合は、季節、加齢、環境の変化に合わせた食材を選ぶことで、穏やかに過ごすことができます。

特徴	元気、病気になりにくい、顔色がよい、気力がある、毛髪につやがある、睡眠が良好、反応が早い、食欲がある、排便・排尿が正常	生理（女性の場合）	周期が順調、生理痛がない、経血量は生理期間に約100 ml・色が赤い
舌	舌質淡紅（ピンク色）、舌辺円滑（ほどよい大きさと厚さ）、舌苔は薄白（白くて薄い）	脈	平脈（1呼吸に4回の脈拍）、緩和・均一、拍動に強さがある、不整脈がない

表5　平和体質の例

❖良好ではない体質

　一方で、良好ではない体質は、病気ではないけれど、さまざまな要因によって心身が虚弱となったり、陽気が強かったり、痰湿が溜まったり、ストレスを感じやすくなったりして、それが不調となって現れている状態を指しています。良好ではない体質は、その特徴をもとに8つに分類されています。本書では、この分類にそって体質について解説し、改善のためのレシピを提案します。

　それではまず、各体質がどのような特徴をもつのか、みていきましょう。

良好ではない8つの体質

　良好ではない体質は、**気虚体質・陽虚体質・血虚体質・陰虚体質・陽盛体質・痰湿体質・気鬱体質・血瘀体質**の8つに分類されています。

　ここではまず、各体質の概要を説明します。各体質の要因については個人差がありますが、とくに関連が深いと考えられているものを記載しています。

　また、各体質にはそれぞれ異なる症状が現れます。症状をもとにした**体質診断チェックシート**(p.20)で、自分がどの体質にあてはまるか体質診断をしたうえでここを読み始めてもいいでしょう。

❖気虚体質

　気が消耗しすぎたり不足したりして、臓腑の働きが虚弱になっている体質です。
主な要因　遺伝的なもの、食生活のかたより、精神的なもの、過度な性生活、加齢などが考えられます。
関連する主な臓腑　肺・脾・心・腎　　　　　　　　　　　　　　▶薬膳処方はp.25へ

❖陽虚体質

　臓腑の働きが気虚体質よりさらに弱まり、陽が不足し、体の冷え、痛みといった症状が現れる体質です。
主な要因　遺伝、慢性病、加齢などが考えられますが、気虚体質がさらに悪化して陽虚体質となることも多いといえます。
関連する主な臓腑　心・脾・腎　　　　　　　　　　　　　　　　▶薬膳処方はp.47へ

❖血虚体質

　血の量が不足し質が低下し、臓腑に営養が足りなくなった体質です。
主な要因　出血、消化器官の疾病、慢性病、腸の寄生虫などが考えられます。
関連する主な臓腑　心・肝　　　　　　　　　　　　　　　　　　▶薬膳処方はp.69へ

❖陰虚体質

　血、津液、精などの体を潤しながら養う陰液が不足して、熱性の症状である内熱が現れている体質です。
主な要因　喫煙、飲酒、刺激の強い食事、慢性病、老化などが考えられます。
関連する主な臓腑　肺・心・胃・肝・腎　　　　　　　　　　　　▶薬膳処方はp.89へ

❖陽盛体質

　陽盛体質とは、臓腑の働きが強盛な体質です。陰陽のバランスがくずれ、陽の方が強い状態のため、体内に熱がこもっています。

主な要因　成長期の子どもや若者、元気な人は臓腑が強盛でよく働くため、陽盛体質が多いといえます。また、飲食の不摂生や食べ過ぎにより、食べたものが消化できず胃腸に留まる（宿食）と、体に悪影響を及ぼす邪熱が盛んになり、陽盛体質になりやすいといえます。

関連する主な臓腑　心・肝・胃・大腸　　　　　　　　　　　　▶薬膳処方はp.111へ

❖痰湿体質

　痰湿体質とは、代謝の機能が低下することにより、水の流れが滞り、水が体内に溜まりやすい体質です。

主な要因　食べたものが消化できず胃腸に留まると、体内に水が溜まる痰湿体質になりやすいといえます。喫煙、ストレス、七情（怒・喜・思・憂・悲・恐・驚の7つの感情）の損傷も考えられます。また、気鬱体質で気の流れの滞りにより水分の代謝機能が大きく弱まり、痰湿体質になることもあります。

関連する主な臓腑　脾・胃・肺　　　　　　　　　　　　　　　▶薬膳処方はp.133へ

❖気鬱体質

　気鬱体質とは、長期間にわたる情緒の抑鬱、不愉快な気分などにより、気の巡りが滞っている体質です。反対に、臓腑の働きが低下して、情緒に変化が現れている場合もあります。

主な要因　過労やストレスなど、精神的に良好でない刺激が臓腑の働きの失調を引き起こし、抑鬱状態が続くようになると、気鬱体質になりやすいといえます。臓腑の働きが低下して、情緒に変化が現れている場合は、精神的なものに加え、遺伝的なもの、産後のホルモン分泌の失調なども考えられます。

関連する主な臓腑　肝・脾・胃　　　　　　　　　　　　　　　▶薬膳処方はp.155へ

❖血瘀体質

　血瘀体質とは、血がなめらかに流れず、滞りやすい体質です。

主な要因　加齢による心と血管の老化やストレスにより心血を消耗し、心が養われなくなり、血の流れが滞ると血瘀体質になりやすいといえます。

関連する主な臓腑　心・肝・脾　　　　　　　　　　　　　　　▶薬膳処方はp.177へ

　いかがでしょう。もし、複数の体質にあてはまると感じる場合は、体質診断チェックシート（p.20）で主となる体質を見つけることをおすすめします。

　つぎに、体質に影響する要因をみていきましょう。

体質にかかわる要因

　体質を形づくり、変化させるさまざまな要因があります。ここでは、体質とはどのようなもので、どうしたら良好な体質に改善できるのか、そのヒントとなる要因をみていきましょう。

❖体質の形成と変化

　体質の形成と変化には以下の5つの要因が影響を及ぼします。体質はこれらの要因が複雑に絡みあって形成される個人の性質であり、また、要因の内容が変化することにより、変わっていくものでもあります。

体質の形成と変化に影響を及ぼす5つの要因

要因 1　遺伝

　両親の体質が子どもの体質に影響します。たとえば、母親が貧血であれば子どもは血が足りない体質である血虚体質になりやすいといえます。

要因 2　環境（食生活、生活習慣）

　環境による、気候、食生活、生活習慣などの違いが、体質に大きな影響を与えます。寒い地域の人々は乳製品や肉をよく食べ、筋肉が厚く、体格がしっかりとしていて、陽盛体質が多くなります。暖かい地域の人々は豊富にとれる農産物をよく食べ、それらの野菜や果物は水分が多いため、湿が溜まりやすい痰質体質になりがちです。

要因 3　精神状態

　人に対して感謝し、寛容な心と愉快な心情をもち、精神的な余裕があると、平和体質を保てることが多いといえます。反対に、感情の起伏や思い込みが激しく、心配することが多い状態が長期的に続くと、ストレスが溜まり結果的に臓腑を弱め、気鬱体質や痰湿体質になることもあります。

要因 4　性別

　性別の違いにより、生理的特徴や体の構造に違いが生まれ、体質に差が出てきます。男性は筋肉が多く体が丈夫で、「陽」に属するため陽盛体質が多いといえます。女性は、月経、妊娠、出産などにより、血液が不足した状態になっているため血虚体質、また血の不足により臓腑の働きが低下するため気虚体質、さらに臓腑の働きが衰弱するため陽虚体質が多いといえます。

要因 5　年齢

　加齢とともに体の構造、基礎代謝、生理機能などに変化が起こるため、年をとったことで体質も変わっていきます。若いときは冷え性で陽虚体質だったのに、更年期に入ると、のぼせ、ほてり、汗をかくなどといった陰虚体質に変化することも少なくありません。また加齢が関係することにより、風邪をひきやすく疲れやすい、やる気がないなどが特徴の気虚体質から、腰や膝が痛くなり、心臓の痛み、胃の痛みなどの症状が現れる血瘀体質に変化することもあります。

体質診断チェックシート

使い方
あてはまる症状に印をつけましょう。印のもっとも多いところが、あなたの**主体質**です。つぎのページでは各体質の印の数を書き込み、自分が該当する体質の傾向を診断することができます。印がもっとも多い体質が複数ある場合や、体質の傾向を知りたい場合はそちらのページを参照してください。

① 「平和体質」にもっとも多くの印が入ったら……　▶　とてもよい状態です。いまの状態を維持しましょう。不調が出たときはこのチェックシートを見直して、体質の変化に対応してください。

② 良好でない8つの体質に多くの印が入ったら……　▶　体質ごとに詳細と薬膳処方を紹介しています。体質改善のための食薬と薬膳レシピで、良好な体質を目指しましょう。

平和体質　▶いまの状態をキープしましょう

- ☐ 顔色が淡紅色である
- ☐ 気力がある
- ☐ 毛髪や肌につやがある
- ☐ めったに病気にならない
- ☐ 食欲がある
- ☐ 睡眠は良好である
- ☐ 排便・排尿が正常である
- ☐ 舌がピンク色でほどよい大きさと厚さ、舌苔は薄く白い
- ☐ 脈にほどよい強さがあり、脈拍は1呼吸に4回

1　気虚体質　▶p.23へ

- ☐ 顔色が白っぽい、黄色っぽい
- ☐ 気力がなく、疲れやすい
- ☐ 息切れしやすい
- ☐ 気温に関係なく、汗をかきやすい
- ☐ 声が小さい
- ☐ 食欲がなく、胃腸が弱い
- ☐ 軟便または下痢
- ☐ 舌は白っぽく、厚みがある
- ☐ 脈はとてもゆっくりとしていて、拍動が弱い

2　陽虚体質　▶p.45へ

- ☐ 顔色が白っぽい
- ☐ 手足や体が冷えやすい
- ☐ 手足や体に痛みを感じることがある
- ☐ むくみやすい
- ☐ 温かいものを好む
- ☐ 下痢しやすく、朝方の下痢が多い
- ☐ 頻尿、尿の色が薄く透明である
- ☐ 舌は色が淡く、舌辺に歯痕がある
- ☐ 脈はゆっくりとかすかに打つ、一定しない

3 血虚体質 ▶p.67へ
- [ ] 顔色、唇や爪の色が白っぽい
- [ ] 目、肌が乾燥しやすい
- [ ] めまいや立ちくらみを起こしやすい
- [ ] 手足がしびれる
- [ ] 夢をみることが多く、眠りが浅い
- [ ] 少しのことで不安になったり、動悸が起こる
- [ ] 女性は月経周期が乱れ、経血量が少ない
- [ ] 舌は白っぽく、小さい
- [ ] 脈は細く、力がない

4 陰虚体質 ▶p.87へ
- [ ] 頬が赤い
- [ ] 口が渇きやすく、目や肌も乾燥しやすい
- [ ] 耳鳴りがすることがある
- [ ] 冷たいものを好む
- [ ] 手のひらや足の裏に熱感がある
- [ ] 寝つきが悪く、寝汗をかく
- [ ] 便が乾燥している
- [ ] 舌は紅色、乾燥してひび割れ、舌苔はほとんどない
- [ ] 脈は細く、脈拍は1呼吸に5回以上

5 陽盛体質 ▶p.109へ
- [ ] 赤ら顔
- [ ] 呼吸が荒い
- [ ] 口が渇き、汗をかきやすい
- [ ] 冷たいものや脂っこいものを好む
- [ ] 食欲旺盛
- [ ] にきびができやすい
- [ ] 便が臭く、尿の色は濃い
- [ ] 舌は紅色、舌苔は黄色い
- [ ] 脈は強く、脈拍は1呼吸に5回以上

6 痰湿体質 ▶p.131へ
- [ ] 顔色が黄色っぽい
- [ ] 体が重だるい
- [ ] むくみやすい
- [ ] 脂っこいものや甘いものを好む
- [ ] 痰が多く、口のなかが粘る
- [ ] 胸がつかえ、食欲がわかない
- [ ] 下痢しやすく、尿の量が少ないことがある
- [ ] 舌は分厚くて大きく、舌辺に歯痕があり、舌苔は白くてきめが細かい
- [ ] 脈はゆっくりとなめらかに打つ

7 気鬱体質 ▶p.153へ
- [ ] 顔色が暗い
- [ ] ため息が多い
- [ ] げっぷやしゃっくりが出やすい
- [ ] 胸や喉がつかえる感じがする
- [ ] 腹部が脹れ、痛みを伴うこともある
- [ ] 女性は生理の前に乳房が脹れて痛む
- [ ] 便秘と下痢を繰り返す
- [ ] 舌は薄ピンク色、舌苔は薄く白い
- [ ] 脈は細く、拍動がかたい

8 血瘀体質 ▶p.175へ
- [ ] 顔色が暗く、目の下にクマがある
- [ ] しみが多い
- [ ] あざができやすい
- [ ] 肌が乾燥しやすい
- [ ] 体の決まった箇所に痛みがある
- [ ] 女性は生理痛があり、経血に塊がある
- [ ] 便の色が黒っぽい
- [ ] 舌は青紫、黒い斑点があり、舌の裏の静脈が目立つ
- [ ] 脈は細く、一定しない

体質診断チェックシートの印の数を下記に書き込んでみましょう。

1 気虚体質	2 陽虚体質	3 血虚体質	4 陰虚体質
個	個	個	個

5 陽盛体質	6 痰湿体質	7 気鬱体質	8 血瘀体質
個	個	個	個

✤ 印の数がいちばん多い体質が複数ある場合

　体質は複数持ち合わせていることもあります。印の数が多い体質が複数ある場合や、もっとも印が多い体質とさほど印の数が変わらない体質があれば、その体質も参考にしてください。

✤ 1～4の体質に印が多い場合

　虚弱体質の傾向（p.17）があります。体質に合った薬膳料理を食するとともに、「体質の形成と変化に影響を及ぼす5つの要因」（p.19）も参考に、体質改善を目指しましょう。

✤ 5～8の体質に印が多い場合

　邪気が強くなっていたり、陰と陽のバランスや精・気・血・津液に何かしらの問題が生じている傾向（p.18）があります。体質に合った薬膳料理を食するとともに、「体質の形成と変化に影響を及ぼす5つの要因」（p.19）も参考に、体質改善を目指しましょう。

体質は環境、年齢、精神状態の変化などによっても変わっていきます。体に不調が生じたとき、体の調子が変わったときはあらためて体質診断チェックシートで自分の体質を確認することをおすすめします。

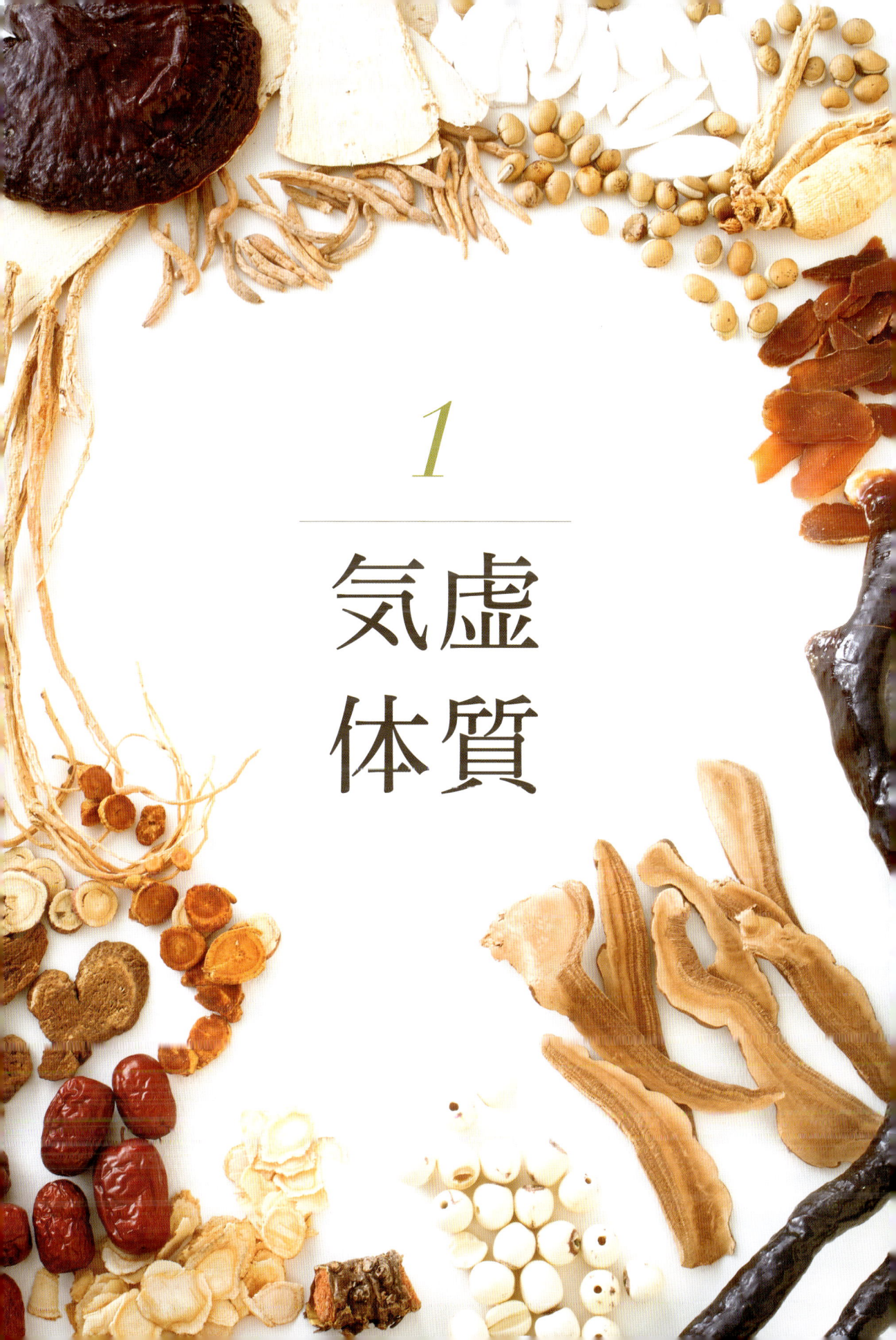

1 気虚体質

気虚体質とは？

気が消耗しすぎたり不足したりして、臓腑の働きが虚弱になっている体質です。

体質を知る
気虚体質の特徴

まずは、気虚体質の代表的な特徴を知りましょう。

症状	顔色が白っぽい・黄色っぽい、無気力、めまい、忘れっぽい、疲れやすい、かぜをひきやすい、声が小さい、息切れ、汗をかきやすい、倦怠感、食欲不振、腹部の膨満感、むくみ、軟便、下痢、頻尿、尿漏れ	生理（女性の場合）	周期が早まる、経血量が多い・色が薄い、生理痛
舌	舌質淡白（白っぽい）、舌体胖（厚みがある）、舌辺歯痕（縁に歯の痕がある）、舌苔が白い	脈	緩（とてもゆっくりとしている）、虚（拍動が弱い）

不調はどこから？
気虚体質の分析

体質の特徴には、五臓六腑の状態が大きく関連しています。
気虚体質にとくに関係の深い、「肺」「脾」「心」「腎」についてみていきましょう。

肺 呼吸と全身の気を司る肺気が虚弱になると、息切れ、ときどき咳が出る、無気力などの症状が現れます。また、体を守る衛気(えき)も不足するため、汗をかきやすい、かぜをひきやすいなどの症状も現れます。

脾 脾気が虚弱になり水穀（飲食物）・水湿（飲食物から得られる水分）を運化（全身へ運ぶ）する働きが低下すると、食欲不振、腹部の膨満感などの症状が現れやすくなります。水穀精微（飲食物をもとに得られる営養）の生成が足りなくなると、疲れや消痩などが現れ、水湿が四肢にあふれると体の倦怠感や四肢の無力感とむくみがみられるようになり、大腸に流れ込むと下痢しやすくなります。また、脾気は血が血管に漏れ出るのを防ぐ統血の働きも司るため、脾気が虚弱すると、あざになりやすい、生理不順などの症状もしばしばみられます。

心 血脈を司る心気が虚弱になり、血液を循環させる力が弱くなって無理に働かせようと、動悸、胸苦しい、息切れ、不整脈などの症状が現れます。心が養えなくなることで心血も不足し、頭と顔の血を養うことができず白っぽい顔色になり、めまいも起こりやすくなります。

腎 腎気が虚弱になり、固摂機能（漏れ出ないよう引き締めること）が低下すると、尿の漏れ、頻尿などの症状が現れやすくなります。息切れの症状は、腎気の吸気を収める働きが低下することでも出やすくなります。腎の府である腰のだるさなども現れます。腎気虚により精微物質を貯蔵する働きも低下し、忘れっぽい、集中力が足りない、体の成長が遅い、髪の毛が切れやすい、白髪・抜け毛といった症状が現れ、また耳も養えなくなり、耳鳴り、耳が遠いなどの症状も現れます。

体質改善を目指す
気虚体質の薬膳処方

気虚体質を改善するための基本的な薬膳処方を紹介します。体質の分析と薬膳処方をもとに食薬を選びます。

補気(ほき)
気を補い、臓腑の働きを高める。

気が不足しているため、気を補い、臓腑の働きを高める「補気類」の食薬がおすすめです。なかでも、食薬の性質は温性・平性／甘味がよいでしょう。さらに、分析をもとに帰経の合う食薬を選びます。

「理気類(りき)」の食薬を加えると、補気の効果が高まります。また、補気のみだと陥りやすい気滞を解消してくれます。

「汗をかきやすい」「慢性の下痢」「頻尿」など「漏れる」症状がある場合は「収渋類(しゅうじゅう)」の食薬を選びます。

▶補気類の食薬は p.26、理気類の食薬は p.156、収渋類の中薬は p.29。

体質改善を実践
気虚体質の立膳

薬膳処方にもとづき、食薬を組み合わせて作った薬膳料理の具体的な治療の方法を「立膳(りつぜん)」といいます。本書では、レシピ名の下にそれぞれの立膳を記載しています。ここでは、気虚体質におすすめの立膳の内容を解説します。

益気補虚の「**益気**」は気を補うこと。「補気」と同様に気を補うことを表し、両者に違いはありません。しかし「補気補虚」となると「補」が重複するため「益気」を使います。「補虚」は気の不足で起こる虚弱の状態を改善することを表します。

補気健脾の「**健脾**」は脾の働きを高めることを表します。

補気健脾昇陽の「**昇陽**」は、陽気の不足で下垂した臓腑を正常な位置に持ち上げることを指します。

益気補肺の「**補肺**」とは、肺の働きを高めることです。

補益心脾の「**補益**」とは、気を補い、働きを高めることです。ここでは心と脾に対して使われています。**補益脾腎**は気を補い、脾と腎の働きを高めることです。

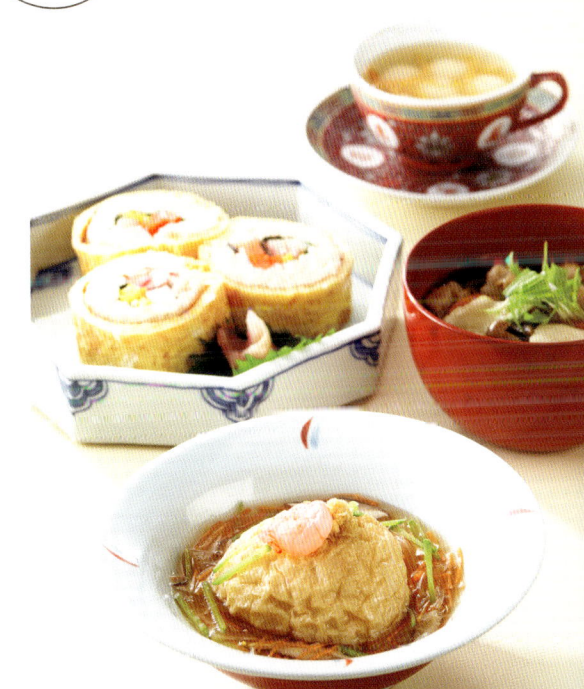

気虚体質におすすめの薬膳料理

気虚体質におすすめの立膳をもつ薬膳料理は p.30 から。

気虚体質に
おすすめの食薬

(本ページの見方はp.9を、体質の概要はp.24を参照してください。)

気を補う
補気類の食材

キャベツ
性味 平/甘　帰経 胃・腎
期待される効能
補中益気：中焦に属する脾胃の気を補益する。

じゃが芋
性味 平/甘　帰経 胃・大腸
期待される効能
補気健脾：気を補い、脾の働きを高める。

山芋、長芋
性味 平/甘　帰経 脾・肺・腎
期待される効能
補脾養胃：脾と胃の虚弱を補益する。
生津益肺：津液を生じさせ、肺を補う。
補腎渋精：腎を補い、尿・精液・おりものなどの精微物質が漏れ出る症状を止める。

南瓜(かぼちゃ)
性味 温/甘　帰経 脾・胃
期待される効能
補気健脾：気を補い、脾の働きを高める。

いんげん豆、さやいんげん
性味 平/甘　帰経 脾・胃
期待される効能
健脾化湿：脾の働きを高め、体内の余分な水湿を取り除く。
消暑和中：暑邪を取り除き、脾胃の働きを整える。

カリフラワー、ブロッコリー
性味 平/甘　帰経 腎・脾・胃
期待される効能
補脾和胃：脾胃を補い、調和する。
補腎健脳強筋：腎を補い、脳を健やかにし、筋骨を丈夫にする。

さつま芋
性味 平/甘
帰経 肺・脾・腎・肝
期待される効能
補気健脾：気を補い、脾の働きを高める。
和胃調中：胃の働きを調和し、中焦に属する脾胃の働きを整える。
潤腸通便：腸を潤し、便通を改善する。
退黄：黄疸症状を改善する。
通乳：母乳の出をよくする。

椎茸、干し椎茸
性味 平/甘　帰経 胃
期待される効能
補気益胃：気を補い、胃を補益する。
托痘瘡(たくとうそう)：皮疹を発疹させ、症状を軽くする。
止血：出血症状を改善する。

栗
性味 温/甘　帰経 脾・胃・腎
期待される効能
健脾止瀉：脾の働きを高め、下痢を改善する。
補腎強筋(すじ)：腎を補い、筋や筋肉を強化する。
活血止血：血流を改善し、瘀血による出血を止める。

桃
性味 温/甘・酸　帰経 肺・胃
期待される効能
益気生津：気を補益し、津液を生じさせる。
滋陰潤燥：陰液を滋養し、体を滋潤する。

鶏肉
性味 平(温)/甘　帰経 脾・胃
期待される効能
補中益気：中焦に属する脾胃の気を補益する。
補精添髄：精と髄を補う。
降気止嘔：上逆した気を下降させ、嘔吐を止める。

補気類の食材

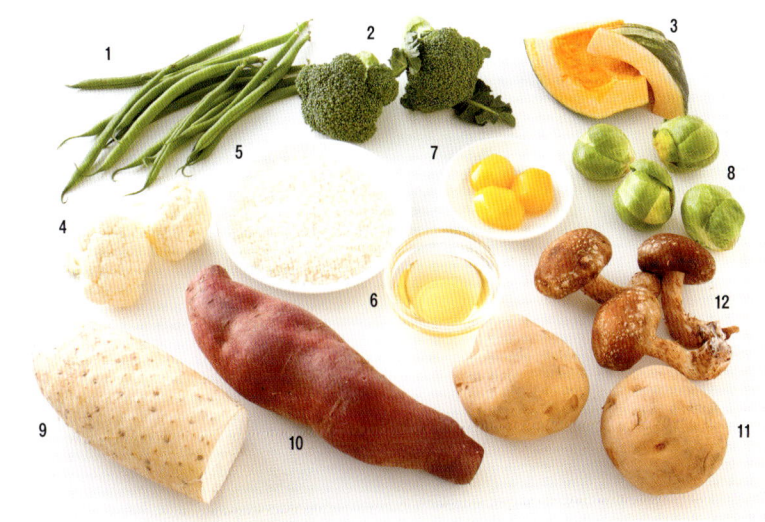

1：さやいんげん
2：ブロッコリー
3：南瓜
4：カリフラワー
5：糯米
6：蜂蜜
7：栗
8：芽キャベツ
9：長芋
10：さつま芋
11：じゃが芋
12：椎茸

気虚

牛肉
性味 平／甘　帰経 脾・胃
期待される効能
補益脾胃：脾と胃の虚弱を補う。
補益気血：気血を補益する。
強壮筋骨：筋肉・腰膝の虚弱を補って強める。

豚のマメ（腎臓）
性味 平／鹹　帰経 腎
期待される効能
補腎強腰：腎を補い、腰を強固にする。

鰹（かつお）
性味 平／甘　帰経 腎・脾
期待される効能
補腎益精：腎を補い、精気を補益する。
健脾利尿：脾の働きを高め、排尿作用によって余分な水湿を取り除く。

鰯（いわし）
性味 温／甘　帰経 脾
補益気血：気血を補益する。

鯖（さば）
性味 平／甘　帰経 胃・肺
期待される効能
補肺健脾：肺を補い、脾の働きを高める。

鱈（たら）
性味 平(温)／鹹
帰経 肝・腎・脾
期待される効能
補益気血：気血を補益する。

鱸（すずき）
性味 平(温)／甘
帰経 脾・胃・肝・腎
期待される効能
補益脾胃：脾と胃を補益する。
滋補肝腎：腎を補養し、肝を補益する。
止咳：咳を止める。
利尿：利尿作用により余分な水湿を排泄させる。
安胎：流産を予防する。

鰻（うなぎ）
性味 平／甘　帰経 肝・脾・腎
期待される効能
補虚除風：虚弱を補い、風湿邪気による肢体の麻痺・無力の症状を取り除く。
強壮筋骨：筋肉、骨を強化し丈夫にする。
活血通絡：血流を改善し、経絡の通りをよくする。
補肺益胃：肺を補い、胃を補益する。

太刀魚（たちうお）
性味 温／甘・鹹　帰経 脾・胃
期待される効能
補益肝腎：肝と腎を補益する。
和中開胃：脾胃の働きを整え、食欲を増進させる。

粳米（うるちまい）

性味 平／甘　　**帰経** 脾・胃

期待される効能

補中益気：中焦に属する脾胃の気を補益する。

健脾和胃：脾の働きを高め、胃の働きを調和する。

除煩止渇：煩躁（はんそう）（落ち着かない症状）や口渇を抑える。

糯米（もちごめ）

性味 温／甘　　**帰経** 脾・胃・肺

期待される効能

補中益気：中焦に属する脾胃の気を補益する。

健脾止瀉：脾の働きを高め、下痢を改善する。

固表止汗：体表を巡り体を守る衛気（え）を強め、固摂機能低下による多汗などの症状を抑える。

蜂蜜

性味 平／甘

帰経 脾・肺・大腸

期待される効能

補中緩急：脾胃を補い、急な激しい痛みを緩和する。

潤肺止咳：肺を潤し、咳を止める。

滑腸通便：腸を潤し、便通を改善する。

飴糖（いとう）（麦芽糖）

性味 温／甘　　**帰経** 脾・胃・肺

期待される効能

補脾益気：脾を補い、気を補益する。

緩急止痛：急な激しい痛みを緩和する。

潤肺止咳：肺を潤し、咳を止める。

さらに……

燕麦（えんばく）、豚の胃袋、田鰻、マナガツオ、石持、ローヤルゼリー、豇豆（ささげ）、白豆（びゃくず）など。

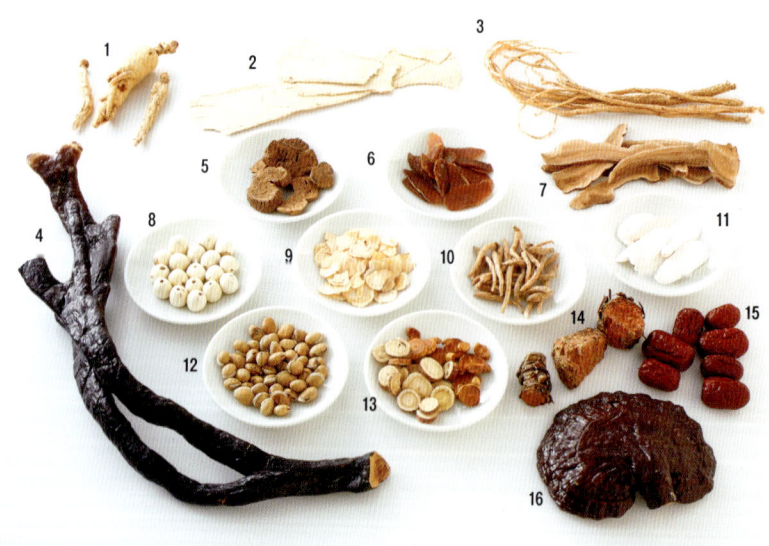

補気類の中薬

1：吉林人参
2：黄耆
3：党参
4：鹿角霊芝
5：白朮
6：紅参
7：霊芝（切ったもの）
8：蓮子
9：西洋参
10：太子参
11：山薬
12：白扁豆
13：甘草
14：紅景天
15：大棗
16：霊芝

補気類の中薬

吉林人参（朝鮮人参）
性味　微温／甘・微苦
帰経　脾・肺
期待される効能
大補元気：気を強く補う。
補脾益肺：脾と肺の気の虚弱を補益する。
生津止渇：津液を生じさせ、口渇を止める。
安神増智：精神・情緒を安定させ、智力を高める。

党参
性味　平／甘　　帰経　脾・肺
期待される効能
補脾肺気：脾肺の気を補益する。
補血生津：血を補い、津液を生じさせる。

黄耆
性味　微温／甘　　帰経　脾・肺
期待される効能
補気昇陽：気を補い、陽気を上昇させる。
益衛固表：気を補益し、衛気の防衛機能を高める。
托毒生肌：毒を排泄させ、筋肉、皮膚を再生させる。
利水退腫：排尿作用により余分な水湿を排泄させ、むくみを取り除く。

白朮（オケラ）
性味　微温／甘・苦
帰経　脾・胃
期待される効能
益気健脾：気を補益し、脾の働きを高める。
燥湿利尿：苦味・温性の性質で湿を乾燥させ、排尿によって湿を取り除く。

西洋参
性味　寒／苦・微甘
帰経　心・肺・腎
期待される効能
補気養陰：気を補い、陰液を滋養する。
清熱生津：熱を取り除き、津液を滋養する。

山薬
性味・帰経・期待される効能は、補気類の食材の「山芋、長芋」を参照。

甘草
性味　平／甘
帰経　心・脾・肺・胃
期待される効能
補脾益気：脾を補い、気を補益する。
潤肺止咳：肺を潤し、咳を止める。
緩急止痛：急な激しい痛みを緩和する。
緩和薬性：処方内の薬を調和させる。

＊生甘草には、清熱解毒（熱を冷まし、毒を取り除く）作用がある。

大棗（なつめ）
性味・甘／温　　帰経　脾・胃
期待される効能
補中益気：中焦に属する脾胃の気を補益する。
養血安神：血を養い、精神を安定させる。
緩和薬性：処方内の薬を調和させる。

白扁豆
性味　微温（平）／甘
帰経　脾・胃
期待される効能
補脾和中：脾胃を補い、働きを整える。
健脾化湿：脾の働きを高め、体内の余分な湿を取り除く。

霊芝
性味　平／甘
帰経　心・肺・肝・腎
期待される効能
補気安神：気を補い、心気虚弱の精神不安を安定させる。
止咳平喘：咳を止め、喘息症状を改善する。

さらに……
太子参、紅景天、紅参など。

「漏れる」症状の改善をはかる
収渋類の中薬

蓮子（はすの実、蓮実）
性味　平／甘・渋
帰経　脾・腎・心
期待される効能
補脾止瀉：脾の虚弱を補い、下痢を改善する。
益腎固精：腎気を補い、精液などの精微物質が漏れ出る症状を止める。
養心安神：心を養い、精神を安定させる。

芡実
性味　平／甘・渋　　帰経　脾・腎
期待される効能
健脾去湿：脾の働きを高め、停留する水湿を取り除く。
益腎固精：腎気を補い、精液などの精微物質が漏れ出る症状を止める。

長芋入り卵巻き寿司

益気補虚　気を補い、虚弱の改善をはかります

補気の主な食材である粳米、長芋、椎茸に養血類の健脾作用をもつにんじんを加え、気虚体質の改善をはかります。卵で巻いたやさしい味のお寿司です。

材料　太巻き寿司1本分

- 粳米 …………………………… 1カップ
- 長芋 …………… 60g（1cm角の棒状）
- 干し椎茸 ………………………… 2枚
- にんじん ……… 60g（1cm角の棒状）
- 卵 ………………………………… 3個
- 昆布 …………………………… 10cm角
- 食用菊花 ………………………… 3個
- 桜でんぶ ………………………… 10g
- 絹さや …………………………… 4枚
- 紫蘇 ……………………………… 5枚
- 生姜の甘酢漬け ………………… 適量
- 油 ………………………………… 適量
- すし酢
  - 黒酢 ………………………… 50ml
  - 三温糖 ……………………… 大さじ1
  - 塩 …………………………… 小さじ2/5
- A
  - 鰹節のだし汁 ……………… 100ml
  - 三温糖 ……………………… 大さじ1
  - 醤油 ………………………… 大さじ1
- B
  - 砂糖 ………………………… 小さじ1
  - 塩 …………………………… 少々

作り方

1. 米は洗い、昆布を加えてややかための水加減で炊く。すし酢は合わせておく。
2. 菊花は花びらをはずし、さっとゆがいて水けをきり、少量のすし酢に漬けておく。
3. 干し椎茸は水で戻し、1cm幅に切る。長芋、にんじんは、巻き簾の幅に長さを合わせて切る。絹さやはすじを取り、塩（分量外）を入れてゆで、斜め細切りにする。
4. 干し椎茸、長芋、にんじんを鍋に入れ、Aを加えて煮る。
5. 卵を溶いてBを加え、油を熱したフライパンで20×22cmくらいの薄焼き卵を作る。
6. ご飯が炊き上がったら、残りのすし酢を混ぜてすし飯を作る。
7. 巻き簾の上に薄焼き卵を置き、すし飯を平らにのせる。手前のほうに紫蘇の葉を置き、その上に桜でんぶ、菊花、4の具を彩りよくのせて巻き、形を整える。
8. 2cm幅くらいに切って皿に盛りつけ、生姜の甘酢漬けを添える。

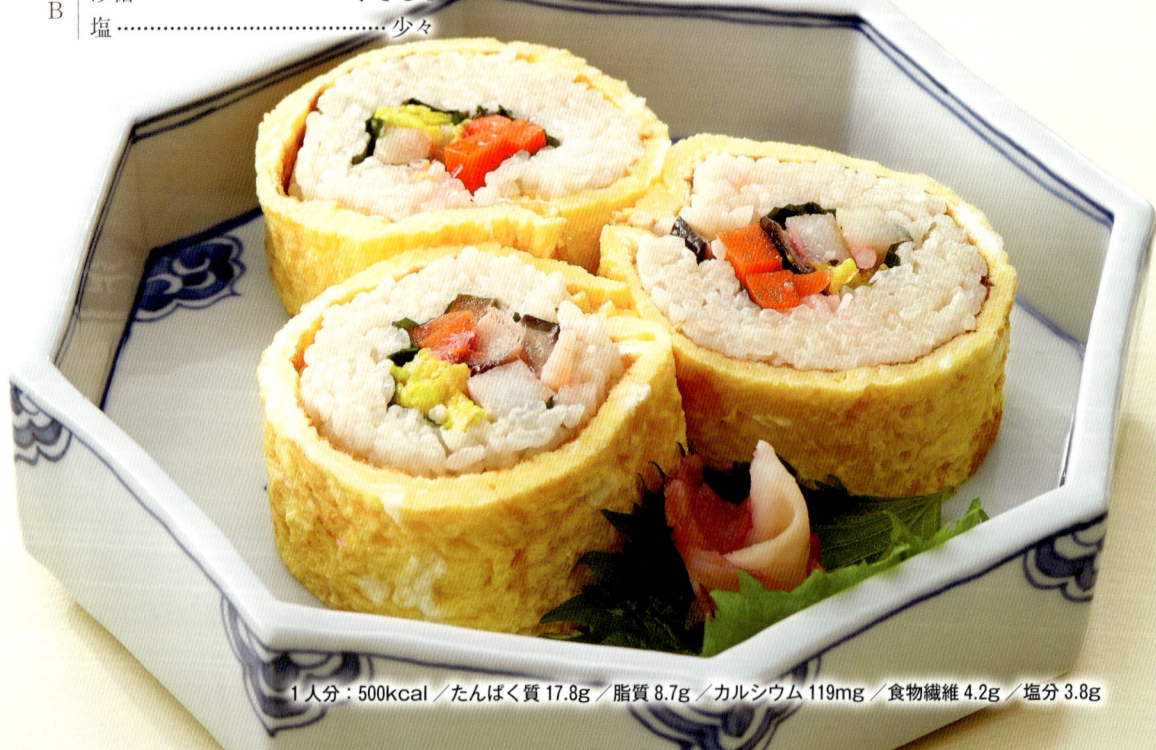

1人分：500kcal／たんぱく質17.8g／脂質8.7g／カルシウム119mg／食物繊維4.2g／塩分3.8g

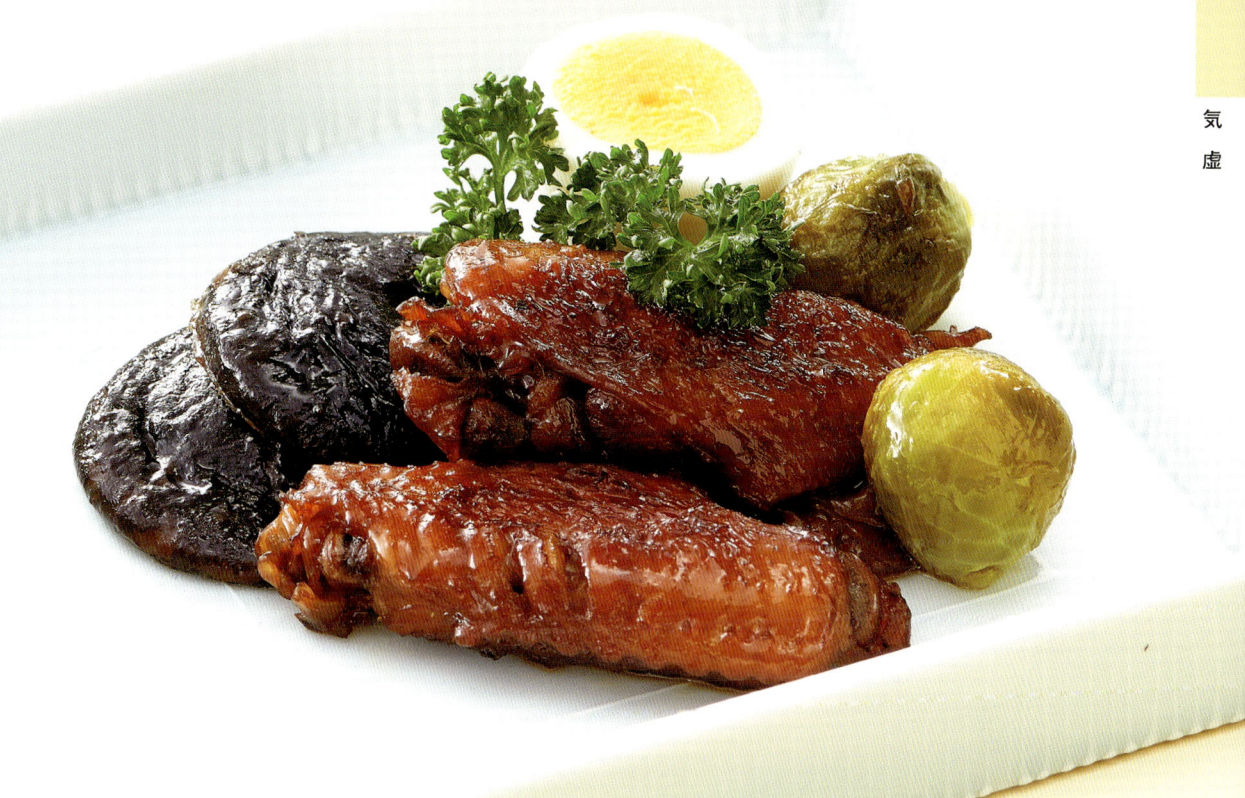

1人分：337kcal／たんぱく質 23.4g／脂質 18.2g／カルシウム 34mg／食物繊維 1.9g／塩分 2.9g

鶏手羽先の照り煮

益気補虚　気を補い、虚弱の改善をはかります

鶏肉は気を強く補い、椎茸、芽キャベツを合わせると補気の働きがさらに高まります。
辛味・温性の長葱、生姜により気の運行も促進します。

材　料

鶏手羽先	4本（200g）
干し椎茸	小4枚
芽キャベツ	4個
長葱	20cm
生姜（薄切り）	2枚
ゆで卵	1個
A　紹興酒	小さじ1/2
醤油	小さじ1/2
B　醤油	大さじ1と1/2
砂糖	大さじ1と1/2
みりん、酒	各小さじ2
酢	大さじ1/2
パセリ	適宜
胡麻油	少々

作り方

1　手羽先の先端は関節から切り落とし、さっと熱湯にくぐらせAをからめる。Bは混ぜ合わせておく。

2　干し椎茸は水で戻し、水けを軽くしぼる（戻し汁は取り置く）。長葱は5cm長さに切る。

3　フライパンに胡麻油を熱し、1の手羽先を並べ入れ、中火で両面こんがり焼く。

4　3に干し椎茸、長葱、生姜、芽キャベツを入れ、Bを加えて味を全体にからめるように焼く。

5　4に干し椎茸の戻し汁と水を合わせて150ml入れ、沸騰したら蓋をし、弱火で煮る。

6　20分ほど煮たら蓋を取り、火を強めて汁けがなくなるまで鍋をゆすりながら照りよく煮からめる。仕上げに胡麻油を回しかける。

7　皿に盛りつけ、半分に切ったゆで卵*、パセリを添える。

＊ゆで卵は、手羽先を煮るときに一緒に加えて煮卵にするのもおすすめです。

気虚

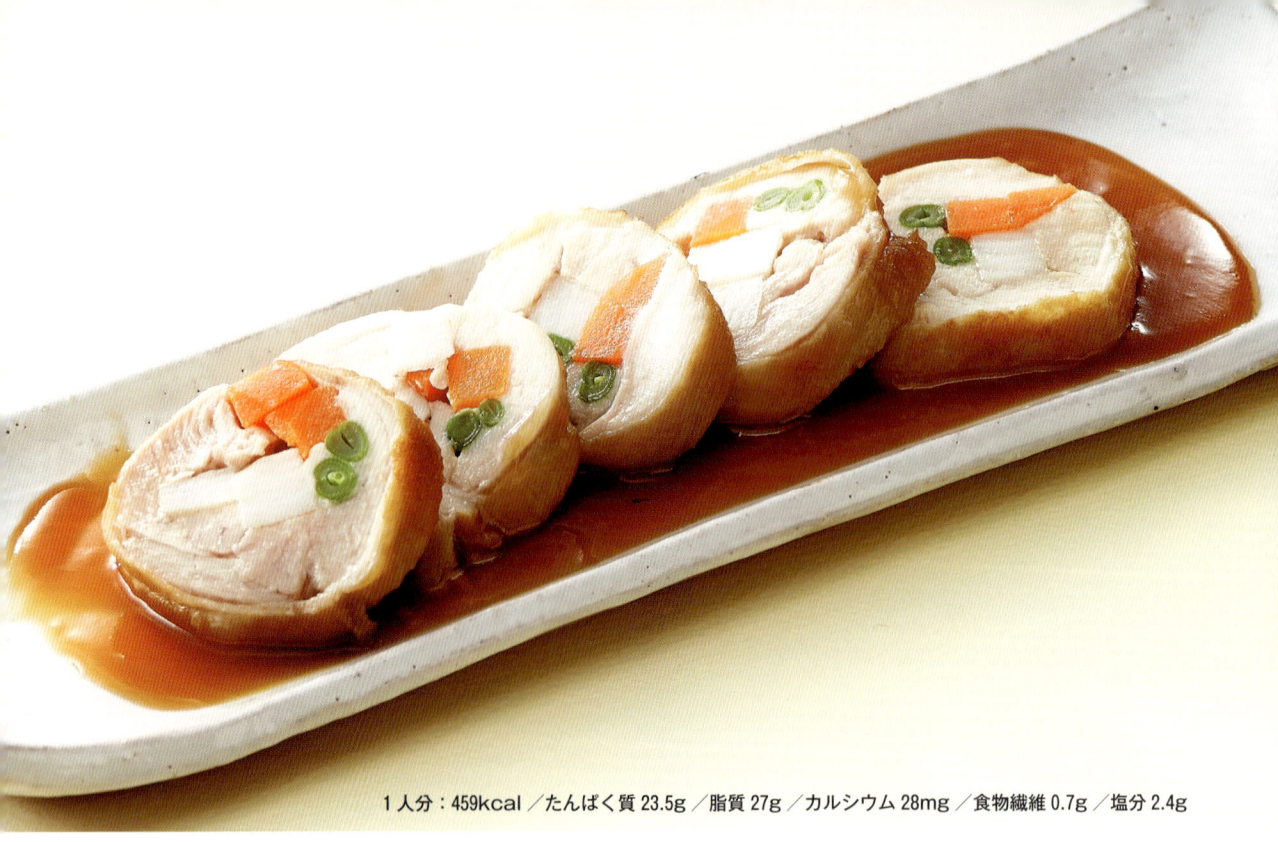

1人分：459kcal ／たんぱく質 23.5g ／脂質 27g ／カルシウム 28mg ／食物繊維 0.7g ／塩分 2.4g

黄耆入り鶏肉ロール
おうぎ

補気健脾　気を補い、脾の働きを高めます

補気類の鶏肉で、同じく補気類のいんげんと長芋、健脾作用のある養血類のにんじんを巻きました。
同じく補気類の黄耆と理気類の枳殻を合わせた煎じ汁で煮ることで、
補気の効果を強めながら、気の運行も促進します。

材料

黄耆	5g
枳殻	5g
鶏もも肉	1枚（250g）
さやいんげん	2本
長芋	30g（1cm角の棒状）
にんじん	30g（1cm角の棒状）
A［紹興酒	大さじ2
蜂蜜	大さじ2
醤油	大さじ1と1/2
塩	少々
片栗粉	大さじ1/2
サラダ油	適量

作り方

1. 黄耆、枳殻は水400mlに30分浸し、半量になるまで煎じて濾す。
2. 鶏肉は厚さが均等になるように切り込みを入れ、塩をふっておく。
3. 長芋、にんじんは鶏肉の大きさに長さを合わせて切る。いんげん、にんじんは下ゆでする。
4. 2の鶏肉の水けをふいてまな板の上に広げ、手前のほうに、長芋、にんじん、いんげんを均等にのせて巻き、全体をたこ糸で巻く。
5. フライパンに油を熱し、強めの中火で、転がしながら全体に焼き色をつける。1の煎じ汁とAを加え、沸騰したら弱めの中火にして蓋をし、10～15分ほど煮る。
6. 鶏肉ロールを取り出し、残った煮汁に同量の水で溶いた片栗粉を加えてとろみをつけ、器に敷く。鶏肉ロールの粗熱が取れたらたこ糸をはずし、食べやすく切って盛りつける。

蒸し鯛の補気ソース

益気補虚　気を補い、虚弱の改善をはかります

さっぱりと蒸した鯛の上には、補気の黄耆、山薬、大棗、鶏がらスープと理気の玉葱、陳皮で作った補気ソースをたっぷりかけ、気を補益して巡りをよくし、食欲を増進させます。
真鯛は、スズキ目スズキ亜目タイ科の魚ですので、スズキの効能を参考に補気の食材と考えます。

材料

- 真鯛 ……………………… 小1尾（約350g）
- 長葱（ぶつ切り）………………………… 適量
- 生姜（薄切り）…………………………… 適量
- 補気ソース
  - 中薬（黄耆、山薬、大棗、陳皮）
    …………………………………… 各5g
  - 鶏がらスープ ………………… 450ml
  - 玉葱 ……………………………… 1/2個
  - 長葱（白い部分）……………… 10cm
  - 椎茸 ……………………………… 2枚
  - にんじん ………………………… 20g
  - A
    - 醤油、みりん …… 各大さじ1
    - 黒胡椒 ………………………… 少々
    - 胡麻油 …………………… 大さじ1/2
  - 片栗粉 ……………………… 小さじ2
- 長葱（白髪葱）………………………… 5cm
- 紫蘇、レモンの皮 ………………… 各適量
- 塩 ……………………………………… 少々
- 酒 ………………………………… 大さじ1

作り方

1. 補気ソースを作る。鍋に鶏がらスープ、中薬を入れて30分浸し、縦4つに切った玉葱、長葱を加えて火にかける。沸騰したら弱火にし、汁が150mlくらいになるまで煮たら濾す。鍋に戻して再び火にかけ、細切りにした椎茸とにんじんを加える。野菜に火が通ったらAで調味し、同量の水で溶いた片栗粉でとろみをつける。
2. 下処理をした鯛に塩、酒をふり、皿またはクッキングシートの上にのせる。薄切りの生姜、ぶつ切りにした葱をのせ、蒸気の上がった蒸し器に入れて中火で15分ほど蒸す。
3. 5cm長さの長葱は芯を除いて千切りにし、水にさらして水けを切り、白髪葱にする。紫蘇は千切りにし、レモンの皮は刻む。
4. 蒸し上がった鯛に1のソースをかけ、白髪葱、紫蘇、レモンの皮を飾る。

気虚

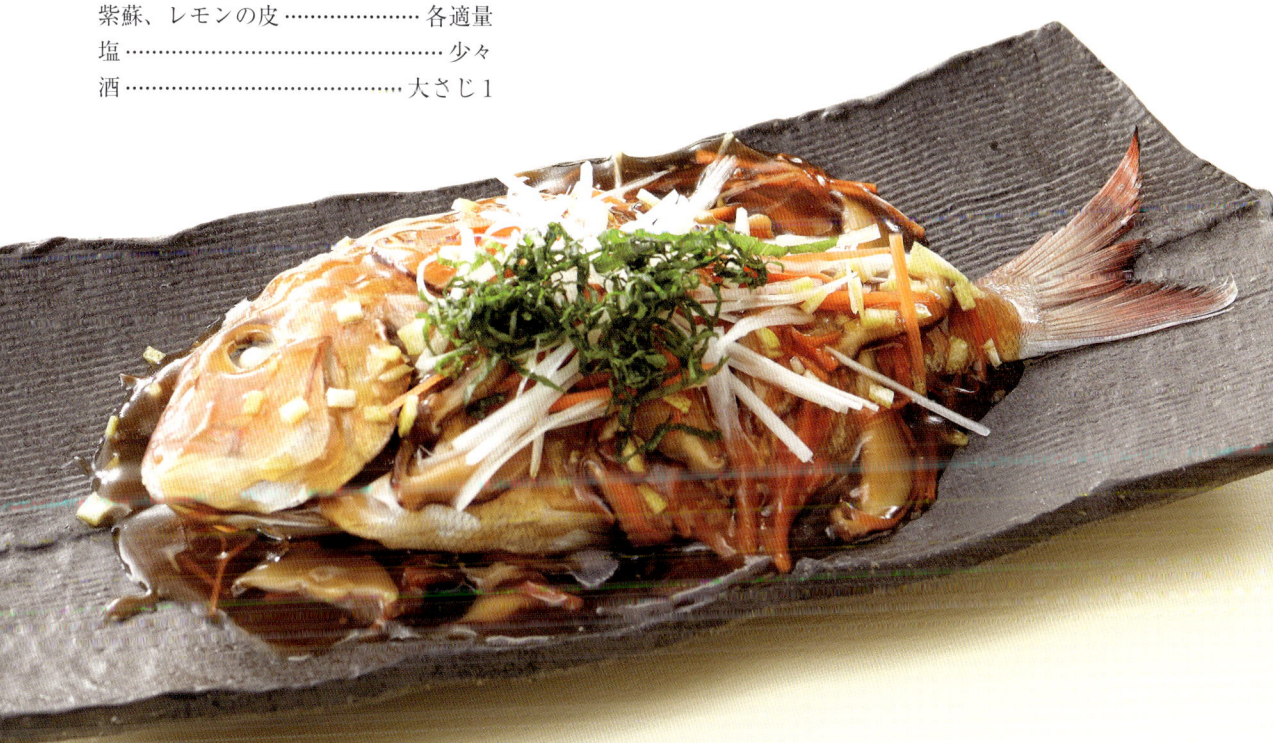

1人分：364kcal／たんぱく質 39.1g／脂質 13.5g／カルシウム 49mg／食物繊維 2.3g／塩分 2.1g

鱈入り長芋饅頭 千草あんかけ

補益脾腎　脾と腎の働きを補益し、高めます

補気類の鱈、長芋、椎茸と理気作用のある玉葱を使い、気虚体質の改善をはかった、元気がでるような一品です。

材　料

鱈	1切れ（約70g）
長芋	70g
むき海老	60g
卵	1/2個
湯葉（乾）	2枚
干し椎茸	1枚
絹さや	2枚
にんじん	20g
玉葱	20g
生姜	15g
A　塩	小さじ1/4
酒、みりん	各小さじ1
片栗粉	大さじ1
鰹節のだし汁	1カップ
酒	大さじ1
薄口醤油、みりん	各大さじ1
片栗粉	大さじ1/2

作り方

1. 鱈は皮と骨があれば取り除く。海老は背ワタを取り、塩（分量外）でもんで洗い、水けを取って酒少々（分量外）をふっておく。卵は割りほぐす。

2. 干し椎茸は水で戻し、細切りにする。絹さやはすじを取って塩ゆでし、2cm長さの斜め切りに、にんじん、玉葱は2cm長さの千切りにする。

3. 生姜はすりおろし、饅頭に入れる分（生姜汁小さじ1）、最後にのせる分（すりおろし2つまみ）に分ける。

4. すり鉢で鱈と長芋をよくすり、海老は飾り用に2尾を取り分け、残りを加えてすり混ぜる。卵、生姜汁、Aを加えてさらによく混ぜる。

5. 深めの茶碗にラップを敷き、その上に水で戻した湯葉を広げ、4のすり身を半量ずつのせて包む。巾着のようにしぼって、口を輪ゴムなどで止める。蒸気の上がった蒸し器で15分蒸し、長芋饅頭を作る。飾り用に残した海老も一緒に蒸しておく。

6. 鍋に、だし汁、酒大さじ1、玉葱、椎茸、にんじんを入れて煮る。野菜に火が通ったら、薄口醤油、みりんで調味し、絹さやを加えてさっと火を通す。倍量の水で溶いた片栗粉でとろみをつけ、千草あんを作る。

7. 5の饅頭を表に返して器に盛り、6の千草あんをかけ、飾り用の海老、生姜のすりおろしをのせる。

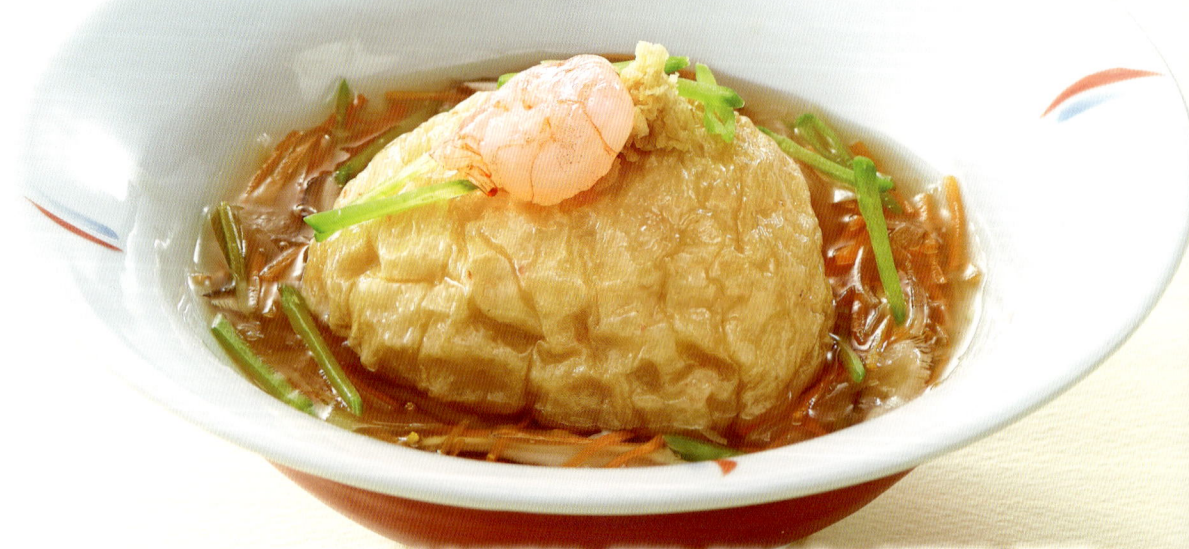

1人分：203kcal ／たんぱく質 18.1g ／脂質 2.9g ／カルシウム 63mg ／食物繊維 1.7g ／塩分 2.5g

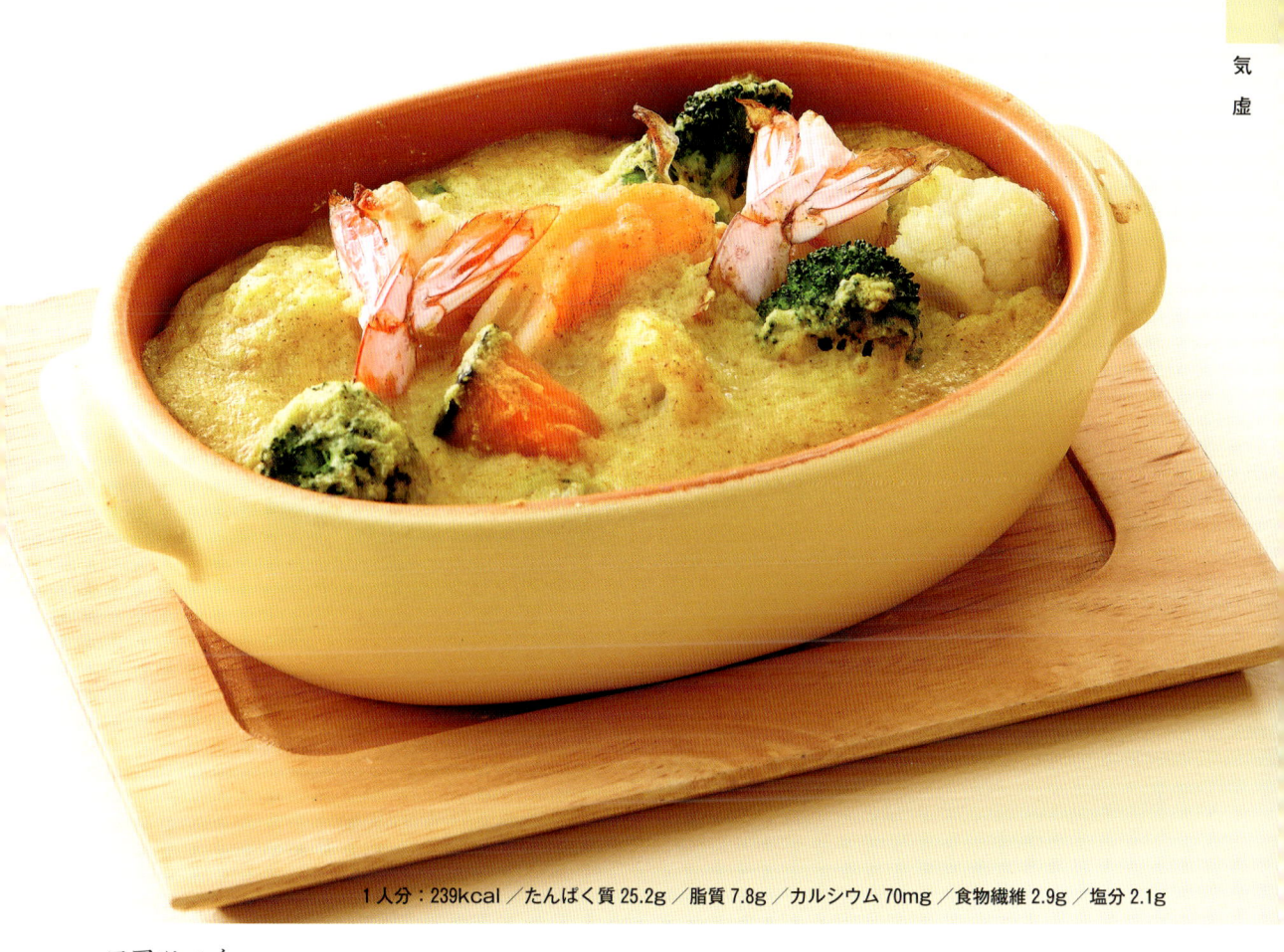

1人分：239kcal ／たんぱく質 25.2g ／脂質 7.8g ／カルシウム 70mg ／食物繊維 2.9g ／塩分 2.1g

花菜と長芋のカレー粉入りグラタン
（ファツァイ）

補気健脾　気を補い、脾の働きを高めます

花菜とは、中国語でカリフラワーのこと。
脾の気を高める長芋、ブロッコリー、南瓜と補気作用のある黄耆を組み合わせ、虚弱傾向の改善をはかります。
助陽類の海老で気を強く補い、カレー粉も加え、体を温めることにも配慮しています。

材料

黄耆	2 g
長芋	150 g
カリフラワー	40 g
ブロッコリー	40 g
南瓜	40 g
海老（殻つき）	4 尾
カレー粉	小さじ1
マヨネーズ	大さじ1と1/2
塩	小さじ1/2
胡椒	少々
酒	少々

作り方

1. 黄耆は水 100 ml に 30 分浸し、半量になるまで煎じて濾す。
2. カリフラワー、ブロッコリー、南瓜は食べやすい大きさに切ってかためにゆでる（蒸してもよい）。
3. 海老は尾と一節を残して殻をむき、背ワタがあれば取り除き、塩（分量外）でもんで洗い、水けを取って酒をふっておく。
4. カレー粉は炒めて香りを出し、ボウルに入れる。マヨネーズ、塩、胡椒を加え、1 の煎じ汁を少しずつ加えながら混ぜ、すりおろした長芋を加えてよく混ぜる。
5. 耐熱皿に 2 と 3 を並べ、上から 4 をかける。
6. 200℃に余熱したオーブンで 12〜13 分焼く。

気虚

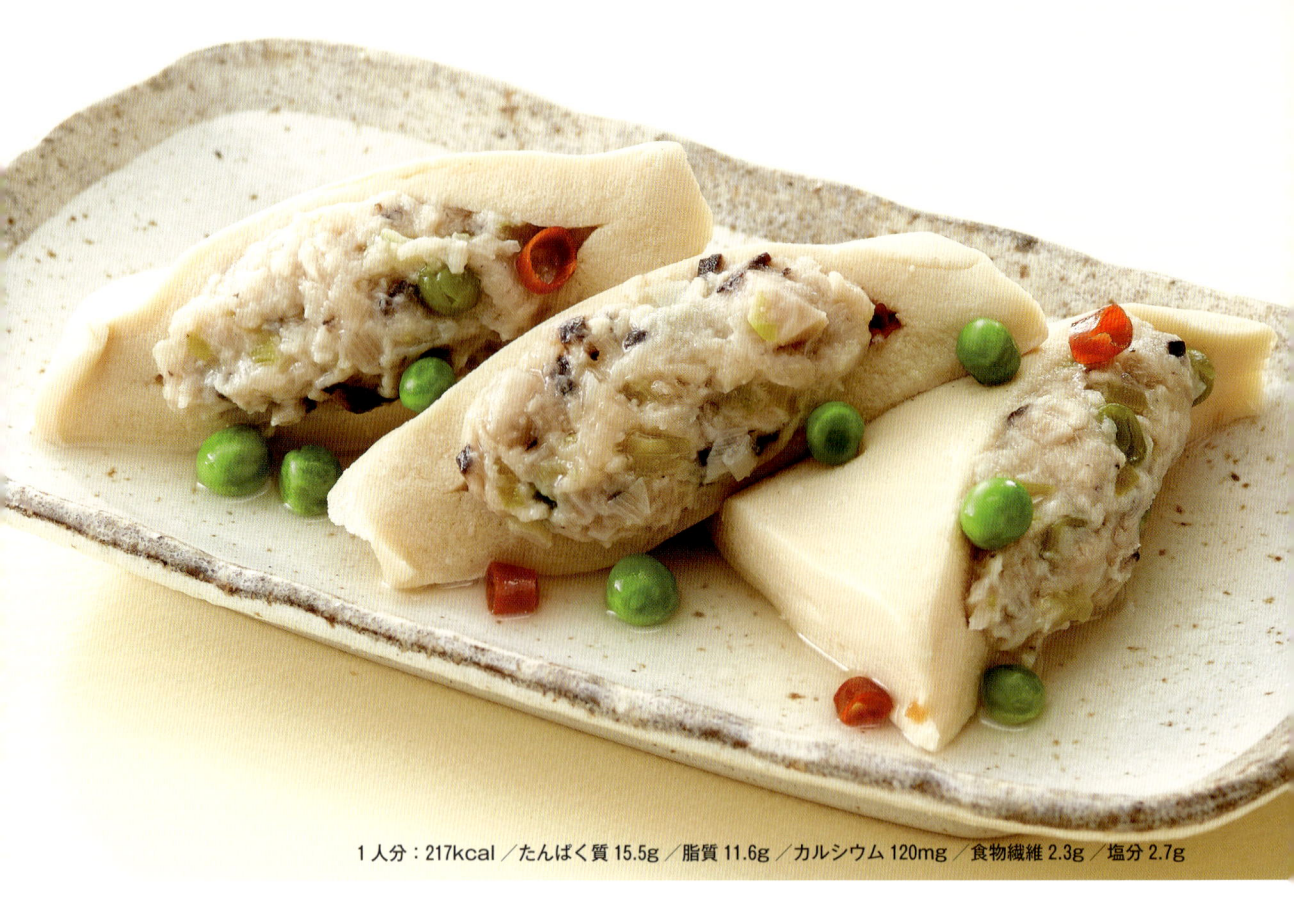

1人分：217kcal ／たんぱく質 15.5g ／脂質 11.6g ／カルシウム 120mg ／食物繊維 2.3g ／塩分 2.7g

干し椎茸と茯苓入り高野豆腐の印籠煮

補益心脾　　心と脾の働きを補益し、高めます

印籠煮は、江戸時代に武士が腰に下げた小さな容器「印籠」にちなみ、食材に詰め物をした料理のこと。
補気作用のある鶏肉、茯苓粉、干し椎茸を詰め、煮汁には心・脾経に入る唐辛子を入れ、
高野豆腐とだし汁の寒涼性を抑えました。

材　料

鶏ひき肉	50 g
干し椎茸	大1枚
茯苓粉	大さじ1/2
長葱（白い部分）	30 g
グリーンピース（缶）	大さじ2
高野豆腐	2枚
A　醤油	小さじ1
塩	小さじ1/5
片栗粉	大さじ1/2
鰹節のだし汁	250 ml
赤唐辛子	1本
B　砂糖	小さじ2
薄口醤油	大さじ1
サラダ油	小さじ2

作り方

1. 干し椎茸は水で戻し、みじん切りにする。高野豆腐は50℃のお湯に浸して戻し、三角形になるよう2つに切り、厚さの半分のところに包丁で切り込みを入れる。
2. ボウルにひき肉、干し椎茸、みじん切りにした長葱、半量のグリーンピース、A、茯苓粉を加えてよく混ぜ、4等分にして丸める。
3. 1の高野豆腐を両手ではさむようにして水けをしぼり、切り込みを入れたところに2を詰める。
4. 小さめの鍋にだし汁、唐辛子を入れて煮立て、Bを加えて混ぜ、3を詰め物が上になるように並べ、蓋をして弱火で15分煮る。仕上がる直前に残りのグリーンピースを加え、器に盛りつける。

鱈と長芋の蒸し物

補益脾腎　脾と腎の働きを補益し、高めます

補気類の鱈、長芋、椎茸を使い、理気類の陳皮の香りをきかせた蒸し物です。
食欲を誘い、気の巡りをよくし、気虚体質の改善をはかります。

気虚

材料

生鱈	2切れ（約160g）
長芋	100g
黄耆	10g
干し椎茸	大1枚
にんじん	40g
絹さや	4枚
陳皮	3g
卵白	1個分
塩	少々
酒	小さじ2
A　砂糖	小さじ1
みりん	小さじ1
醤油	小さじ2
片栗粉	小さじ1

作り方

1. 干し椎茸、陳皮はそれぞれ水に浸して戻す（干し椎茸の戻し汁100mlを取り置く）。
2. 黄耆は水400mlに30分浸してから半量になるまで煎じて濾し、干し椎茸の戻し汁を加えて300mlにする。
3. 干し椎茸はそぎ切り、にんじんは短冊切り、絹さやはすじを取って3cm長さの斜め切りにし、それぞれさっとゆでる（にんじんは好みで花形にしても）。
4. 鱈は骨があれば取り除いてそぎ切りにし、塩、酒をふる。
5. 長芋はすりおろし、卵白は泡立てて、さっくりと混ぜ合わせる。
6. 皿に4の鱈を並べ、5をのせて蒸気の上がった蒸し器で15～20分蒸す。
7. 2の汁に干し椎茸を入れて火を通し、Aを順に加え、にんじん、絹さや、刻んだ陳皮を加えてさっと煮る。同量の水で溶いた片栗粉でとろみをつけ、あんを作る。
8. 蒸し上がった鱈に7のあんをかける。

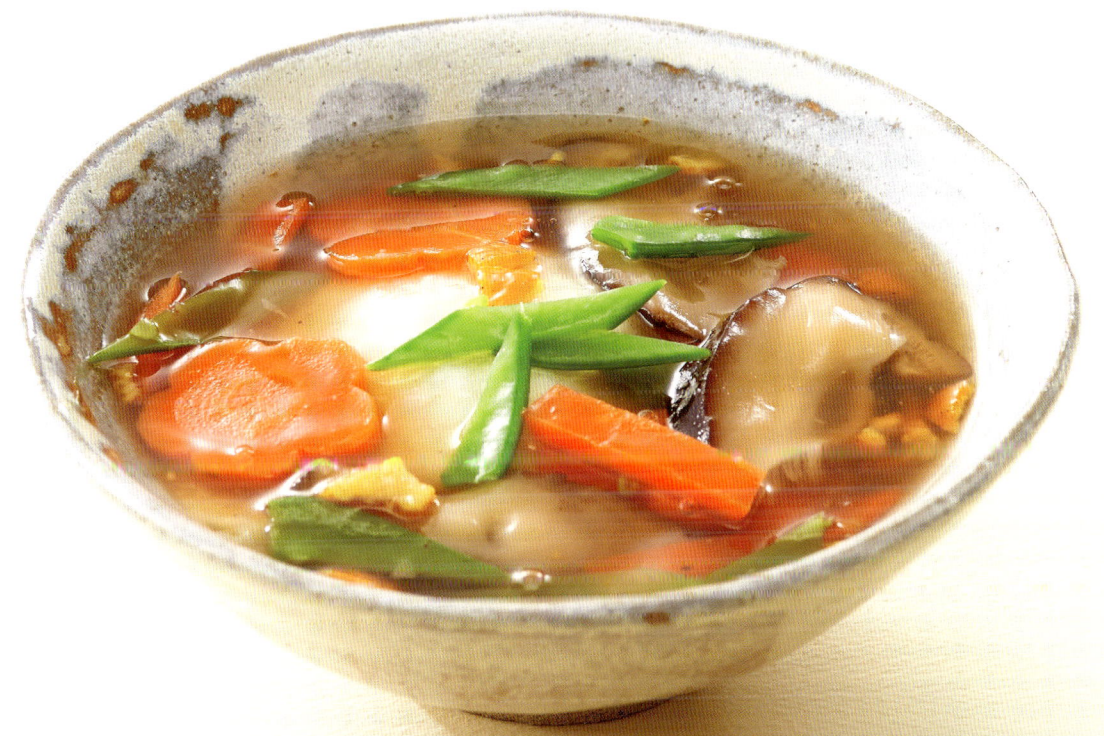

1人分：144kcal／たんぱく質18.3g／脂質0.4g／カルシウム50mg／食物繊維2.2g／塩分1.5g

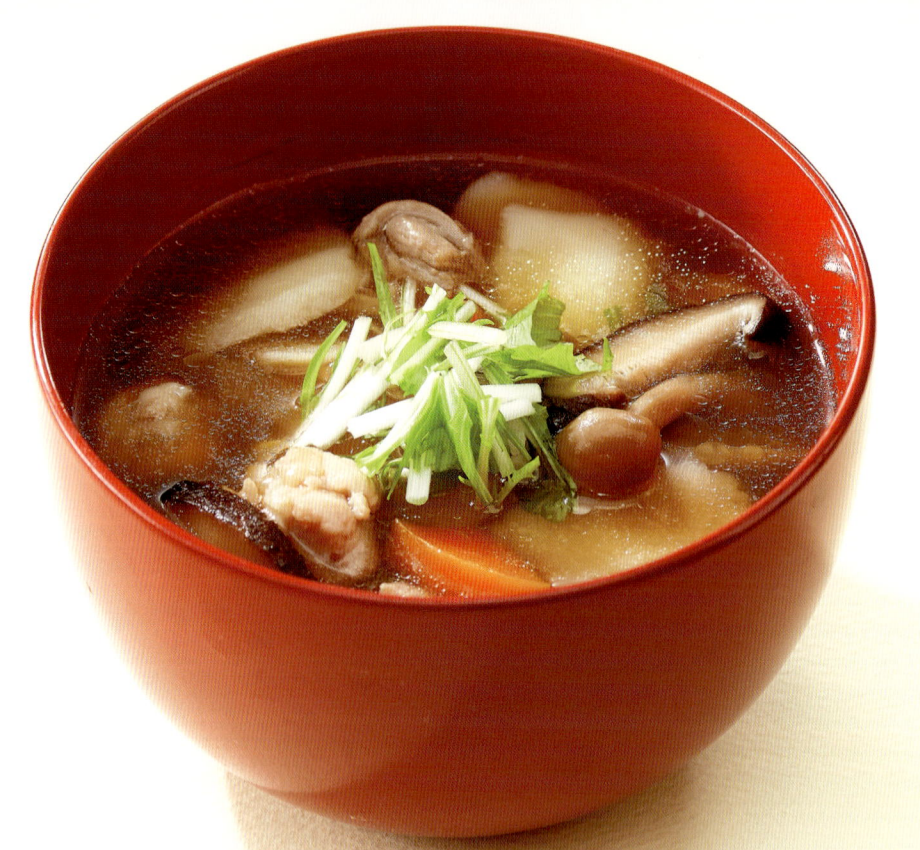

1人分：209kcal ／たんぱく質 7.7g ／脂質 6.2g ／カルシウム 34mg ／食物繊維 3.7g ／塩分 1.7g

鶏肉と茸（きのこ）の米粉すいとん

補気健脾　気を補い、脾の働きを高めます

補気類の干し椎茸、しめじ、えのき、長芋などの野菜、鶏肉、米粉を使い、気を補います。
鶏肉と茸類から出るだしのしみこんだすいとんがもちもちとした食感です。

材　料

米粉すいとん
　米粉 …………………………… 40g
　塩 ……………………………… 少々
　ぬるま湯 ……………… 20〜30ml
鶏もも肉 ………………………… 60g
長葱 ……………………………… 40g
しめじ …………………………… 20g
えのき茸 ………………………… 40g
干し椎茸 ………………………… 2枚
長芋 ……………………………… 40g
にんじん ………………………… 40g
ごぼう …………………………… 10g
水菜 ……………………………… 適宜
鰹節のだし汁 ………………… 200ml
みりん ………………………… 小さじ2
醤油 …………………………… 大さじ1

作り方

1　米粉に塩を混ぜ、分量のぬるま湯を少しずつ混ぜながら、耳たぶくらいのやわらかさになるまでこねる。
2　干し椎茸は水で戻す（戻し汁は取り置く）。
3　水菜以外の野菜と鶏肉をそれぞれ食べやすい大きさに切る。
4　鍋にだし汁、干し椎茸の戻し汁、水を加えて500mlにし、3の野菜、みりん、醤油を入れて火にかけ、沸騰したら鶏肉を加える。途中アクが出たら取り除く。
5　1のすいとん生地を手でのばし、ひと口大にちぎりながら加え、中火で煮る。
6　すいとんに透明感が出て、全体に火が通ったら、器に盛り、刻んだ水菜を散らす。

党参入り長芋のスープ
とうじん

気虚

益気補肺　気を補い、肺の働きを高めます

補益脾肺の党参、長芋と潤肺化痰の豆乳を合わせて気虚体質の改善をはかり、
気の巡りを促進する玉葱、みかんの皮、パセリを加えることでその力を強化します。

材料

党参	10 g
長芋	150 g
鶏ひき肉	50 g
玉葱	10 g
豆乳	100 ml
枸杞子	3 g
みかんの皮	1 g
パセリ	適量
塩	小さじ1/3
胡椒	少々
サラダ油	小さじ1

作り方

1 党参は400 mlの水に30分浸し、半量になるまで煎じて濾す。
2 長芋はすりおろしておく。玉葱はみじん切りにする。
3 鍋に油を熱して**2**の玉葱とひき肉を炒め、**1**の煎じ汁、**2**の長芋、豆乳を加えて混ぜ、沸騰直前で火を止め、塩、胡椒で味を調える。
4 器に盛り、水で戻した枸杞子、千切りにしたみかんの皮とみじん切りにしたパセリを散らす。

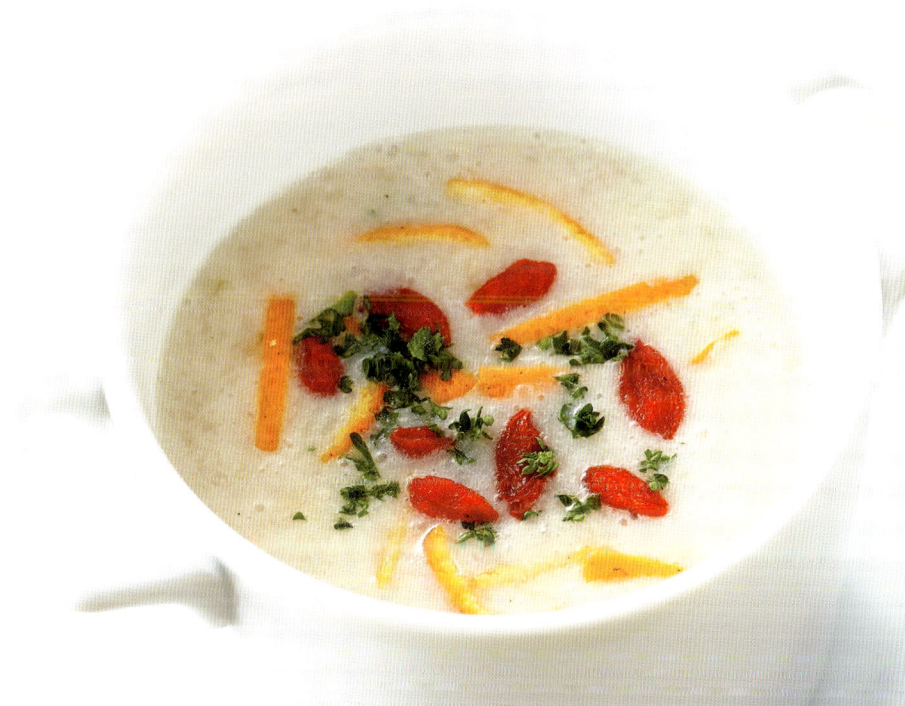

1人分：134kcal／たんぱく質8.7g／脂質5.3g／カルシウム24mg／食物繊維0.9g／塩分1g

黄耆入りじゃが芋の団子汁

補気健脾　気を補い、脾の働きを高めます

補気のじゃが芋、黄耆、大棗、甘草、鶏肉、カリフラワーは脾胃の働きを高め、
玉葱とみかんの皮は気の巡りを促進します。
じゃが芋の絞り汁を入れることで少し甘めのとろみがつき、食欲のないときにも食べやすい一品です。

材料

黄耆	20g
大棗	4個
甘草	2g
じゃが芋	1個（150g）
鶏むね肉	40g
カリフラワー	30g
玉葱	1/4個
にんじん	1/4本
さやいんげん	2本
小麦粉	大さじ1
片栗粉	小さじ1
みかんの皮	1g
酒	大さじ1/2
塩	少々

作り方

1 黄耆、大棗、甘草は水1Lに30分浸し、半量になるまで煎じて濾す（大棗は取り置く）。

2 1を鍋に入れ、ひと口大より少し小さめに切った鶏肉、にんじん、玉葱、カリフラワーを加えて火にかけ、沸騰したら弱めの中火で煮る。

3 じゃが芋をすりおろし、しっかり水けをしぼって（しぼり汁は取り置く）、小麦粉、片栗粉を混ぜ合わせる。2の鍋を弱火にし、小さめのじゃが芋団子を作って加える。

4 団子に火が通ったら、斜め細切りにしたいんげん、取り置いた大棗を入れ、じゃが芋のしぼり汁を加えてとろみをつける。いんげんがやわらかくなったら、酒、塩で調味する。

5 器に盛り、細かく刻んだみかんの皮を散らす。

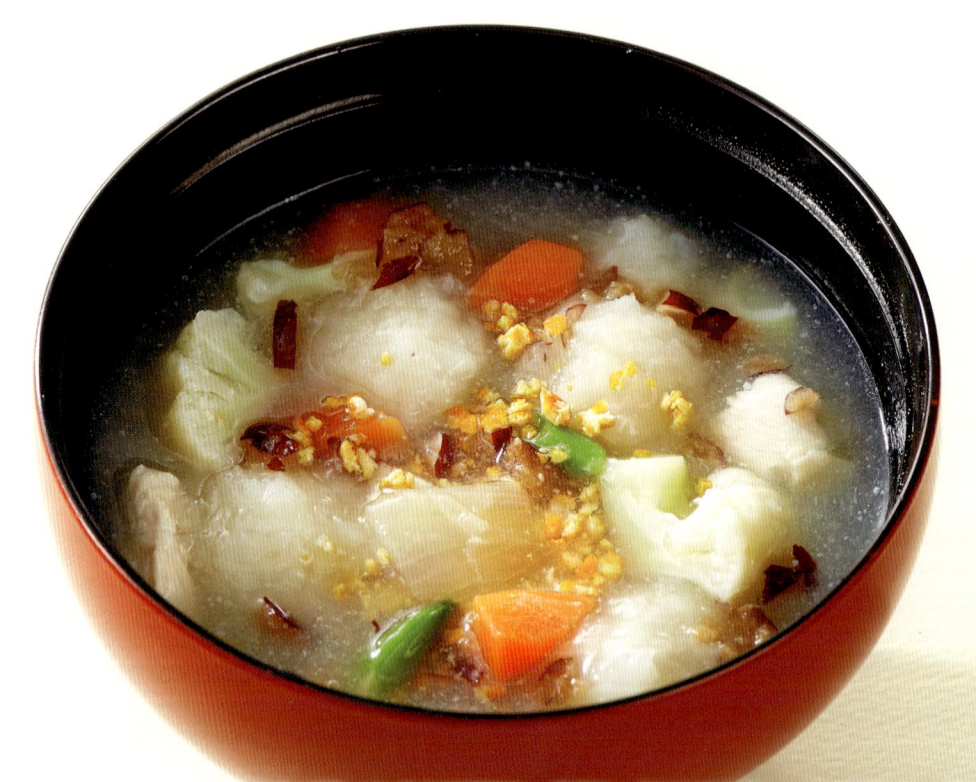

1人分：200kcal／たんぱく質7.2g／脂質3g／カルシウム35mg／食物繊維2.6g／塩分1.2g

1個分：95kcal／たんぱく質 2.7g／脂質 0.4g／カルシウム 9mg／食物繊維 2g／塩分 0g

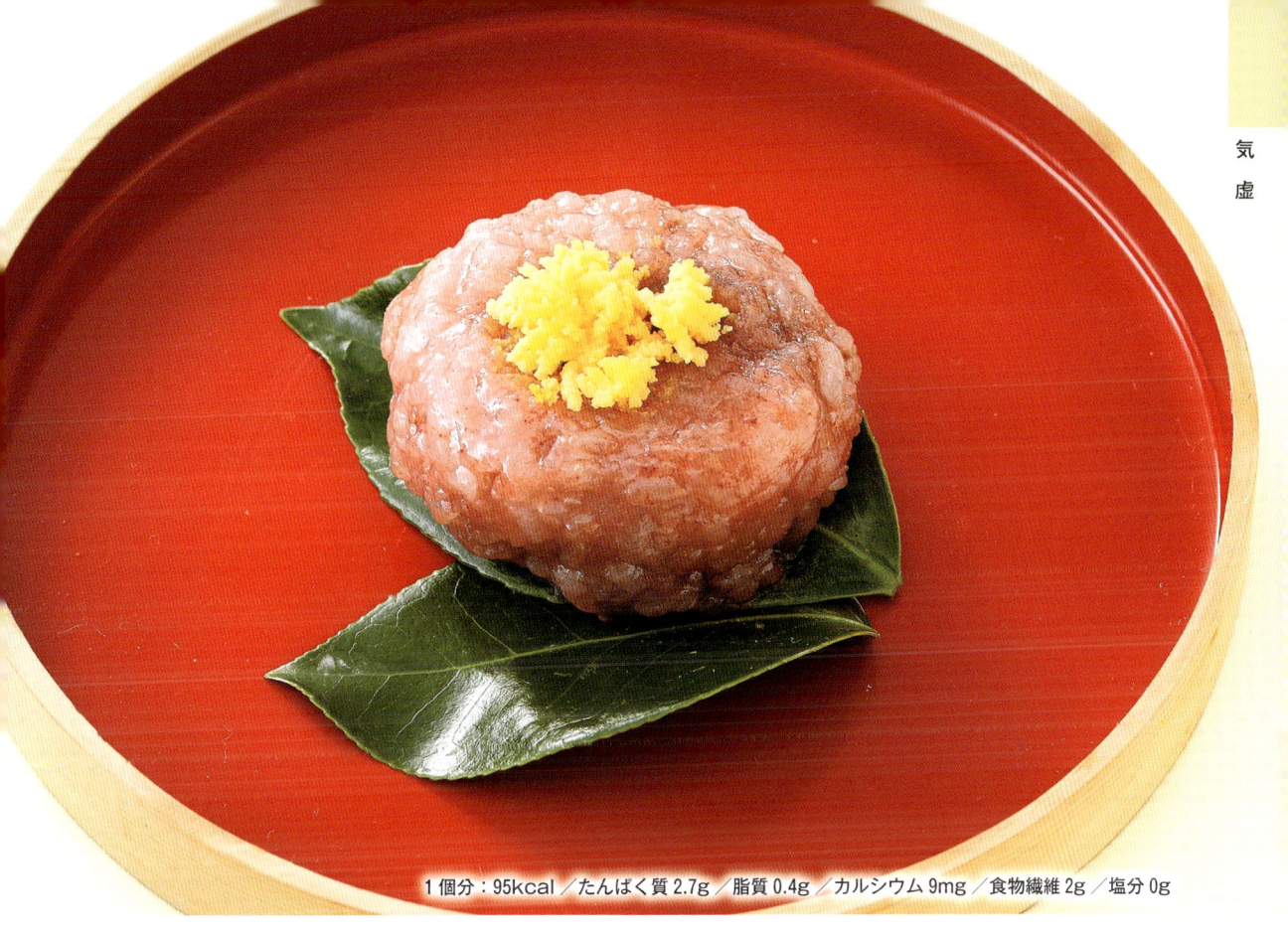

棗餡のつばき餅
なつめ

補気健脾 気を補い、脾の働きを高めます

体を温めて気を補う糯米と黄耆を合わせた餅で、補気の大棗を加えた餡を包みました。
寒い冬には思わず春を感じる、安らぎの花のお菓子です。

材　料　6個分

糯米	1/2 カップ
棗餡	
大棗	40 g
水	100 ml
小豆こし餡（市販品）	100 g
黄耆	10 g
紅麹	1〜2 g
砂糖	8 g
ゆで卵の黄身	適量
椿の葉	6〜12 枚

作り方

1　黄耆は水 200 ml に 30 分浸し、90 ml になるまで煎じて濾す。
2　糯米は洗ってボウルに入れ、1 の煎じ汁を加え、1 時間浸しておく。
3　大棗は水 100 ml に 30 分浸してから火にかけ、やわらかくなるまで煮る。水分がほとんどなくなったら火から下ろして濾し、小豆餡に混ぜて棗餡を作り、6 個に丸めておく。
4　2 に紅麹、砂糖を加えて混ぜ、蒸気の上がった蒸し器で 40 分ほど蒸す。
5　蒸し上がったら、すりこぎで軽くつぶして 6 等分し、堅く絞ったぬれ布巾の上にのせる。
6　5 を手にのせて平らにし、3 の餡をのせ、包むように丸くまとめる。表に返して中央に少しくぼみを作り、ゆで卵の黄身をのせる。同様に 6 個作る。
7　椿の葉を添えて、器に盛りつける。

気虚

米粉と長芋の棗餡シフォンロール

補気健脾　気を補い、脾の働きを高めます

米粉を薄力粉（小麦粉）より多く使い、長芋と栗を合わせて気を益し、棗餡で補気を強化しています。
棗餡の濃厚な味わいと、栗の入った生地の組み合わせがユニークな一品です。

材　料　20cmのシフォンロール1本分

棗餡
　　大棗……………………………20g
　　水………………………………200ml
　　蜂蜜……………………………大さじ1
米粉………………………………50g
薄力粉……………………………10g
長芋………………………………70g
栗の甘露煮………………………50g
卵…………………………………3個
豆乳………………………………60ml
サラダ油…………………………50g
グラニュー糖……………………30g

下準備

- 米粉、薄力粉は粉ふるいのなかで混ぜ合わせておく。
- 卵は卵黄と卵白に分けておく。
- 天板にクッキングシートを敷いておく。
- 作り方1を終えたら、オーブンを190℃に温めておく。

作り方

1. 大棗は水200mlに30分浸してから火にかけ、やわらかくなるまで煮たら、取り出して種を取り、細かく刻んで鍋に戻し入れる。蜂蜜を加えて煮詰め、棗餡（60g）を作る。栗は細かく刻む。
2. ボウルに長芋をすりおろし、卵黄を加えて混ぜる。
3. 2に豆乳、サラダ油を順に加えてその都度よく混ぜ、粉類をふるい入れて混ぜる。
4. 別のボウルに卵白を入れ、グラニュー糖を加えてしっかり泡立てる。
5. 3に4を加えて混ぜ合わせ、1の栗を加えて混ぜる。
6. 天板に5の生地を20cm四方に平らに流し入れ、190℃のオーブンで13分ほど焼く。焼けたらシートをそっとはがし、粗熱を取る。
7. はがしたシートの上に生地を置き、7～8本のごく浅い切り込みを入れ、1の棗餡を塗る。手前から力を入れずにシートを使って巻き、最後にラップでくるむ。冷蔵庫でしばらく休ませ、形を整えて6～7つに切る。

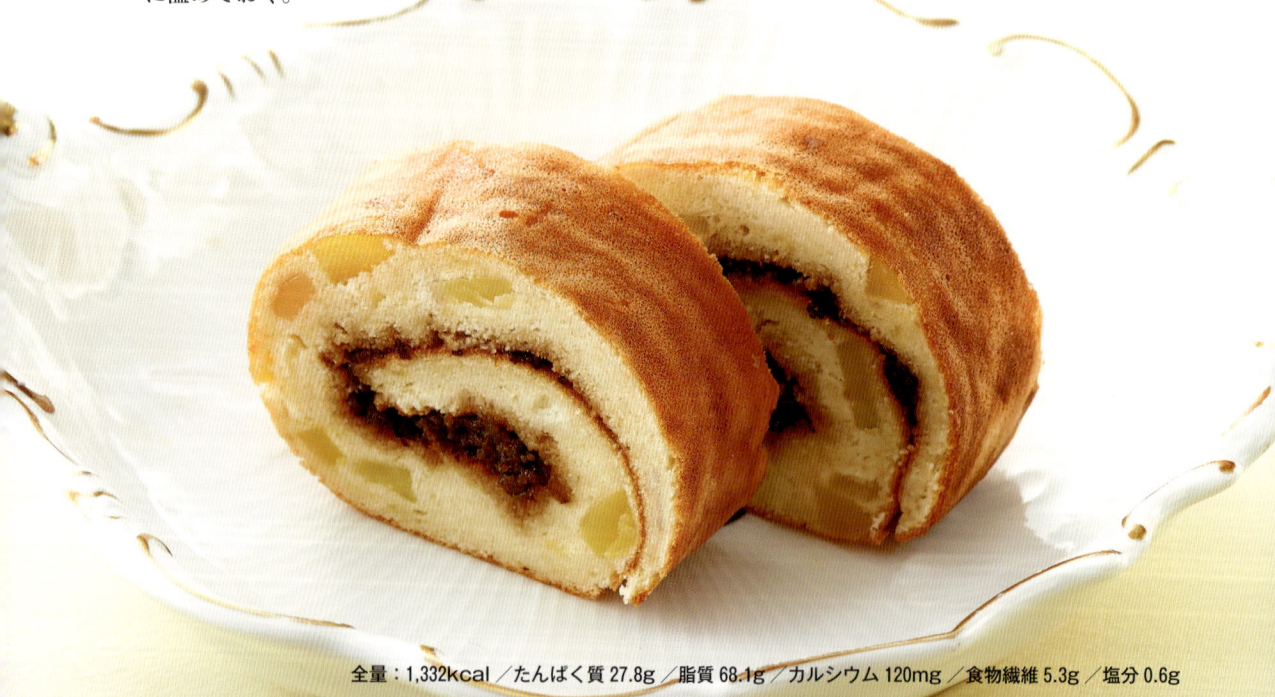

全量：1,332kcal ／たんぱく質27.8g ／脂質68.1g ／カルシウム120mg ／食物繊維5.3g ／塩分0.6g

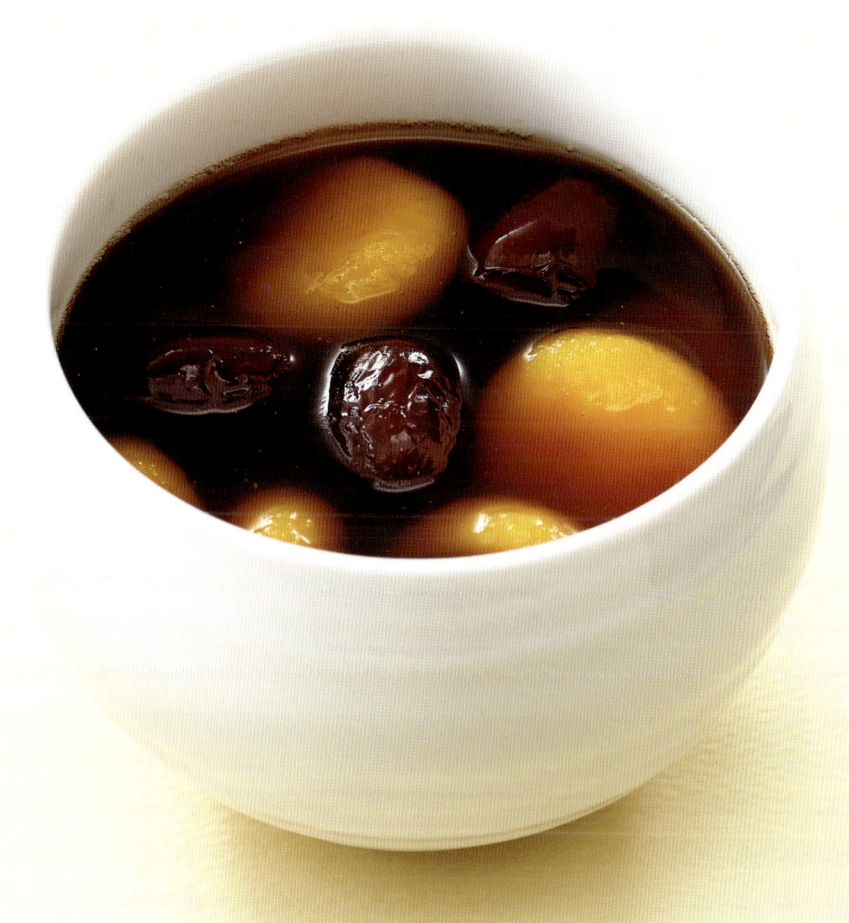

1人分：176kcal ／たんぱく質 2.6g ／脂質 0.5g ／カルシウム 33mg ／食物繊維 2.3g ／塩分 0g

南瓜白玉と大棗の黒蜜煮

補気健脾　気を補い、脾の働きを高めます

大棗の深い赤色に補気温脾の白玉粉（糯米）と南瓜を加えた団子の黄色が映える
こっくりとした味わいの甘味です。消化吸収によい材料と調理法で、気虚体質の改善をはかります。

材料

- 南瓜 …………………………… 50g
- 白玉粉 ………………………… 50g
- 大棗 …………………………… 8個
- 陳皮 …………………………… 1g
- 黒砂糖 ……………………… 大さじ2

作り方

1. 大棗は水400mlに30分浸してから火にかけ、やわらかくなったら黒砂糖を加え、さらに5分ほど煮る。
2. 南瓜は3cm角に切り、竹串が通るくらいまで15分ほど蒸して皮を取り除く。
3. 陳皮は水で戻し、刻んでおく。
4. ボウルに白玉粉と2の南瓜を混ぜ合わせ、水分が足りない場合は水を少量ずつ加えて調節しながら、耳たぶくらいのやわらかさになるまでこねる。小さくまるめて団子を作り、真ん中を少しくぼませ、沸騰した湯でゆでて冷水にとり、ざるにあける。
5. 1に陳皮、4の南瓜白玉団子を入れて温め、器に盛りつける。

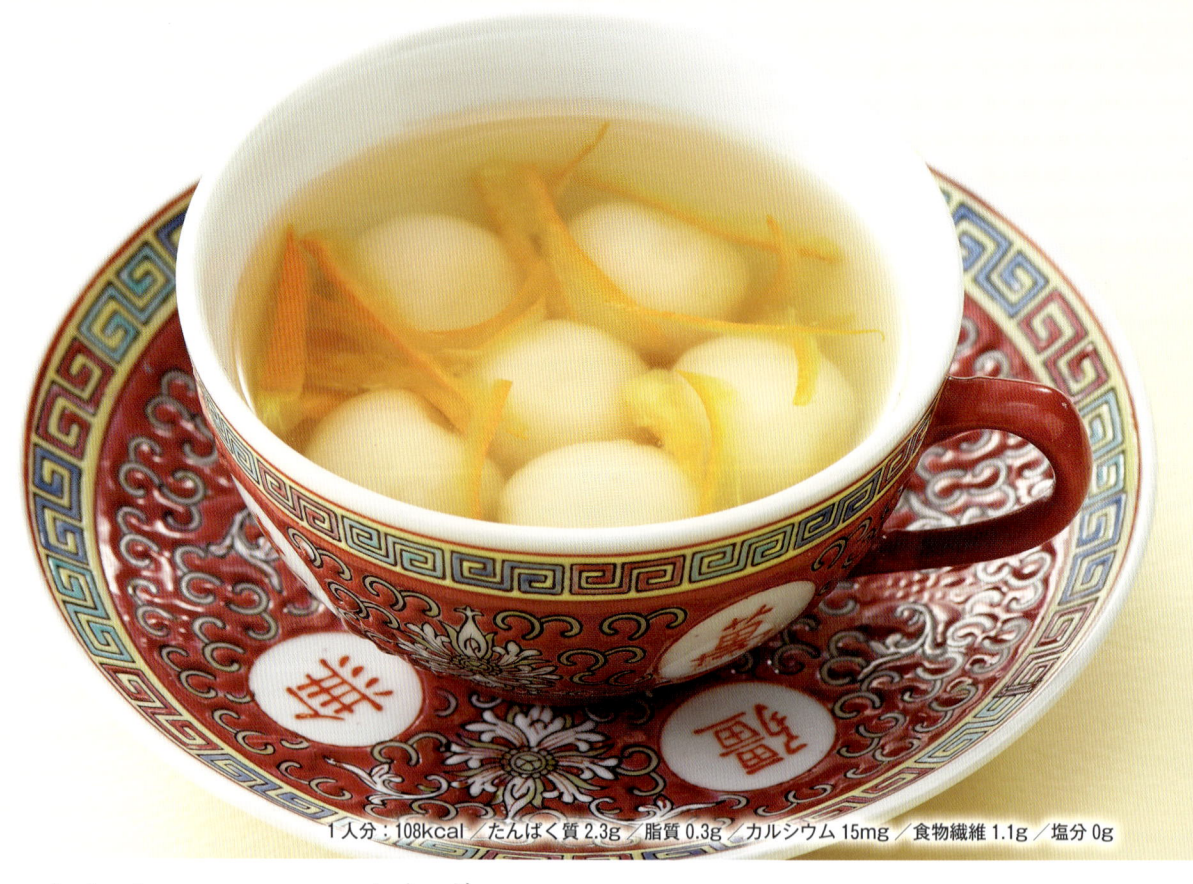

1人分：108kcal ／たんぱく質 2.3g ／脂質 0.3g ／カルシウム 15mg ／食物繊維 1.1g ／塩分 0g

蓮子白玉の黄耆茶仕立て
れんし　　　　　おうぎ

補気健脾昇陽　気を補い、脾の働きを高め、下垂した臓腑を持ち上げます

補気昇陽作用の黄耆と、脾を補う蓮子、白玉粉（糯米）を組み合わせた温かいデザートです。
臓腑の働きを高め、疲れ、気力不足など虚弱症状の改善をはかります。
ほんのり甘い黄耆茶に理気効果を高める金柑を加え、ほっとする味に仕立てました。

材料

黄耆	10 g
蓮子（蓮の実）	10 個
白玉粉	40 g
金柑	2 個
蜂蜜	適宜

作り方

1　黄耆は水 300 ml に 30 分浸し、半量になるまで煎じて濾す。

2　蓮子は湯 200 ml に 30 分浸してから火にかけ、やわらかくなるまで煮て＊、水分が少し残っているうちに火から下ろし、マッシャーでつぶして冷ます。

3　ボウルに白玉粉を入れ、2 を少しずつ加えて混ぜ、耳たぶくらいのやわらかさになるまでこねる（水分が足りない場合は水を少量ずつ加えて調節する）。10 等分にして丸め、沸騰した湯でゆでて冷水にとり、ざるにあける。

4　1 の煎じ汁に、種を取って千切りにした金柑を加えて温め、黄耆茶を作る。

5　4 に 3 の蓮子白玉団子を入れて温め、器に盛りつけ、好みで蜂蜜を加える。

＊蓮子の芯が残っている場合は、取り除きます。

2
陽虚体質

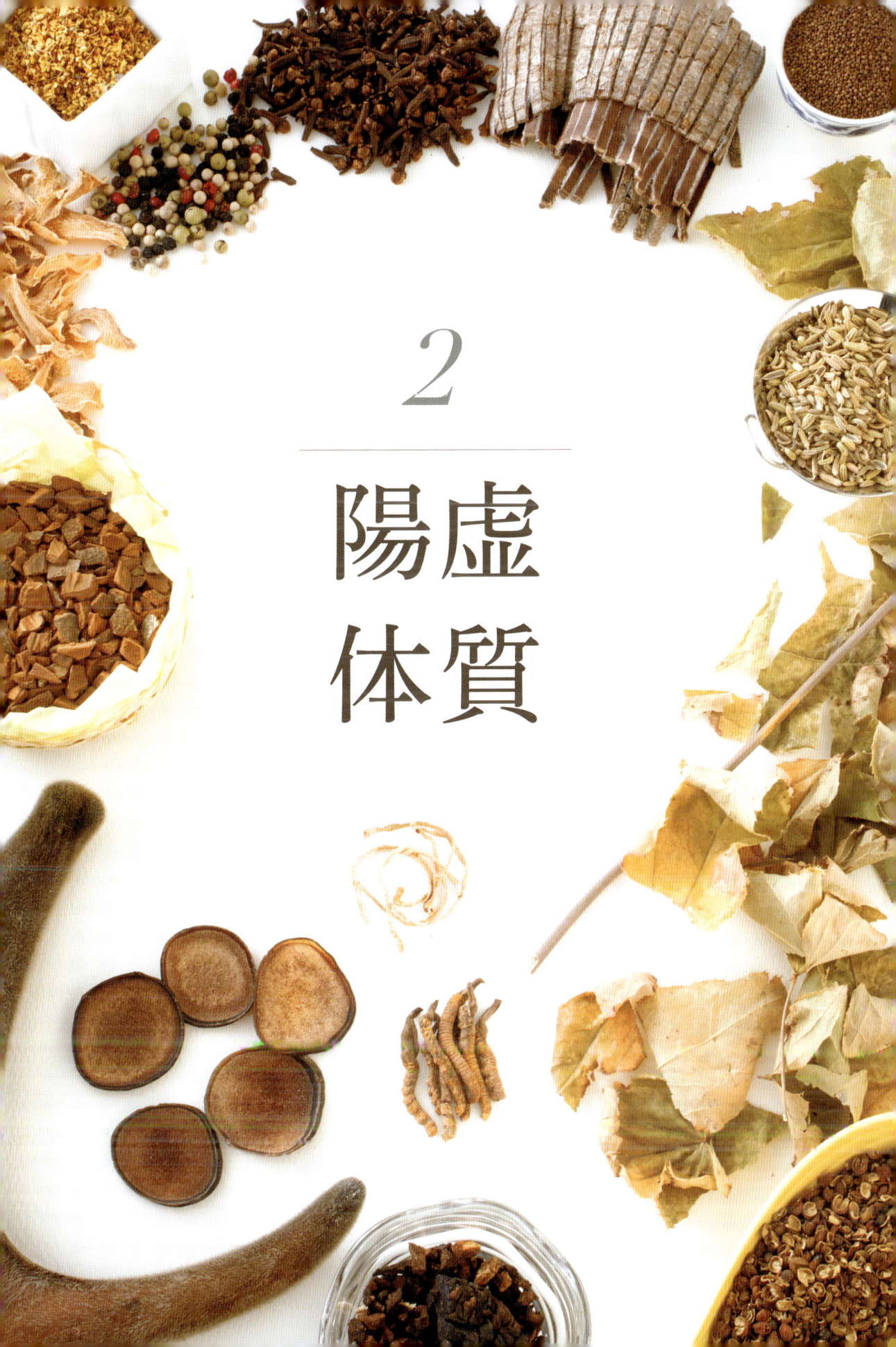

陽虚体質とは？

陽が不足し
臓腑の働きが気虚よりさらに弱まり、
体の冷え、痛みなどの症状が
現れている体質です。

体質を知る
陽虚体質の特徴

まずは、陽虚体質の代表的な特徴を知りましょう。

症状	顔色が白っぽい、目のまわりの色がくすんでいる、手足と体の冷え、倦怠感、むくみ、温かいものを好む、抜け毛が多い、腹部・関節・筋肉の冷えと痛み、腰の痛み、下痢しやすくとくに朝方に多い、頻尿、尿漏れ	生理等（女性の場合）	生理不順、経血量が多い・色が薄い、生理痛、不妊症
舌	淡（色が淡い）、舌体胖（厚みがある）、舌辺歯痕（縁に歯痕がある）、舌苔潤白（舌苔に潤いがあり白い）	脈	沈・遅・微細（ゆっくりとかすかに打つ）、不整脈（一定しない）

不調はどこから？
陽虚体質の分析

体質の特徴には、五臓六腑の状態が大きく関連しています。
陽虚体質にとくに関係の深い、「心」「脾」「腎」についてみていきましょう。

心　心陽の温める働きが弱まることにより、手足や背中の冷えが現れます。
また、陽が不足することにより体内に寒邪が生まれ、寒邪の特徴である凝滞性（滞って動かないこと）と収引性（ひきつる、縮めること）により、胸や背中にときどき痛みなどが現れます。また、血を循環させる力が弱くなり、無理に働かせようとすることで、動悸、不安、胸苦しい、息切れ、不整脈などの症状も現れます。心陽の不足は心を養えなくなることにつながり、心血も不足し、頭と顔の血を養うことができず白っぽい顔色になり、めまいも起こりやすくなります。

脾　脾陽の温める働きが弱まることにより体内に生まれた寒邪の影響で、上腹部・腹部の冷えと痛み、手足の冷え、痛みが現れます。また、運化の働きが低下するため、消化できない飲食物が大腸に流れ込むことにより、水のような下痢の症状が現れます。

腎　腎陽が不足することにより内寒（体内に寒邪があり冷えている状態）の症状が現れ、寒さに弱い（温かいものを好む）、手足・腰・足の冷えと痛み、生理痛などといった症状につながります。また、腎の水を司る働きの低下で水が溜まり、津液の代謝の悪化が起こり、動悸、むくみ、水が胃腸に停留し、とくに朝方に水のような下痢などの症状が現れます。同じく腎の成長・生殖を促進する働きの低下で性機能が弱くなり、インポテンツ、生理不順、不妊などの症状も現れます。

体質改善を目指す
陽虚体質の薬膳処方

陽虚体質を改善するための基本的な薬膳処方を紹介します。
体質の分析と薬膳処方をもとに食薬を選びます。

助陽散寒（じょようさんかん）
陽を補い、寒さの邪気を取り除く。

　陽気が不足しているため、陽気を補い、臓腑を温め、働きや抗寒能力を増強する「**助陽類**」の食薬を選びます。なかでも、植物性より動物性の方が効果が高いでしょう。さらに、分析をもとに帰経の合う食薬を選びます。

　臓腑を温めて冷えの症状の改善をはかる「**温裏類**（おんり）」の食薬を加えると、助陽の効果が高まります。香辛料が多く含まれているので、使用量には注意します。

　また、「**補気類**」と「**温裏類**」を組み合わせても助陽散寒の効果が期待できます。

▶助陽類の食薬は p.48、温裏類の食薬は p.49。

体質改善を実践
陽虚体質の立膳

薬膳処方にもとづき、食薬を組み合わせて作った薬膳料理の具体的な治療の方法を「立膳」（りつぜん）といいます。本書では、レシピ名の下にそれぞれの立膳を記載しています。ここでは、陽虚体質におすすめの立膳の内容を解説します。

　温補腎陽の「**温補**」とは温めて補うことを表します。臓腑の働きを促進し、体を温める「**陽**」の不足に対応します。薬膳処方の「**助陽散寒**」とは陽気を補い、寒邪を取り除くという意味に対応しています。「**腎陽**」とは、とくに腎の陽気を温め補うことを指します。

　温補脾陽は、脾の陽気を温め補います。また、**温補脾腎**は脾と腎を温め補います。

　温腎壮陽の「**温腎**」は腎を温めること。「**壮陽**」の壮は強壮に由来し、ここでは陽気、とくに腎の陽気を強壮することを表しています。

　温中補脾、温中通脈の「**温中**」は中焦に属する脾胃を温めることを意味します。「**補脾**」は脾を補うこと、「**通脈**」は脈の流れをよくすることです。

陽虚体質におすすめの 薬膳料理

陽虚体質におすすめの立膳をもつ薬膳料理は p.52 から。

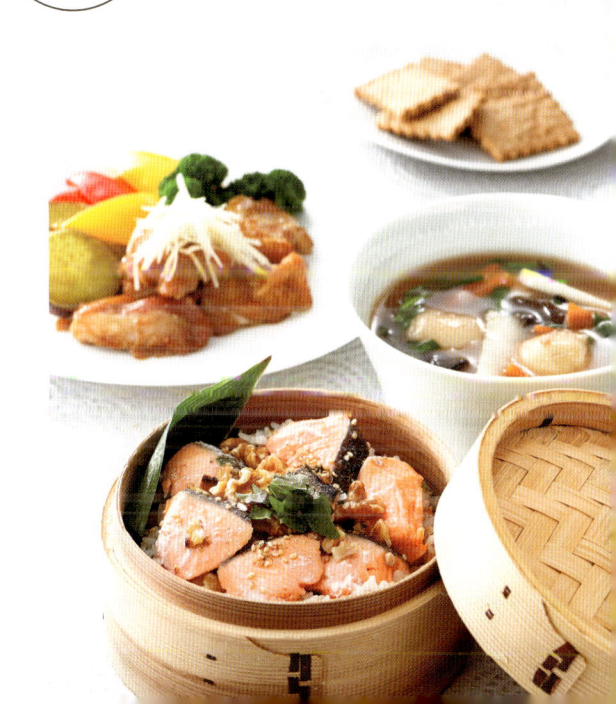

陽虚

陽虚体質に
おすすめの食薬

本ページの見方は p.9 を、
体質の概要は p.46 を参照してください。

陽を補う
助陽類の食材

くるみ
胡桃
性味　温／甘
帰経　腎・肺・大腸
期待される効能
補腎強腰：腎の陰陽を補い、腰を強固にする。
固精止瀉：精液などの精微物質が漏れ出る症状を改善し、下痢を改善する。
温肺定喘：肺を温め、喘息症状をやわらげる。
潤腸通便：腸を潤し、便通を改善する。

羊肉
性味　温／甘　帰経　腎・脾
期待される効能
益気補虚：気を補益し、虚弱を補う。
温中暖下：脾胃や下腹部を温める。

鹿肉
性味　温／甘　帰経　腎・脾・胃
期待される効能
補益五臓：五臓の虚弱を補う。
調理血脈：産後の気血虚弱を調節し、血流を整える。

海老
性味　温／甘　帰経　肝・腎
期待される効能
補腎壮陽：腎陽を強壮する。
通乳：母乳の出をよくする。
托毒：正気を補い、毒を皮膚、筋肉から排泄する。

岩魚
性味　温／甘　帰経　腎・肝
期待される効能
補腎益精：腎気を補い、腎精を補益する。

なまこ
性味　温／鹹　帰経　心・腎
期待される効能
補腎益精：腎気を補い、腎精を補益する。
壮陽療萎：腎陽を強壮し、インポテンツを改善する。
養血潤燥：血を養い、体を滋潤する。

....

さらに……
すずめなど。

助陽類と温裏類の食材

1：しし唐
2：黒砂糖
3：胡桃
4：唐辛子
5：ピーマン
6：にら
7：パプリカ

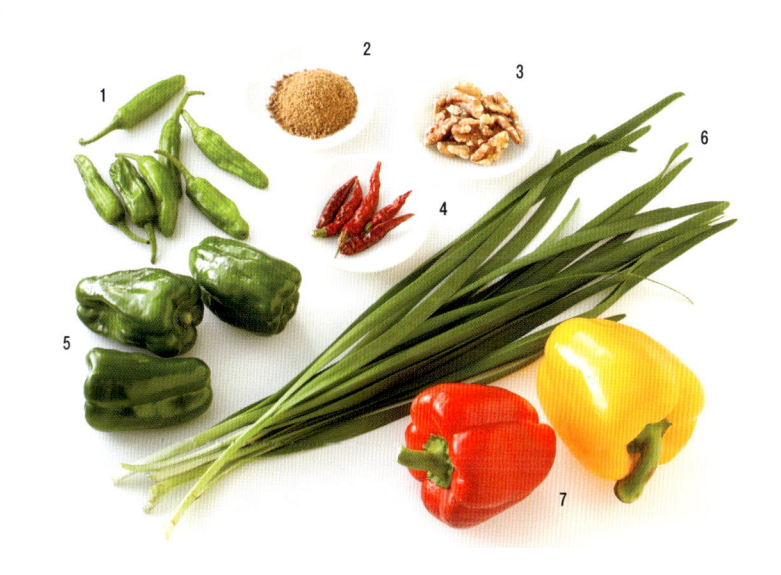

陽虚

臓腑を温める
温裏類の食材

にら
性味 温／辛　**帰経** 肝・胃・腎
期待される効能
温陽解毒：陽気を温め、陰・寒の毒邪を取り除く。
下気散血：気を下降させ、瘀血を消散する。

ピーマン、パプリカ
性味 熱／辛　**帰経** 心・脾
期待される効能
温中散寒：脾胃を温め、寒邪を取り除く。
開胃消食：食欲を促進し、消化を促進する。

鮭（さけ）
性味 温／甘　**帰経** 脾・胃
期待される効能
健脾温胃和中：脾の働きを高め、胃を温めく整える。
補益気血：気血を補益する。

鯵（あじ）
性味 温／甘　**帰経** 胃
期待される効能
温胃和中：胃を温め、脾胃の働きを整える。

鱒（ます）
性味 温／甘　**帰経** 胃
期待される効能
温胃和中：胃を温め、脾胃の働きを整える。

唐辛子、しし唐
性味 熱／辛　**帰経** 心・脾
期待される効能
温中散寒：脾胃を温め、寒邪を取り除く。
健脾消食：脾の働きを高め、消化を促進する。

黒砂糖
性味 温／甘　**帰経** 肝・脾・胃
期待される効能
温中補虚：脾胃を温め、虚弱を補う。
緩急止痛：急な激しい痛みを緩和する。
活血化瘀：血流を改善し、瘀血を取り除く。

....
さらに……
鰱魚（れんぎょ）など。

助陽類の中薬

杜仲(とちゅう)
性味　温/甘　　帰経　肝・腎
期待される効能
温補腎陽：腎陽を温めて補う。
強筋壮骨：筋を強化し、骨を丈夫にする。
安胎：流産を予防する。

鹿茸(ろくじょう)
性味　温/甘・鹹　　帰経　肝・腎
期待される効能
補腎助陽：腎陽を補い、増強する。
養血益精：精血を養い補益する。
強筋壮骨：筋(すじ)を強化し、骨を丈夫にする。

冬虫夏草(とうちゅうかそう)
性味　温/甘　　帰経　腎・肺
期待される効能
補腎益肺：腎と肺を補益する。
止血化痰：咳、喀血を止め、痰を取り除く。

淫羊藿(いんようかく)（イカリソウ）
性味　温/辛・甘　　帰経　肝・腎
期待される効能
補腎壮陽：腎陽を補い、強壮する。
去風除湿：風湿邪気を取り除く。

肉蓯蓉(にくじゅよう)
性味　温/甘・鹹
帰経　腎・大腸
期待される効能
補腎助陽：腎陽を補い、増強する。
潤腸通便：腸を潤し、便通を改善する。

菟絲子(としし)
性味　平/辛・甘　　帰経　肝・腎
期待される効能
補陽益陰：腎の陰陽を補う。
固精縮尿：精液などの精微物質が漏れ出る症状を止め、排尿異常を改善する。
明目：視力低下など目の不調を改善する。

益智仁(やくちにん)
性味　温/辛　　帰経　脾・腎
期待される効能
温脾開胃：脾を温め、胃の働きを促進し、食欲を増進する。
暖補摂唾：臓腑を温め、唾液の漏れを改善する。
固精縮尿：精微物質が漏れ出る症状を止め、排尿異常を改善する。

蛤蚧(ごうかい)（オオヤモリ）
性味　平/鹹　　帰経　肺・腎
期待される効能
補益肺気：肺気の虚弱を補益する。
補腎助陽：腎陽を補い、腎の働きを増強する。
止咳定喘：咳を止め、喘息症状を軽減する。

さらに……
韭子(きゅうし)など。

助陽類と温裏類の中薬

1：乾姜
2：肉桂
3：小茴香
4：花椒
5：桂花
6：菟絲子
7：杜仲
8：蛤蚧
9：丁香
10：鹿茸
11：肉蓯蓉
12：淫羊藿
13：冬虫夏草
14：益智仁
15：胡椒
16：鹿茸(切ったもの)

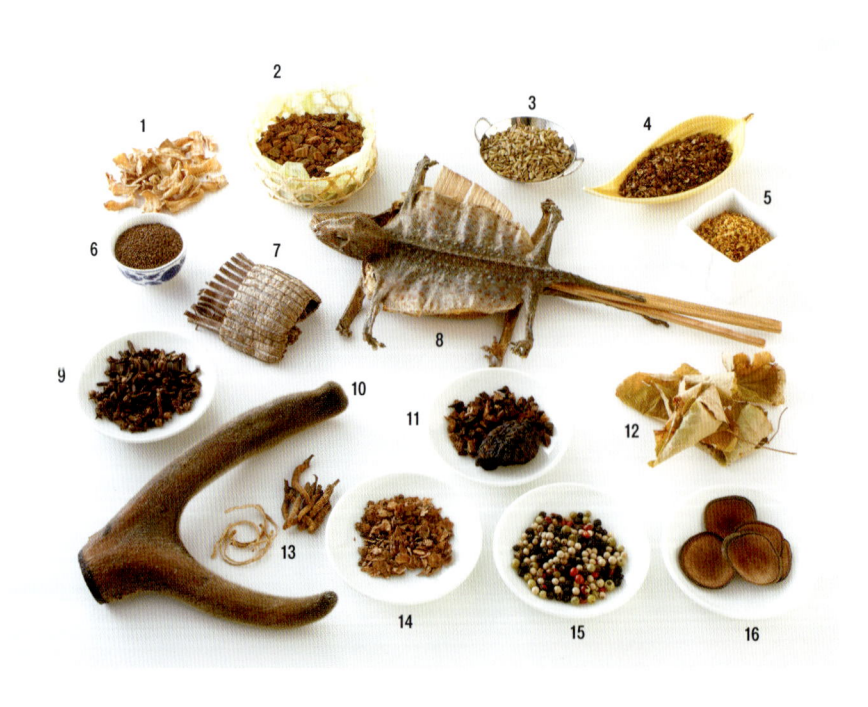

温裏類の中薬

肉桂(桂皮、シナモン)
性味 大熱/辛・甘
帰経 脾・腎・心・肝
期待される効能
補火助陽：腎陽を補い、温めて増強する。
温暖脾胃：脾胃を温める。
温経通脈：経脈を温め、巡りを促進する。
散寒止痛：寒邪を取り除き、疼痛を緩和する。

小茴香(フェンネルシード)
性味 温/辛
帰経 肝・腎・脾・胃
期待される効能
温腎散寒：腎を温め、寒邪を取り除く。
理気止痛：気機の運行を改善し、疼痛を緩和する。
和胃止嘔：胃の働きを整え、嘔吐を止める。
＊大茴香（八角）の性味、帰経は小茴香とほぼ同じ。

丁香(クローブ)
性味 温/辛 **帰経** 脾・胃・腎
期待される効能
温中降逆：脾胃を温め、胃気を下降させる。
温腎助陽：腎を温め、陽気の働きを増強する。

桂花(キンモクセイ)
性味 温/辛・甘
帰経 心・肝・脾・胃
期待される効能
温中散寒止痛：脾胃を温め、寒邪を取り除き、疼痛を緩和する。
理気化痰：気機の運行を調整し、痰を取り除く。

花椒
性味 温(熱)/辛(小毒)
帰経 脾・胃・腎
期待される効能
温中散寒：脾胃を温め、寒邪を取り除く。
燥湿止痛：湿を乾燥させ、疼痛を緩和する。

胡椒
性味 熱/辛 **帰経** 胃・大腸
温中止痛：脾胃を温め、疼痛を緩和する。

乾姜
性味 熱/辛
帰経 心・肺・脾・胃・腎
期待される効能
温中去寒除痺：脾胃を温めて寒邪を取り除き、疼痛や麻痺を改善する。
回陽通脈：陽気を回復させ、血脈の通りを改善する。
温肺化痰：肺を温め、寒邪の侵入により生じた痰を取り除く。
温経止血：経絡を温め、出血を止める。

蓽撥
性味 熱/辛 **帰経** 胃・大腸
期待される効能
温中散寒：脾胃を温め、寒邪を取り除く。
行気止痛：気の巡りを促進し、疼痛を緩和する。

．．．．．．．．．．．．．．．．．．．．
さらに……
高良姜 など。

陽虚

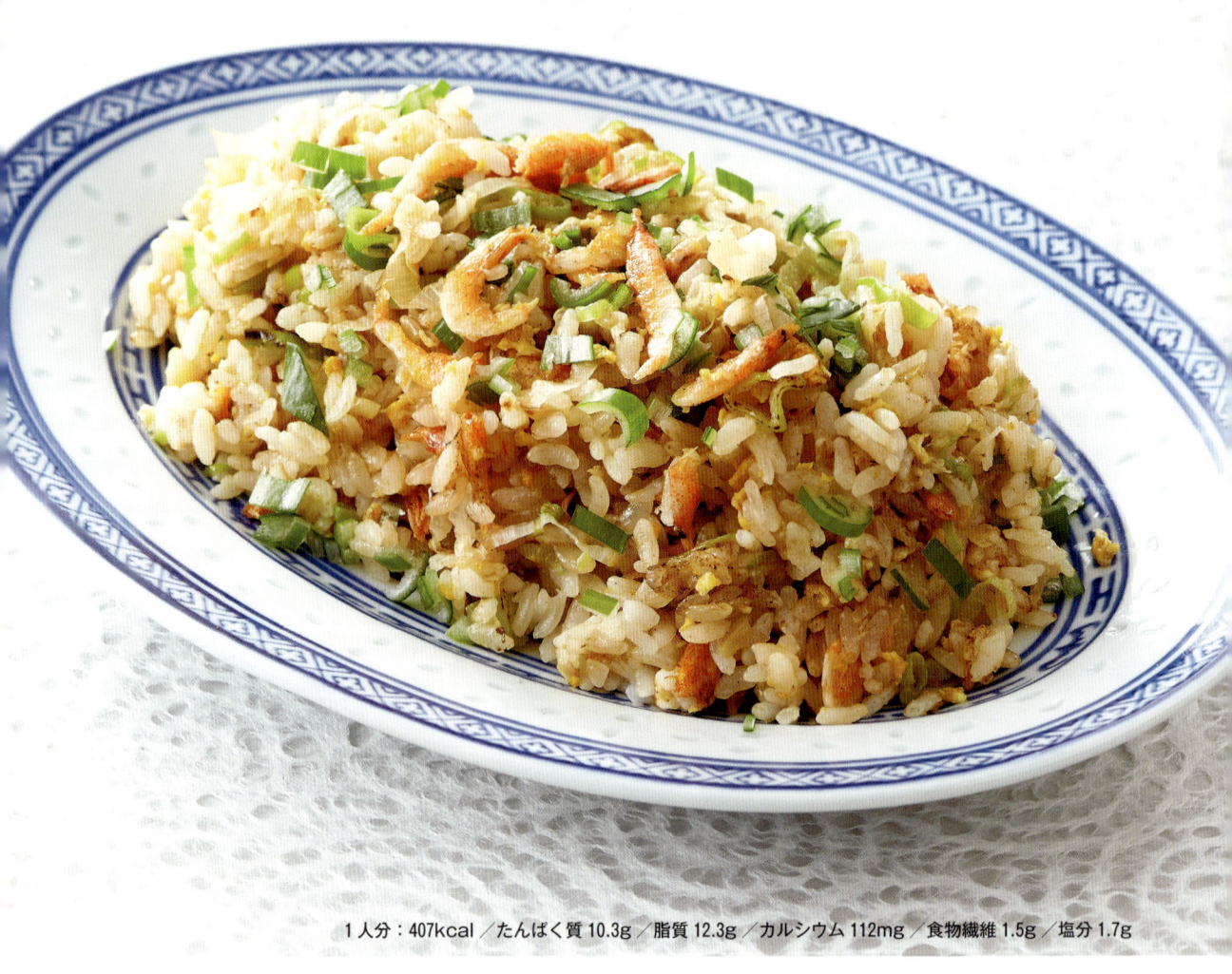

1人分：407kcal／たんぱく質10.3g／脂質12.3g／カルシウム112mg／食物繊維1.5g／塩分1.7g

葱と桜海老のチャーハン

温補脾陽　脾陽を温め、補います

補気によく用いる粳米（うるち）に、助陽の桜海老、温性・辛味の葱をたっぷり加え、陽虚体質の改善をはかります。身近な食材で簡単に作れる、彩りのきれいなチャーハンです。

材料

ご飯	茶碗2杯分
長葱	80g
桜海老	8g
卵	1個
生姜	10g
オイスターソース	大さじ1
塩、胡椒	各少々
胡麻油	大さじ1と1/2

作り方

1 長葱は小口切りに、生姜はみじん切りにする。
2 卵は溶いておく。
3 フライパンに胡麻油を入れて1を炒め、香りが立ったら、温めたご飯を加えて炒める。
4 ご飯がぱらりとしたらフライパンの端に寄せ、あいているところに2の卵を入れて煎り、桜海老を加え、全体を混ぜ合わせる。
5 塩、胡椒、オイスターソースで調味し、器に盛る。

胡桃入りあったか巡り寿司

陽虚

温補脾腎　脾と腎を温め、補います

補益気血・健脾温胃の鮭をのせ、補腎助陽の胡桃や理気のらっきょう、陳皮をご飯に混ぜました。
温めることで香りが立ち、食欲を刺激するのに加え、食べた後はおなかのなかから陽が補われます。

材料

ご飯	茶碗2杯分
生鮭	2切れ（200g）
胡桃	20g
干し椎茸	大1枚
にんじん	25g
らっきょうの酢漬け	20g
陳皮	1g
白すり胡麻	大さじ1
紫蘇	2枚

合わせ酢
- 酢　70ml
- 三温糖　小さじ2
- 塩　小さじ1

A
- 三温糖　小さじ1/2
- 醤油　小さじ1と1/2
- みりん　小さじ1
- 干し椎茸の戻し汁　100ml

作り方

1. 鮭はひと口大にそぎ切りし、合わせ酢の半量に漬けておく。干し椎茸は水で戻す（戻し汁100mlを取り置く）。
2. 陳皮は刻み、残りの合わせ酢に漬ける。胡桃は刻んでおく。
3. にんじんは1cm長さ、マッチ棒くらいの太さに切って、さっとゆでる。干し椎茸はAで煮て粗みじん切りにする。らっきょうは椎茸と同じ大きさに切る。
4. ご飯に2の陳皮を混ぜて酢飯を作り、にんじん、干し椎茸、らっきょう、胡桃の半量を混ぜる。器＊に盛り、上に1の鮭を並べる。
5. 蒸気の上がった蒸し器に入れて強火で5分蒸し、仕上げに胡麻、残りの胡桃、ちぎった紫蘇を散らす。

＊蒸籠を使うとよりふっくら仕上がりますが、磁気の丼などでも作ることができます。

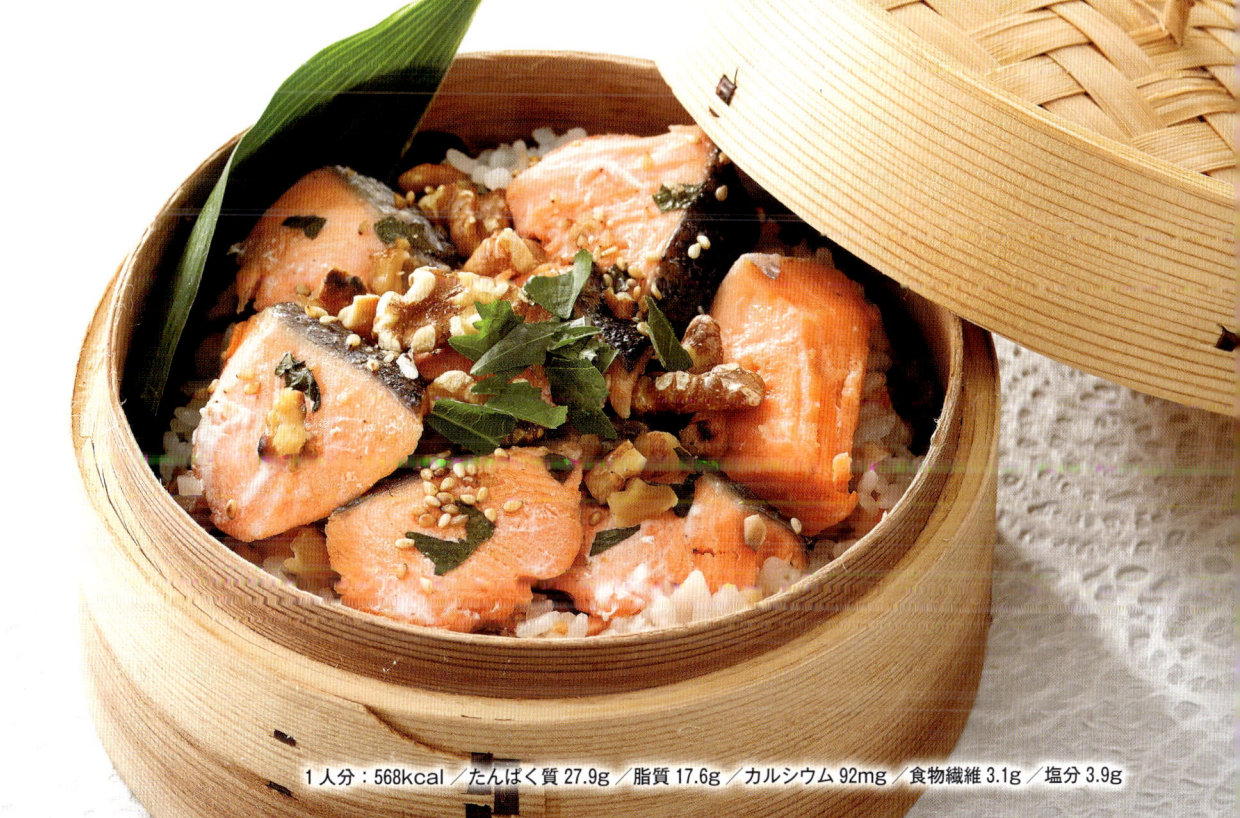

1人分：568kcal／たんぱく質27.9g／脂質17.6g／カルシウム92mg／食物繊維3.1g／塩分3.9g

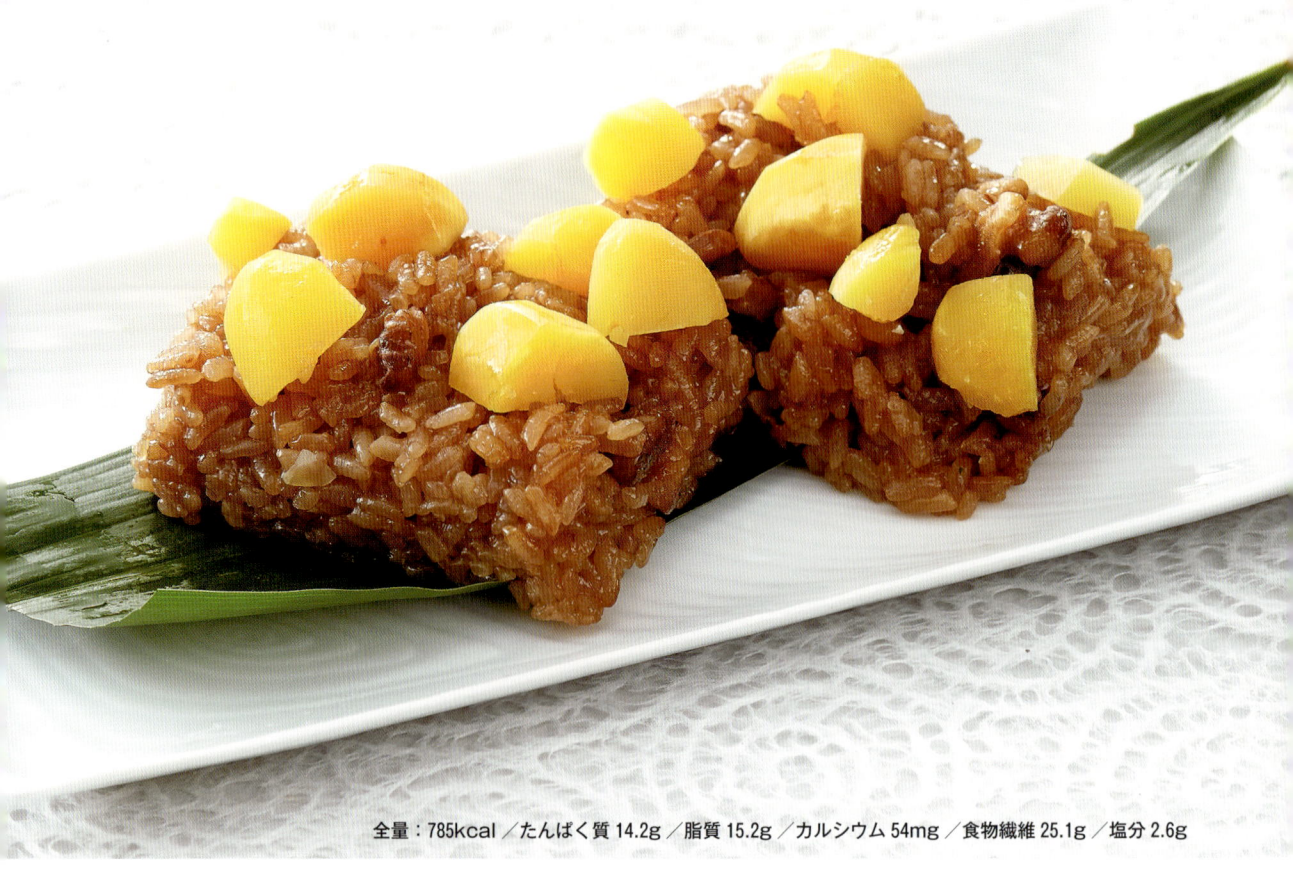

全量：785kcal／たんぱく質 14.2g／脂質 15.2g／カルシウム 54mg／食物繊維 25.1g／塩分 2.6g

胡桃(くるみ)と栗入り黒糖おこわ

温補腎陽　腎陽を温め、補います

温性で補気の糯米、温裏の黒砂糖、助陽補腎の胡桃、補気益腎の栗を使い、
体の陽気を補い、温めることによって陽虚体質の改善をはかります。食事にもおやつにもなる一品です。

材料　作りやすい分量

糯米	1カップ
胡桃	20g
栗の甘露煮	4粒
黒砂糖（粉）	大さじ1
醤油	大さじ1

作り方

1. 糯米は洗って炊飯器の内釜に入れ、180mlの水を加え、1時間浸しておく。
2. 胡桃は乾煎りする。
3. 1から大さじ1の水を取り除き、醤油、黒砂糖を加えてさっと混ぜ、2の胡桃をのせて炊く。
4. 炊き上がったらほぐして粗熱を取り、好みの型に入れてから皿に取り出し、上に栗の甘露煮をのせる。

鶏肉の蜂蜜生姜焼き

温補脾陽　脾陽を温め、補います

補気作用のある鶏肉、蜂蜜、さつま芋、ブロッコリーで気力、体力をつけ、
体を温めるパプリカで、冷えに対応。鶏肉は蜂蜜と生姜に漬け込み、やわらかく仕上げます。

陽虚

材　料

鶏もも肉	1枚（250g）
ブロッコリー	60g
さつま芋	100g
赤・黄パプリカ	各1/2個
生姜	10g
A　蜂蜜	大さじ2
生姜（すりおろし）	小さじ1
にんにく（すりおろし）	小さじ1/2
玉葱（すりおろし）	大さじ1
醤油、酒	各大さじ1と1/2
塩	小さじ1/2
オリーブ油	小さじ1

作り方

1 鶏肉に塩をもみ込み、20〜30分置いたら水で塩を洗い流し、水けをふいて6〜8等分に切る。

2 Aを合わせてビニール袋に入れ、1の鶏肉を加えて空気を抜き、ひと晩漬け込む。

3 ブロッコリーは小房に分けてゆでる。さつま芋は皮つきのまま8mm厚さの輪切りにしてゆでる。パプリカは大きめのひと口大に切る。生姜は千切りにして水にさらし、水けをきる。

4 オーブンの天板に2の鶏肉の余分な水けをふいて並べる。パプリカ、さつま芋も並べ、表面にオリーブ油を塗り、軽く塩（分量外）をふる。

5 200℃に余熱したオーブンに入れ、パプリカとさつま芋は10分ほど、鶏肉は15分ほど焼いたら取り出す。

6 皿に5とブロッコリーを盛りつけ、生姜の千切りをのせる。

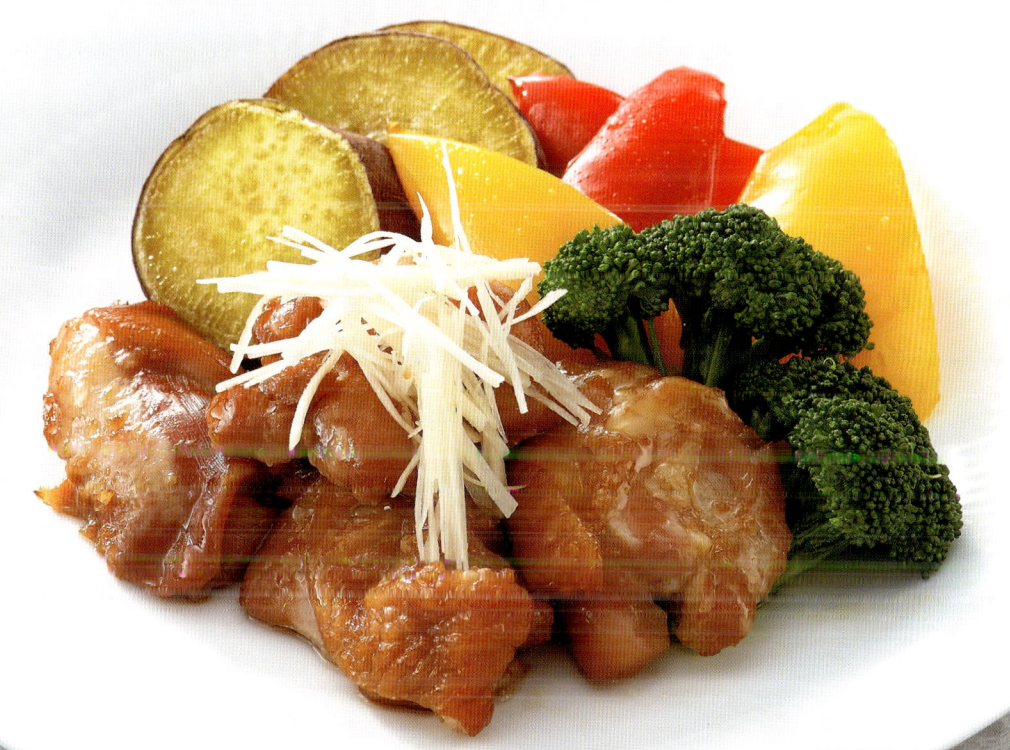

1人分：472kcal／たんぱく質 24.5g／脂質 20g／カルシウム 54mg／食物繊維 4.6g／塩分 3.7g

蒸し海老と栗の黒糖生姜あん

温補腎陽　腎陽を温め、補います

補腎助陽の海老を用い、補気の栗と合わせて陽気を補い、生姜、花椒、黒砂糖、酒を使って体を温めます。栗、黒砂糖の甘みと花椒、生姜の香りの組み合わせがたまらない一品です。

材 料

海老（殻つき）	大4尾
栗の甘露煮	6粒
花椒	4粒
生姜（皮ごと）	10g
らっきょうの甘酢漬け	6粒
黒砂糖	大さじ1
醤油	小さじ1
塩	適量
酒	大さじ1
片栗粉	小さじ1

作り方

1. 海老は尾と一節を残して殻をむき、背ワタがあれば取り除き、塩でもんで洗い、水けを取って酒少々（分量外）をふっておく。生姜は千切りにする。
2. 花椒は軽くつぶし、薄切りにしたらっきょうと混ぜ、1の海老と合わせておく。
3. 小鍋に黒砂糖と水100mlを入れて溶かし、生姜の半量、醤油、酒を入れて火にかける。沸騰したら同量の水で溶いた片栗粉でとろみをつけ、黒糖生姜あんを作る。
4. クッキングシートを2枚広げ、2と縦半分に切った栗をそれぞれ半量ずつのせ、ふわりと包んで両端をたたみ、蒸気の上がった蒸し器に入れ、中火で5分ほど蒸す。
5. 蒸し上がったら器に盛りつけ、クッキングシートの口を開き、3のあんをかけ、残りの千切り生姜をのせる。

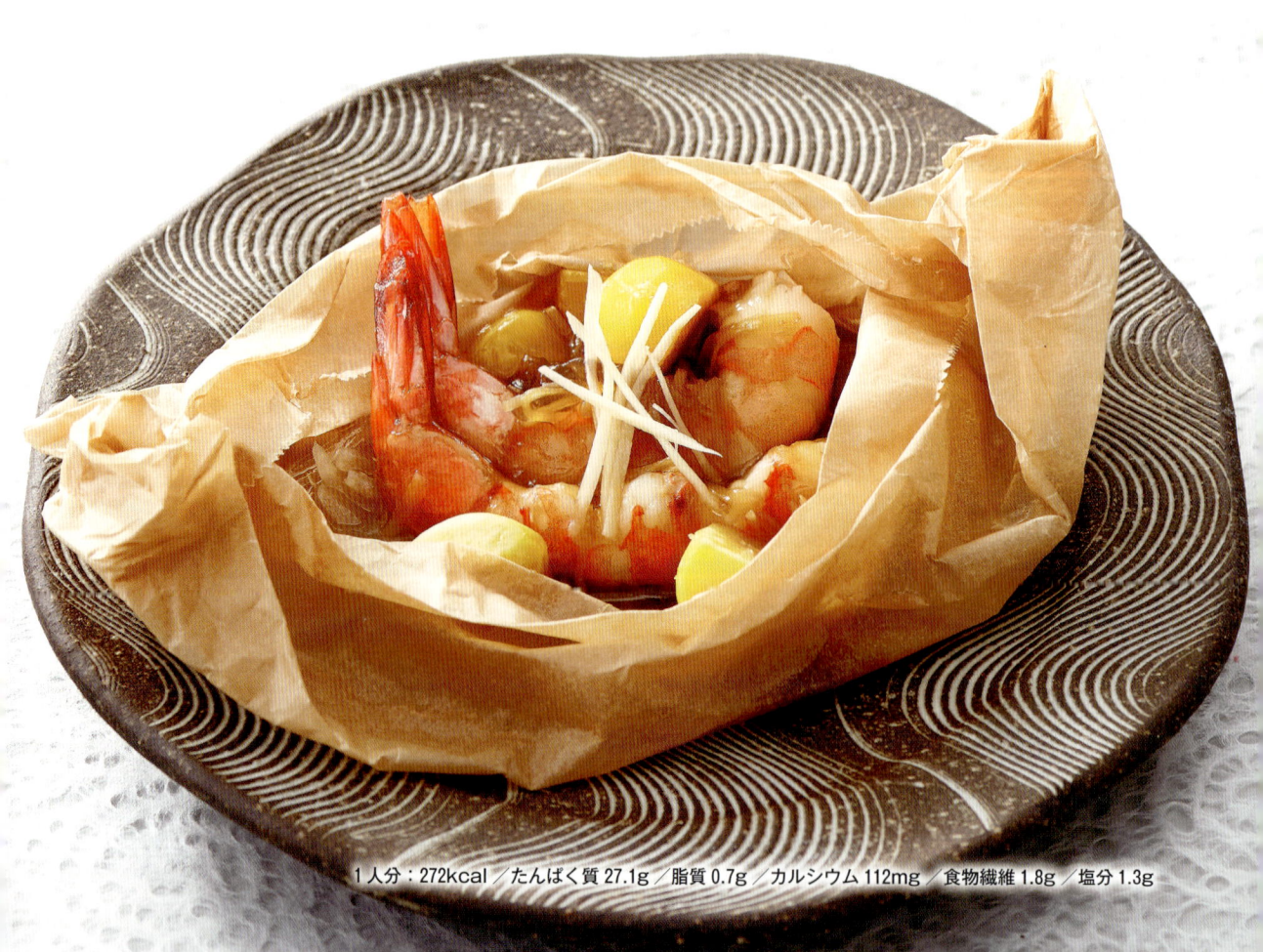

1人分：272kcal ／たんぱく質27.1g ／脂質0.7g ／カルシウム112mg ／食物繊維1.8g ／塩分1.3g

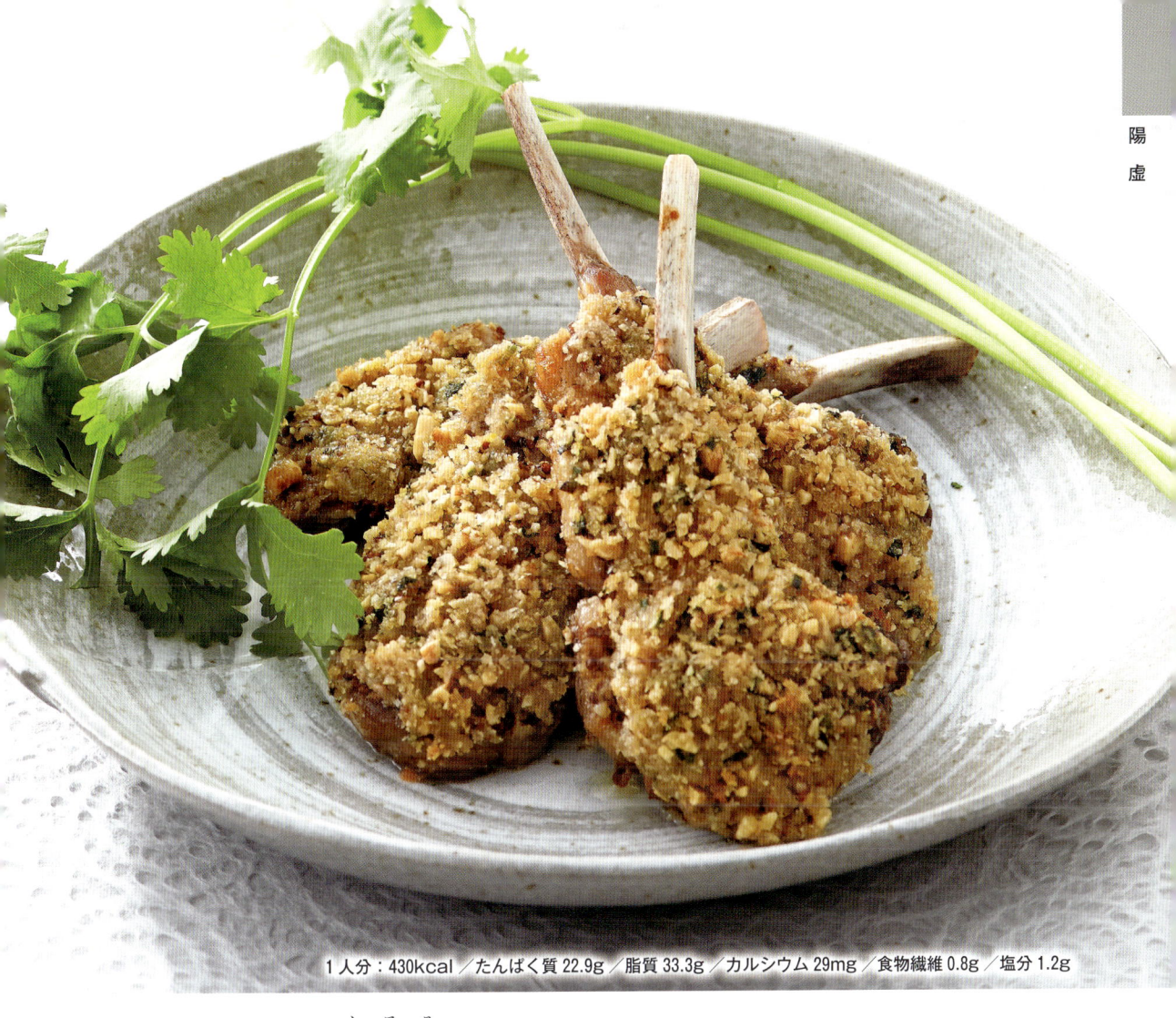

1人分：430kcal／たんぱく質 22.9g／脂質 33.3g／カルシウム 29mg／食物繊維 0.8g／塩分 1.2g

ラム肉の胡桃（くるみ）とにらのパン粉焼き

温補腎陽　腎陽を温め、補います

補虚温腎のラム（仔羊肉）に、補腎強腰・温肺定喘の胡桃と温陽のにらを合わせ、腎を強く補って温めます。体を温めることで、陽虚体質の症状を緩和します。

材料

- 骨つきラム肉 …………………… 4本
- 胡桃 ……………………………… 2個
- にら ……………………………… 2本
- にんにく（すりおろし）…… 小さじ 1/4
- 米粉パン粉 …………………… 大さじ 3
- 香菜 ……………………………… 適宜
- オリーブ油 …………………… 大さじ 1
- 粒マスタード ………………… 小さじ 4
- 塩、胡椒 ……………………… 各少々

作り方

1. 胡桃は細かく刻む。にらはみじん切りにする。
2. パン粉に、オリーブ油を加えてよく混ぜ、しっとりしたら、胡桃、にら、にんにくを加えて混ぜ合わせる。
3. ラム肉に塩、胡椒をふり、表面にマスタードを小さじ1ずつまんべんなく塗って、2をしっかりまぶす。
4. 180℃に余熱したオーブンで10〜15分ほど焼く。あれば香菜を添える。

陽虚

羊肉の旨み炒め
彩り野菜と米粉薄餅(バオビン)添え

温補腎陽　腎陽を温め、補います

温裏の肉桂と花椒、理気で香りのある玉葱のたれに漬けた助陽類の羊肉は体を温めて補います。
補気の椎茸、健脾のにんじん、温通のうどなどの野菜、助陽の胡桃、補気の米粉薄餅を添えます。

材料

米粉薄餅
- 米粉 120g
- 塩 ひとつまみ
- 水 170ml

- 羊肉（焼き肉用） 150g
- うど 5cm
- 胡桃 20g
- 絹さや 10枚
- にんじん 1/4本
- とうもろこし（ホール缶） 大さじ3
- 椎茸 2枚

漬けだれ
- 肉桂粉、花椒粉 各1g
- 玉葱（すりおろし） 1/4個分
- にんにく（すりおろし） 小さじ1/2
- 生姜（すりおろし） 小さじ1/2
- 醤油、酒 各大さじ1
- 酢 小さじ1
- 黒砂糖 小さじ1/2

- 塩、胡椒 各少々
- 胡麻油 小さじ2

作り方

1. 米粉薄餅を作る。米粉をボウルに入れ、分量の塩、水を加えてよく混ぜる。30分寝かせた後、小さな丸型に焼く。焼けたら皿に取り出し、細かく刻んだ胡桃をのせ、次々重ねていく。
2. 漬けだれの材料を合わせ、細切りにした羊肉を30分漬け込む。
3. うど、すじを取った絹さや、にんじんは千切りにし、塩少々（分量外）を加えた湯でそれぞれゆでる。
4. とうもろこし、薄切りにした椎茸はそれぞれ胡麻油小さじ1/2で炒め、塩、胡椒で味をつける。
5. さらに胡麻油小さじ1を熱し、2の羊肉を焼く。
6. 羊肉、3、4の野菜を器に盛りつけ、米粉薄餅を添え、温かいうちに食べる*。

＊米粉薄餅が冷めて固くなってしまった場合は、蒸して温め直すと美味しく食べられます。

1人分：565kcal ／たんぱく質20.7g ／脂質24.6g ／カルシウム37mg ／食物繊維3.9g ／塩分2.1g

1人分：213kcal ／たんぱく質10.8g ／脂質10.8g ／カルシウム62mg ／食物繊維4g ／塩分3.3g

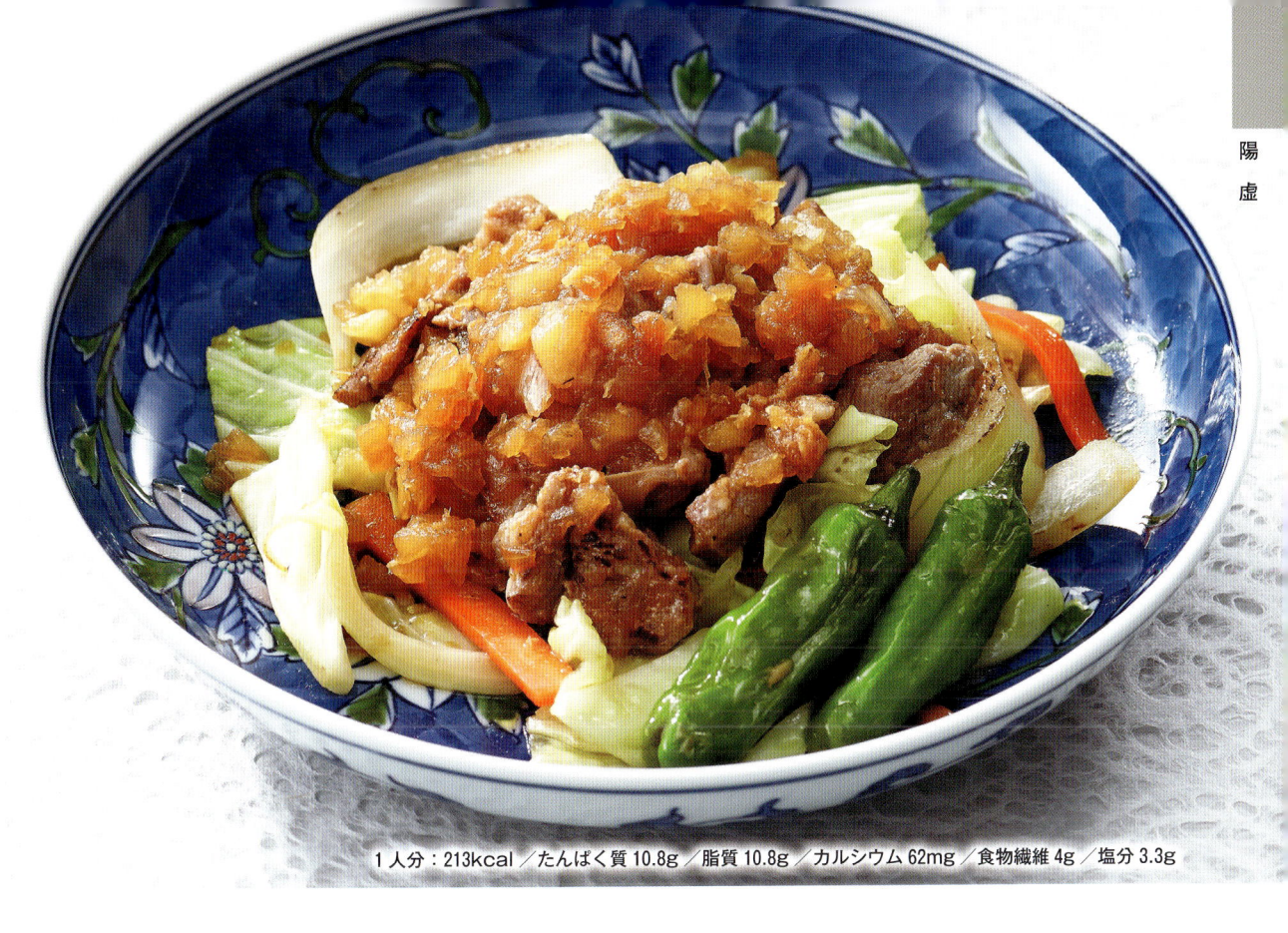

ラム肉と野菜の玉葱ソース添え

温補脾腎　脾と腎を温め、補います

体を温め、腎を補うラムに温裏のしし唐、補気のキャベツ、養血健脾のにんじん、
理気の玉葱を合わせ、陽虚体質の改善をはかります。

材　料

ラム薄切り肉	80g
キャベツ	1/8個
玉葱	1/4個
にんじん	1/4本
しし唐	4本
玉葱ソース	
玉葱	1/3個
にんにく（すりおろし）	小さじ1/4
生姜（すりおろし）	小さじ1
醤油	大さじ2
りんご	1/2個
砂糖	大さじ1
塩麹	大さじ1/2
醤油	少々
ラムラードまたはサラダ油	適量

作り方

1. 玉葱ソースの玉葱は縦4つに切ってかぶるくらいの水（約200ml）とともに小鍋に入れ、中火で30分加熱する。玉葱が透明になったらフードプロセッサーにかけ、とろとろの状態にする。
2. りんごは粗みじん切りにし、砂糖をまぶしてしばらく置く。鍋に入れて弱火にかけ、火が通ったら1の玉葱を加える。ジャム状になったら、火から下ろし、にんにく、生姜、醤油を混ぜ、玉葱ソースを作る。
3. ラム肉は食べやすい大きさに切って塩麹と醤油に漬ける。
4. キャベツ、玉葱、にんじんは、それぞれやや大きめに切る。
5. フライパンを熱してラムラードをなじませ、4の野菜としし唐を固い順に焼きつけるように炒め、器に盛る。
6. 5のフライパンにラムラードを熱し、3のラム肉を焼く。熱いうちに2の玉葱ソースにからめ、野菜と一緒に盛りつけ、残ったソースを野菜の上にかける。

陽虚

鶏肉白玉団子スープ

温補脾腎　脾と腎を温め、補います

温性の白玉粉（糯米）で包んだ鶏肉団子は、補気益中、温補精髄の作用があります。
団子はのどごしがよく、小さく丸めればお年寄りにも食べやすくなります。
肉桂をスープの隠し味に使い、にらを加えた体の温まるスープです。

材料

- 鶏ひき肉 …………………………… 80 g
- 肉桂 ………………………………… 5 g
- にら ………………………………… 20 g
- 白玉粉 ……………………………… 50 g
- 黒木耳 ……………………………… 3 g
- 長芋 ………………………………… 50 g
- にんじん …………………………… 40 g
- 生姜（すりおろし）…………… 小さじ1
- 塩 ………………………………… 小さじ 1/2
- 胡椒 ………………………………… 少々
- 片栗粉 …………………… 小さじ1と1/2

作り方

1. ひき肉、生姜、塩少々（分量外）、胡椒、少量の水を加えてよく混ぜ合わせ、鶏肉団子を8個作る。
2. 肉桂は水500 mlに30分浸して火にかけ、沸騰したら1を入れる。火が通ったら取り出して冷ましておく（ゆで汁はスープに使う）。
3. 白玉粉に水を少しずつ加えて混ぜ、耳たぶくらいのやわらかさにこねる。8等分に丸めて広げ、1をのせて包み、たっぷりの湯でゆでてざるにとる。
4. 黒木耳は水で戻して食べやすく切り、長芋とにんじんは短冊切りにする。
5. 2のスープに4を加えて火にかける。野菜に火が通ったら、3の鶏肉白玉団子を加え、塩、胡椒で味をつける。
6. 同量の水で溶いた片栗粉でとろみをつけ、2〜3 cm長さに切ったにらを加え、器に盛る。

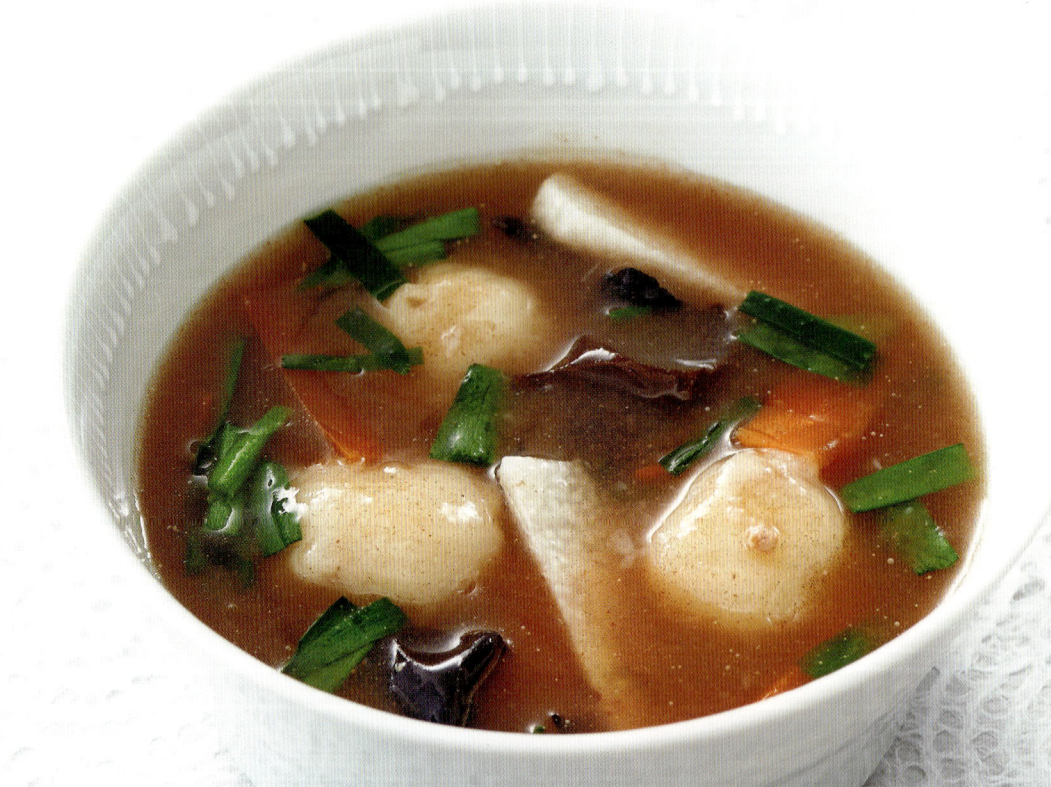

1人分：194kcal／たんぱく質 10.8g／脂質 3.7g／カルシウム 22mg／食物繊維 2.7g／塩分 1.6g

陽虚

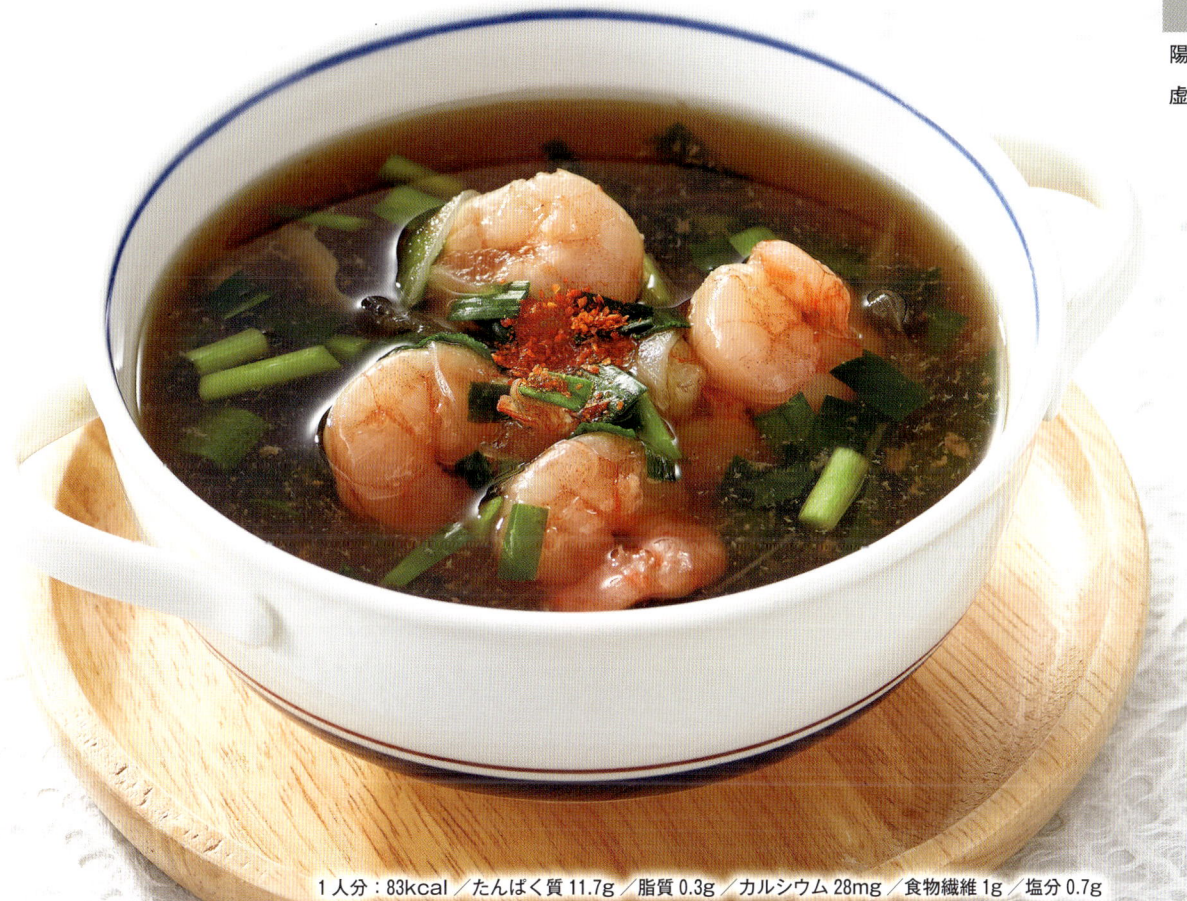

杜仲入り海老とにらのスープ
とちゅう

温腎壮陽　腎を温め、陽気を強壮します

腎・肝を温める杜仲と海老を使い、温裏のにら、補気の椎茸を合わせ、腎陽を補います。
寒い冬に冷えた体を温めてくれるスープです。

1人分：83kcal／たんぱく質11.7g／脂質0.3g／カルシウム28mg／食物繊維1g／塩分0.7g

材料

むき海老	100g
杜仲	5g
にら	20g
椎茸	1枚
玉葱	1/4個
A　醤油	小さじ1
酒	大さじ1/2
みりん	大さじ1/2
塩	適量
片栗粉	小さじ1
七味唐辛子	少々

作り方

1. 杜仲は水600mlに30分浸し、半量になるまで煎じて濾す。
2. 海老は塩でもんで洗い、水けを取って酒少々（分量外）をふっておく。椎茸は千切り、玉葱は薄切りにし、にらは刻んでおく。
3. 1の煎じ汁を鍋に戻して火にかけ、海老、玉葱、椎茸を順に加える。火が通ったらAで調味し、味をみて薄ければ塩を加えて調える。同量の水で溶いた片栗粉でとろみをつけ、にらを加える。
4. 器に盛り、七味唐辛子をふる。

干し海老と胡桃入り団子の杜仲スープ

温補腎陽　腎陽を温め、補います

干し海老や干し椎茸の旨みを加えた杜仲の煎じ汁と、補腎助陽の干し海老と胡桃を入れた団子のスープです。団子は少し噛みごたえのある食感が楽しく、よく噛むことで胃腸にもやさしくなります。

材料

杜仲	5g
干し海老	12g
胡桃	12g
にら	20g
干し椎茸	2枚
生姜（薄切り）	1枚
上新粉	60g
A　紹興酒	大さじ1/2
醤油	大さじ1/2

作り方

1. 杜仲は500mlの水に30分浸し、生姜を加えて半量になるまで煎じて濾す。
2. 干し海老、干し椎茸は水で戻す（戻し汁は取り置く）。干し海老と胡桃は細かく刻み、干し椎茸は細切りにする。
3. ボウルに上新粉を入れ、水50mlを加減しながら加えてこねる。干し海老と胡桃を加えて混ぜ、ひと口大の大きさに丸めて団子を作る。
4. 鍋に1の煎じ汁、干し海老と干し椎茸の戻し汁、水を合わせて400mlにして火にかけ、干し椎茸を加えて煮る。沸騰したら、3の団子を入れる。
5. 団子に火が通ったら、3cm長さに切ったにらを加え、Aで調味し、器に盛る。

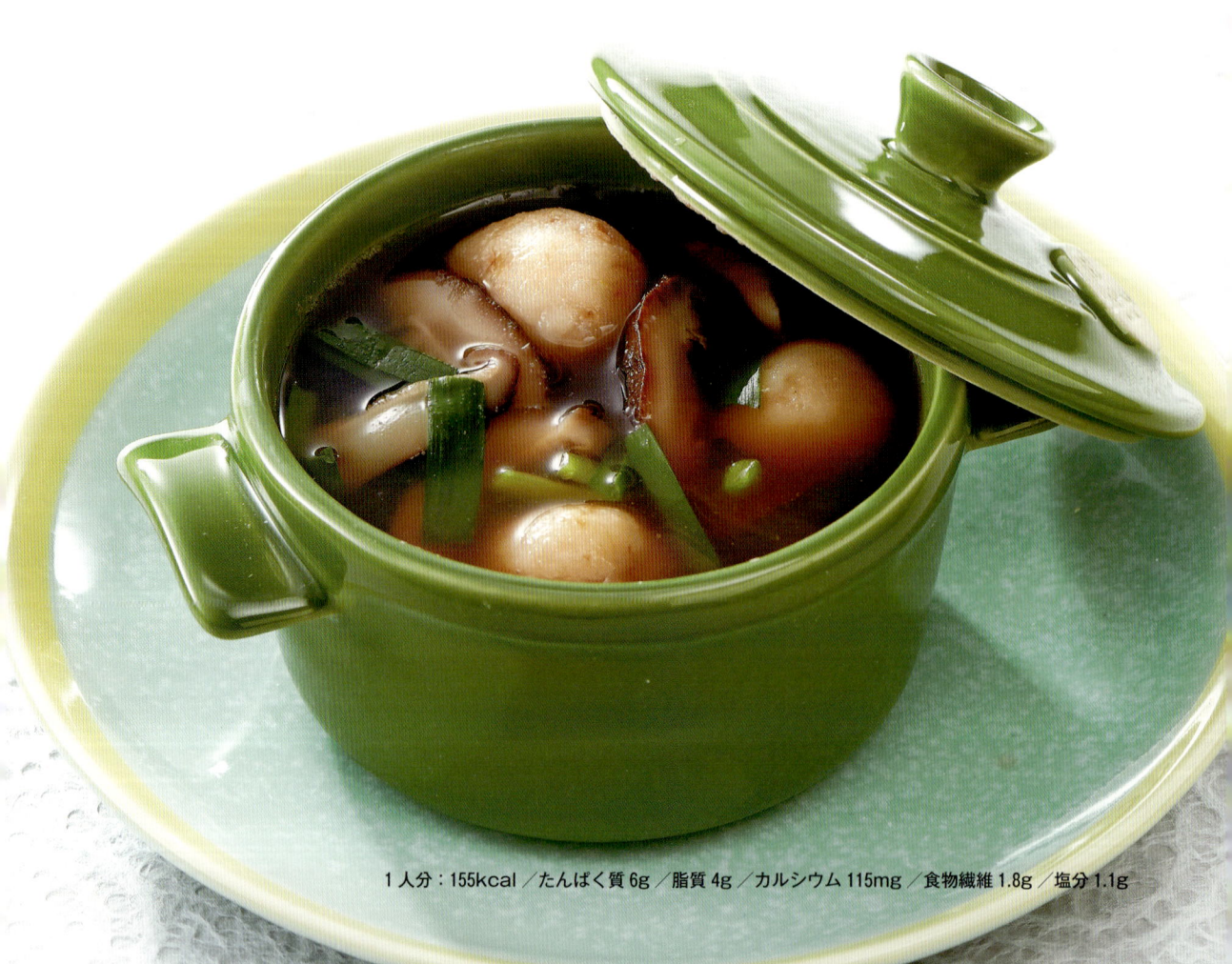

1人分：155kcal／たんぱく質6g／脂質4g／カルシウム115mg／食物繊維1.8g／塩分1.1g

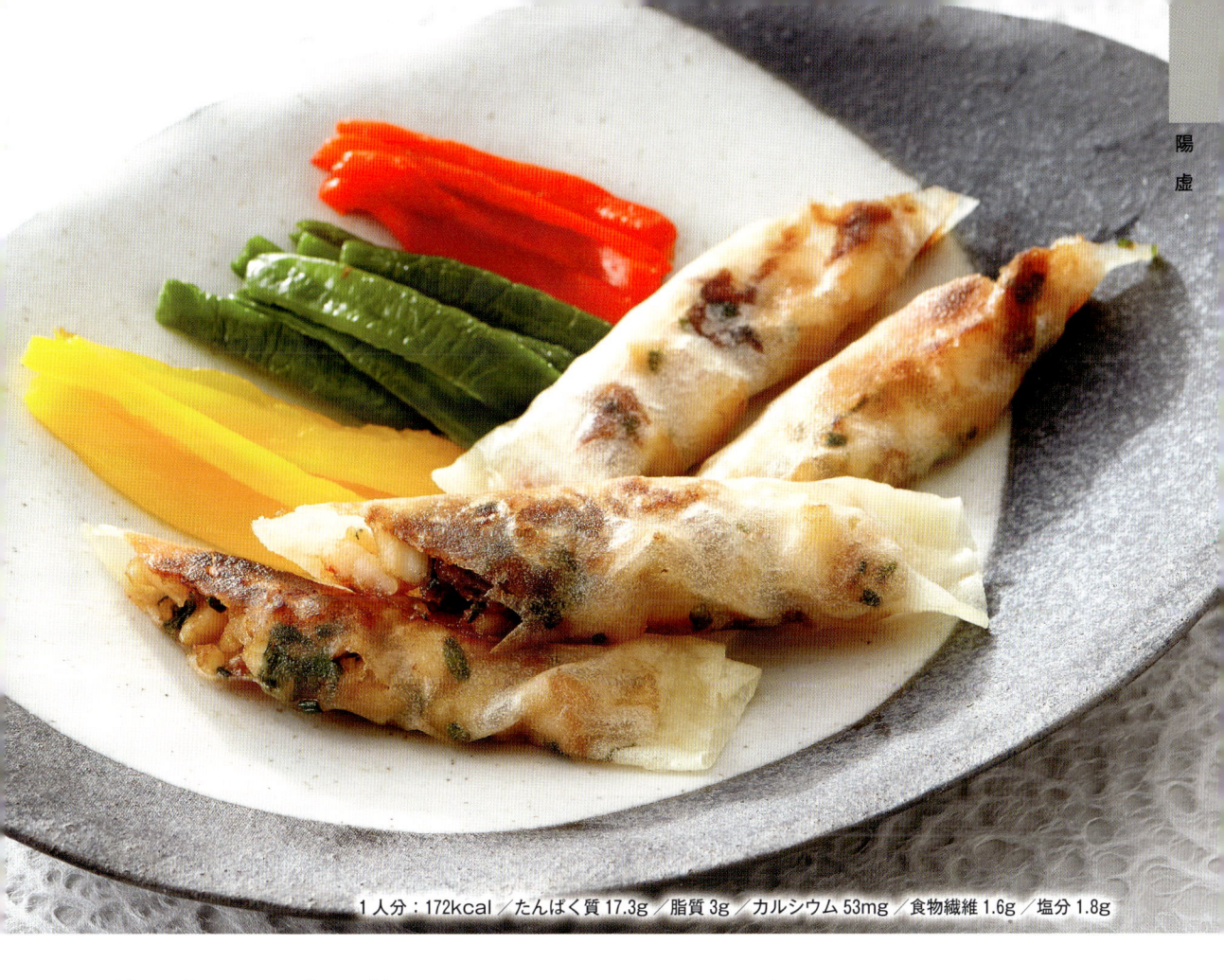

1人分：172kcal／たんぱく質17.3g／脂質3g／カルシウム53mg／食物繊維1.6g／塩分1.8g

海老の春巻き ピーマン添え

温補腎陽 腎陽を温め、補います

補腎助陽の海老を使った春巻きは少量の油でこんがり焼き、
温裏類の赤、黄、緑のピーマンを彩りよく添えて、陽虚体質の改善をはかります。

材料

海老（殻つき）	2尾
ピーマン	1個
赤・黄ピーマン	各1/3個
もんごういか	40g
帆立貝	2個
細葱	2本
紫蘇	2枚
A｜オイスターソース	小さじ2
｜紹興酒	小さじ1
｜塩、胡椒	各少々
春巻きの皮	2枚
小麦粉	小さじ1
サラダ油	小さじ1

作り方

1 ピーマンはオーブンで焼き、薄皮をむいて細切りにする。
2 海老は殻をむき、塩（分量外）でもんで洗い、水けを取って酒少々（分量外）をふり、もんごういか、帆立貝とともに7mm角に切る。細葱は小口切り、紫蘇は千切りにする。
3 2とAを混ぜ、4等分にする。
4 春巻きの皮は2等分に切り、3を手前にのせて棒状に巻く。左右と巻き終わりに小麦粉を水で溶いたのりをつけ、手で押さえる。
5 フライパンを熱して油をなじませ、4を両面焼く。具に火が通り、表面に焼き色がついたら取り出す。
6 2つに切って器に盛りつけ、1のピーマンを添える。

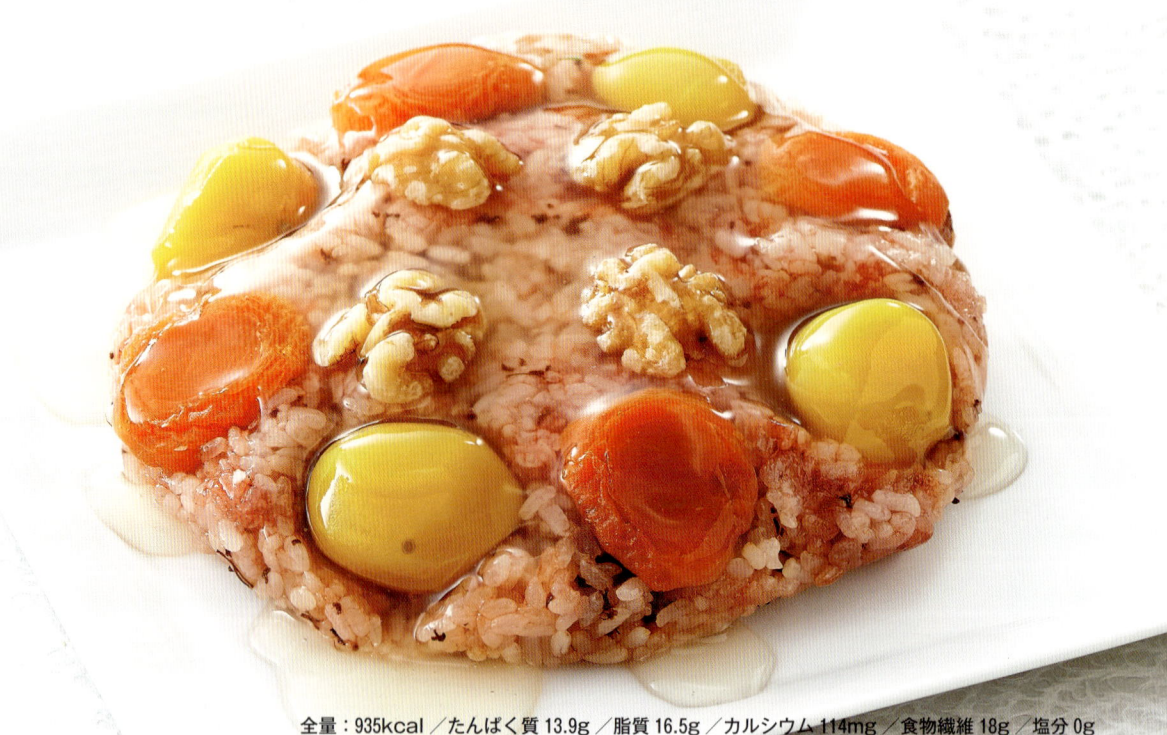

全量：935kcal ／たんぱく質 13.9g ／脂質 16.5g ／カルシウム 114mg ／食物繊維 18g ／塩分 0g

棗餡と胡桃の糯米蒸し
なつめ　　くるみ

温補脾腎　脾と腎を温め、補います

補腎助陽の栗や胡桃を、温裏の桂花を加えて炊いた糯米の上にのせました。
あたたかな色合いが華やかな和菓子です。

材　料　作りやすい分量

糯米	1カップ
胡桃	4個
栗の甘露煮	4個
大棗	100g
干し杏	4個
桂花	小さじ2
紅麹	小さじ1/3
蜂蜜	小さじ2
たれ	
二温糖	大さじ1と1/3
片栗粉	小さじ1
水	大さじ4

作り方

1. 糯米は洗って炊飯器の内釜に入れ、180mlの水を加え、1時間浸しておく。
2. 1に桂花、紅麹、蜂蜜を加えて炊く。
3. 大棗は水400mlに30分浸してから火にかけ、やわらかくなるまで煮る。水分がほとんどなくなったら火から下ろして濾し、棗餡を作る。
4. 胡桃は乾煎りし、栗は縦半分に切る。
5. 小さな鍋にたれの材料を入れて混ぜ、ひと煮立ちさせてたれを作る。
6. 2が炊き上がったらほぐす。型にラップを敷き、半量を入れてならし、3の棗餡を周囲1cmあけてのせて平らにのばす。その上に残りの2をのせて平らにし、栗、杏をのせ、ラップをかける。
7. 蒸気の上がった蒸し器に入れ、蓋に布巾をして強火で15分蒸す。
8. 器に取り出し、5のたれをかけ、胡桃をのせる。

乾姜入り米粉パン
かんきょう

温中補脾　脾を温め、脾気を補います

陽虚体質の冷えには、体のなかから温める乾姜が効果的。乾姜は、生姜を蒸して天日干しにして作ります。もちもちした食感の米粉入りの生地と、少し辛みのある乾姜が体を芯から温め、冷えの解消に役立ちます。

陽虚

材料　20×8cmのパウンド型2台分

米粉（ミックス米粉*）	300g
胡桃	20g
生姜	50g
A　黒砂糖	12g
塩	4g
ドライイースト	5g
ショートニング	20g
蜂蜜	8g

*粳米に小麦グルテンを加えたパン用の粉。

下準備

- 乾姜を作る。生姜は皮をむかずに、1〜2mmの薄さに切って蒸し器で30分ほど蒸し、重ならないようざるに並べ、1日天日干しする。
- パウンド型にクッキングシートを敷いておく。

作り方

1　乾姜はみじん切りにする。胡桃は乾煎りし、細かく刻む。

2　ボウルに米粉とAを入れ、200〜220mlのぬるま湯を少しずつ加え、1の乾姜と胡桃を加える。蜂蜜を少しずつ加えて、生地がまとまるまでしっかりこねる。

3　生地がまとまったら、ボウルにラップと布をかけ、常温に10〜20分ほど置く（一次発酵）。

4　生地を2等分して丸め、布をかけて10分ほど置く。

5　生地を型の大きさに合わせて棒状に丸め、巻き終わりと端をしっかり閉じて型に入れる。型ごと天板にのせ、40℃に温めたオーブンに40〜60分ほど置く（二次発酵）。型の縁から2cmくらい膨らんでくれば発酵の完了。

6　180℃に予熱したオーブンに入れて約30分焼く。焼き上がったら、熱いうちに型からはずし、網にのせ、粗熱をとる。

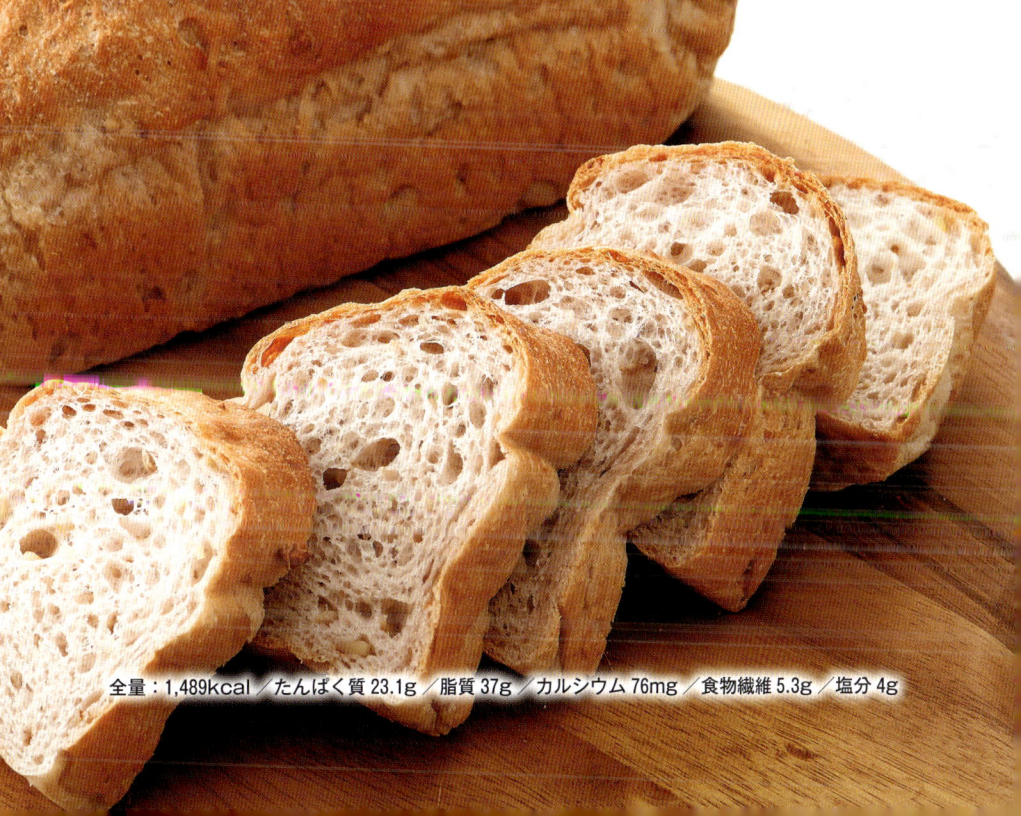

全量：1,489kcal／たんぱく質23.1g／脂質37g／カルシウム76mg／食物繊維5.3g／塩分4g

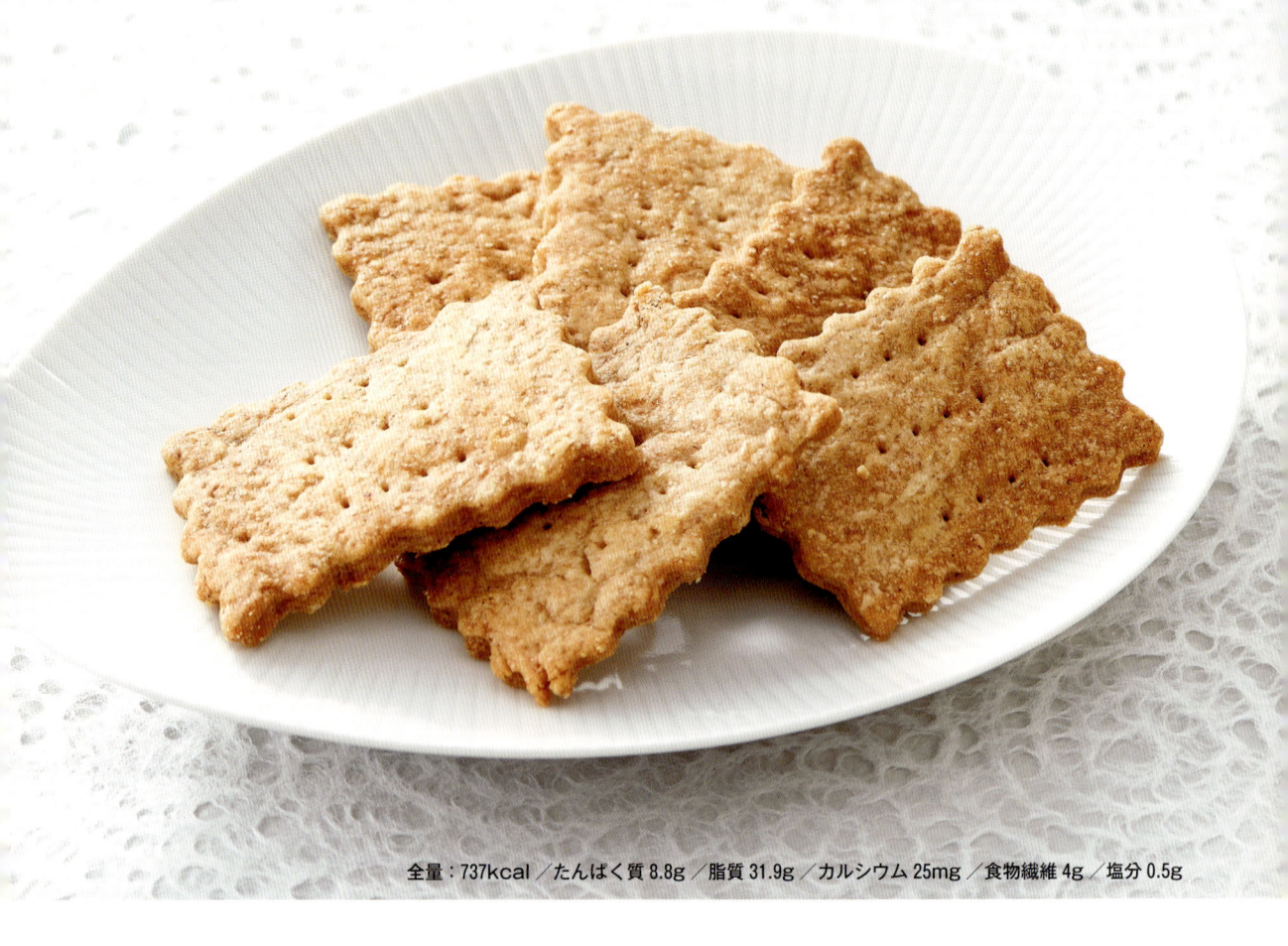

全量：737kcal ／たんぱく質 8.8g ／脂質 31.9g ／カルシウム 25mg ／食物繊維 4g ／塩分 0.5g

生姜ビスケット

温中通脈　脾を温め、血脈の流れをよくします

心と脾に入る温裏類の肉桂と丁香を使い、臓腑を温めて陽虚による冷えと痛みの改善をはかります。
口に入れると体がポカポカしてくるのを感じるようなスパイシーなビスケット。
スパイスは単独よりも数種類合わせる方が香りが緩和され、多くの分量を配合できます。

材　料　4×6cmのビスケット 16枚分

A
- 肉桂粉 ………………… 小さじ 1/4
- 丁香粉 ………………… 小さじ 1/8
- 生姜粉 ………………… 小さじ 1
- 薄力粉 ………………… 85g
- 全粒薄力粉 …………… 15g
- 塩 ……………………… 少々

グレープシード油* ………………… 30g
砂糖 ………………………………… 25g

*乾燥させた葡萄の種子を圧搾して精製した油。

下準備

- オーブンを160℃に温めておく。

作り方

1　Aをすべてボウルに入れ、よく混ぜる。
2　1にグレープシード油を加え、指先を使って粉と油をすり混ぜる。
3　2に水大さじ1強を加え、混ぜ合わせてひとまとめにし、めん棒を使って3〜4mm厚さにのばす。
4　型で抜いて天板に並べ、フォークの先で生地に数か所穴を開け、160℃のオーブンで15分ほど焼く。

3

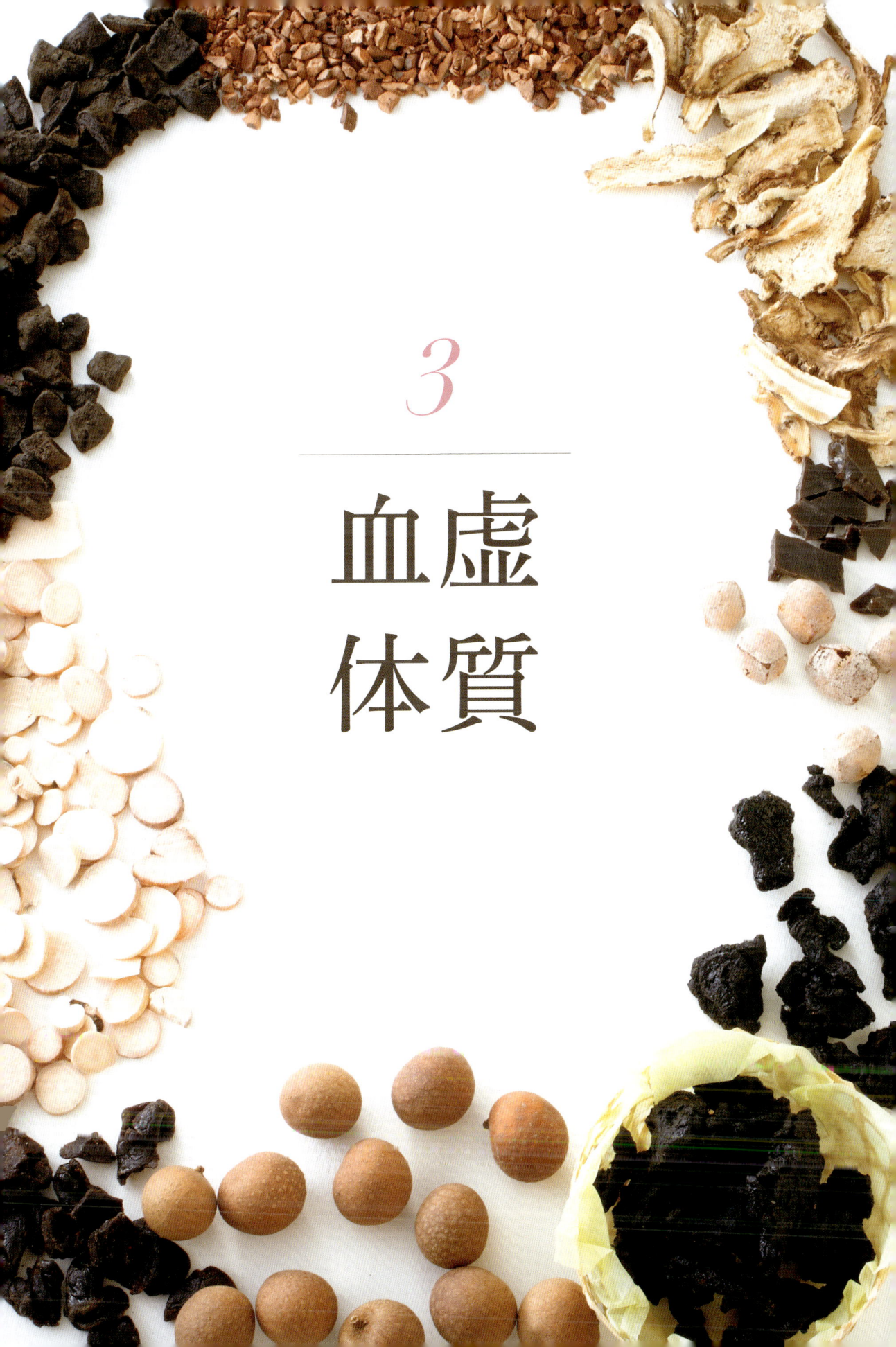

血虚体質

血虚体質とは？

血の量が不足し、質も低下し、
臓腑への営養が十分でない体質です。

体質を知る
血虚体質の特徴

まずは、血虚体質の代表的な特徴を知りましょう。

症状	顔色が白い・黄色っぽい、唇の色が薄い、めまい、立ちくらみ、目や肌の乾燥、手足のしびれ、爪の色が薄い、眠りが浅い、夢をよくみる、動悸、温かいものを好む、便秘	生理等（女性の場合）	周期が遅れる、経血量が少ない・色が薄い、生理不順、生理痛、不妊症
舌	舌質淡白（白っぽい）、舌体痩小（小さい）、舌苔が白い	脈	細（糸のように細い）、無力（力がない）

不調はどこから？
血虚体質の分析

体質の特徴には、五臓六腑の状態が大きく関連しています。
血虚体質にとくに関係の深い、「心」「肝」についてみていきましょう。

心　心血不足で心を養えなくなると、頭と顔の血を養うことができず、血の気のひいたような白っぽい・黄色っぽい顔色になり唇の色も薄くなります。また、めまい、動悸も現れやすくなります。また、精神を安定させる心血の不足のため、眠りが浅い、夢をよくみるといった症状が現れます。さらに、脳を滋養できなくなると、めまい、物忘れなどの症状も現れます。

肝　肝血不足で臓腑の営養が不足となり、筋、爪、目を養えなくなると顔色や唇や爪の色が白っぽくなります。また、肝は目と関連しているため、視力が衰え、肝血により筋を養うため、手足のしびれも現れます。さらに、情緒を安定させることが難しくなると、眠りが浅い、夢をよくみるといった症状が現れ、めまいが起こります。また、血の不足により性機能を調節する働きも低下し、生理不順となったり、早期閉経となることもあります。

体質改善を目指す
血虚体質の薬膳処方

血虚体質を改善するための基本的な薬膳処方を紹介します。体質の分析と薬膳処方をもとに食薬を選びます。

養血(ようけつ)
血を養う。

血が不足しているため、血を補い、各組織や器官を滋養する「**養血類**(ようけつ)」の食薬を選びます。さらに、分析をもとに帰経の合う食薬を選びます。

また、血の生成は気の働きによるため、気を補う「**補気類**(ほき)」の食薬を加えると、養血の効果が高まります。

食薬の性質は、平性・温性／甘味・鹹味・酸味がおすすめです。

▶養血類の食薬はp.70、補気類の食薬はp.26。

体質改善を実践
血虚体質の立膳

薬膳処方にもとづき、食薬を組み合わせて作った薬膳料理の具体的な治療の方法を「立膳」(りつぜん)といいます。本書では、レシピ名の下にそれぞれの立膳を記載しています。ここでは、血虚体質におすすめの立膳の内容を解説します。

養血安神の「**養血**」は血を養うこと、「**安神**」は血の不足で神（人の精神・意識・思惟活動および生命活動）が養えなくなることにより起こる精神の不調を安定させることを表します。

養血温経止痛、**温経散寒**の「**温経**」は経脈を温めること。「**止痛**」は痛みをとめること、「**散寒**」は寒さの邪気を取り除くことを表します。

健脾補気、**養血補気**の「**健脾**」は脾の働きを高めること、「**補気**」は気を補うことを表します。血虚は血が不足して血の流れの不調も現れるため、気を補い血の流れをよくすることも症状改善につながります。

養血補気生血の「**生血**」とは血を生成することです。

補血養陰の「**補血**」とは血を補うこと、「**養陰**」は血が含まれる陰液を滋養することを表します。**養血滋陰補肝**の「**滋陰**」の意味は「養陰」と同様です。また「**補肝**」は肝の働きを補うことを表します。

養血益精の「**益精**」は血の不足で起こる性機能の低下に対して精を補うことを指します。

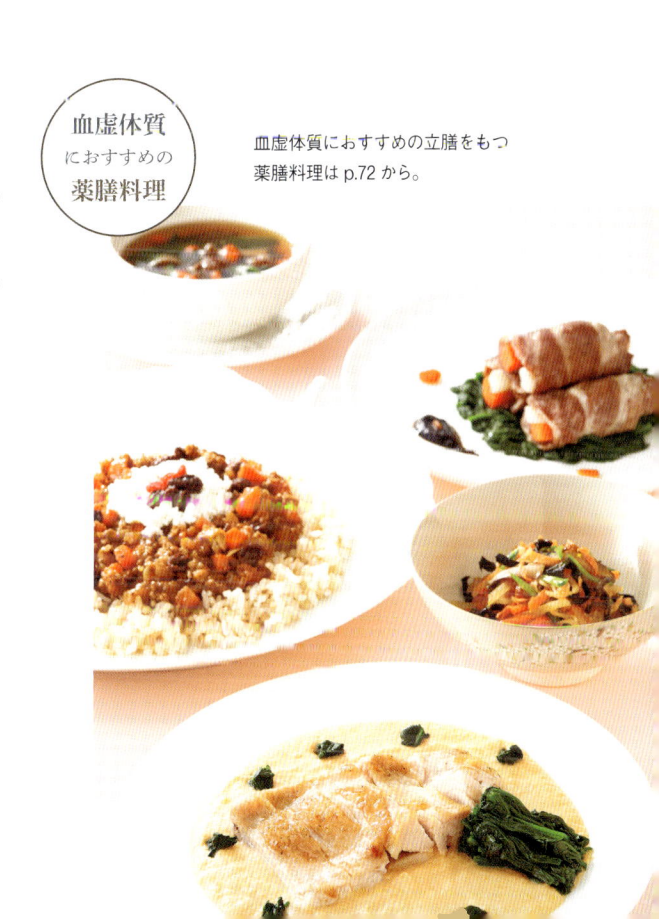

血虚体質におすすめの薬膳料理

血虚体質におすすめの立膳をもつ薬膳料理はp.72から。

血虚体質におすすめの食薬

本ページの見方は p.9 を、体質の概要は p.68 を参照してください。

血を補う
養血類の食材

ほうれん草
性味 涼／甘　**帰経** 胃・大腸
期待される効能
養血止血：血を養い、出血を止める。
清熱除煩：熱を取り除き、煩躁（落ち着かない症状）を解消する。
斂陰潤燥：収斂させて陰液の漏れを防ぎ、体を滋潤する。

にんじん
性味 平(微温)／甘
帰経 肺・脾・心
期待される効能
養血明目：血を補い、目を養う。
斂肺止咳：肺を収斂させて咳を止める。
健脾化滞：脾の働きを高め、停滞している食物を消化させる。

豚レバー、鶏レバー
性味 温／甘・苦　**帰経** 肝
期待される効能
補肝養血明目：肝の虚弱を補益し、血を補って目を養う。

豚のハツ（心臓）
性味 平／甘・鹹　**帰経** 心
期待される効能
養血補心：血を養い、心を補う。
安神定志：精神や情緒を安定させる。

豚足
性味 平／甘・鹹　**帰経** 胃
補血通乳：血を補養し、母乳の出をよくする。
托瘡生肌：化膿を促進させ、皮膚（新肉）を新しく再生させる。

いか
性味 平／鹹　**帰経** 肝・腎
期待される効能
養血滋陰：血を養い、陰液を滋養する。

たこ
性味 寒／甘・鹹
帰経 脾・肝
期待される効能
養血益気：血を養い、気を補う。
収斂生肌：収斂させて、皮膚（新肉）を新しく再生させる。
生津止渇：津液を生じさせ、口渇を止める。

赤貝
性味 温／甘
帰経 脾・胃・肝・腎
期待される効能
養血潤膚：血を養い、皮膚を潤す。
温中健胃：脾胃を温め、胃の働きを高める。

葡萄（ぶどう）
性味 平／甘・酸
帰経 脾・肺・腎
期待される効能
補気養血：気血を補う。
強壮筋骨：筋肉、骨を強化し丈夫にする。
利尿消腫：排尿作用により余分な水湿を尿として排泄させ、むくみを取り除く。

荔枝（ライチ）
性味 温／甘・酸　**帰経** 脾・肝
期待される効能
補脾養血：脾を補い、血を養う。
生津止渇：津液を生じさせ、口渇を止める。
理気止痛：気機の運行を改善し、疼痛を緩和する。

落花生
性味 平／甘　**帰経** 肺・脾
期待される効能
補血養血：血を補益し、養う。
補脾止血：脾の虚弱を補い、出血を止める。
潤肺止咳：肺を潤して咳を止める。
和胃止嘔：胃の働きを整え、嘔吐を止める。

養血類の中薬

1：白芍
2：阿膠
（蛤の粉と合わせて炒めたもの）
3：当帰
4：生何首烏
5：製何首烏
6：龍眼肉（殻つき）
7：阿膠
8：龍眼肉
（殻をとって乾燥させたもの）
9：熟地黄

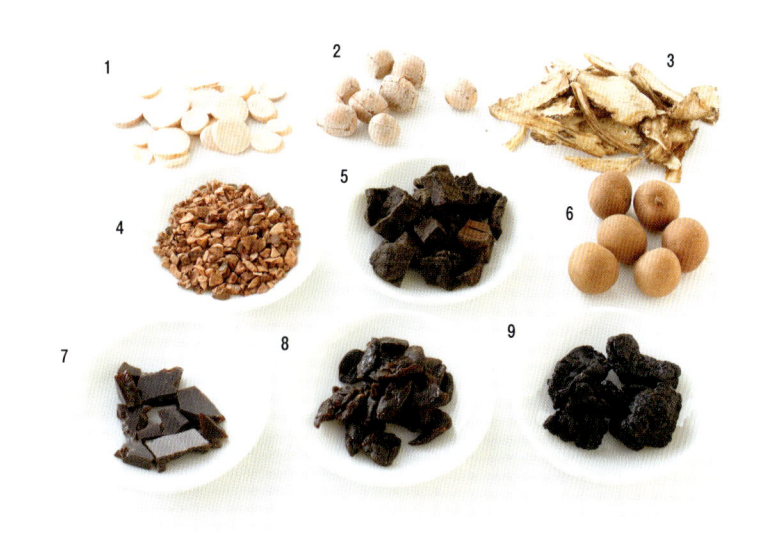

血虚

養血類の中薬

当帰（とうき）
性味　温／甘・辛
帰経　肝・心・脾
期待される効能
補血調経：血を補養し、生理を整える。
活血止痛：血流を改善し、疼痛を緩和する。
潤腸通便：腸を潤し、便通を改善する。

熟地黄（じゅくじおう）
性味　微温／甘　　帰経　肝・腎
期待される効能
養血滋陰：血を養い、陰液を滋養する。
補精益髄：精を補い、髄を補益する。

龍眼肉（りゅうがんにく）
性味　温／甘　　帰経　心・脾
期待される効能
補益心脾：心と脾を補益する。
養心安神：血を養い、心を補って精神を安定させる。

白芍（びゃくしゃく）
性味　微寒／苦・酸
帰経　肝・脾
期待される効能
養血滋陰：血を養い、陰液を滋養する。
柔肝止痛：肝血を補い、肝気をのびやかにして疼痛を緩和する。
平肝抑陽：肝の陽気の亢進を抑える。

何首烏（かしゅう）（ツルドクダミ）
性味　微温／苦・甘・渋
帰経　肝・腎
期待される効能
補益精血：精血の不足を補う。
潤腸通便：腸を潤し、便通を改善する。

※生何首烏は潤腸通便の効果が強く、製何首烏は補益精血の効果が高い。

阿膠（あきょう）（ロバの皮のニカワ）
性味　平／甘　　帰経　肺・肝・腎
期待される効能
補血止血：血を補養し、出血を止める。
滋陰潤肺：陰液を滋養し、肺を潤す。

当帰と黄耆入り牛肉のしぐれ煮丼

養血補気　血を養い、気を補います

「当帰補血湯」にならい、補血の当帰、にんじん、ほうれん草と、補気の黄耆、粳米、牛肉を組み合わせ、気と血を補います。香り高く、食欲をそそられる一品です。

材料

牛こま切れ肉	150g
当帰	5g
黄耆	5g
にんじん	1/3本
ほうれん草	1/2束
干し椎茸	4枚
黒木耳	2g
ごぼう	60g
生姜	5g
温泉卵	2個
ご飯	丼ぶり2杯分
A 紹興酒	大さじ1
みりん	大さじ1
鰹節のだし汁	150ml
干し椎茸の戻し汁	50ml
B 醤油	大さじ2
紹興酒	大さじ3
みりん	大さじ2
柚子の皮	適宜

作り方

1. 当帰、黄耆、水200mlを鍋に入れ、半量になるまで煎じて濾す。
2. にんじん、水で戻した干し椎茸、黒木耳は千切りにし、ごぼうは5mm幅の小口切りにする。
3. 牛肉はさっと熱湯に通す。生姜は皮ごとすりおろす。
4. 鍋に1、2、Aを入れて火にかけ、やわらかくなるまで煮る。Bの調味料を加え、沸騰したら弱火にし、3の牛肉を入れる。味が十分にしみたら、生姜のしぼり汁を加え火を止める。
5. ほうれん草は色よくゆでて食べやすく切る。
6. 丼ぶりにご飯を盛り、4、5、温泉卵をのせ、柚子の千切りを添える。

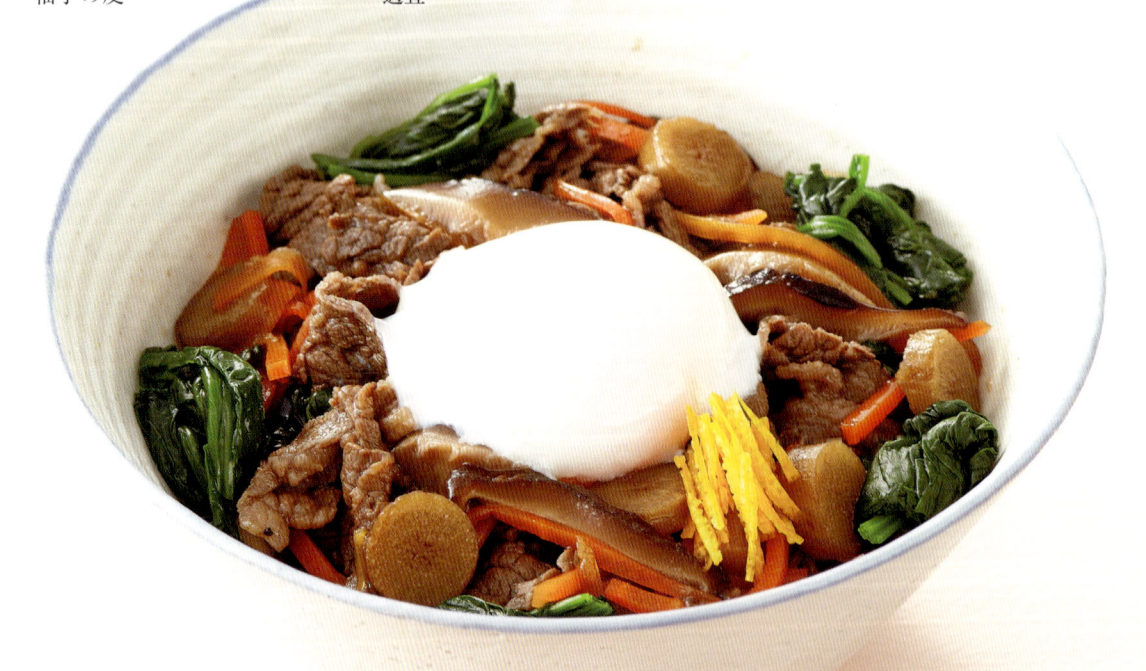

1人分：528kcal／たんぱく質29.5g／脂質10.7g／カルシウム91mg／食物繊維7.7g／塩分3g

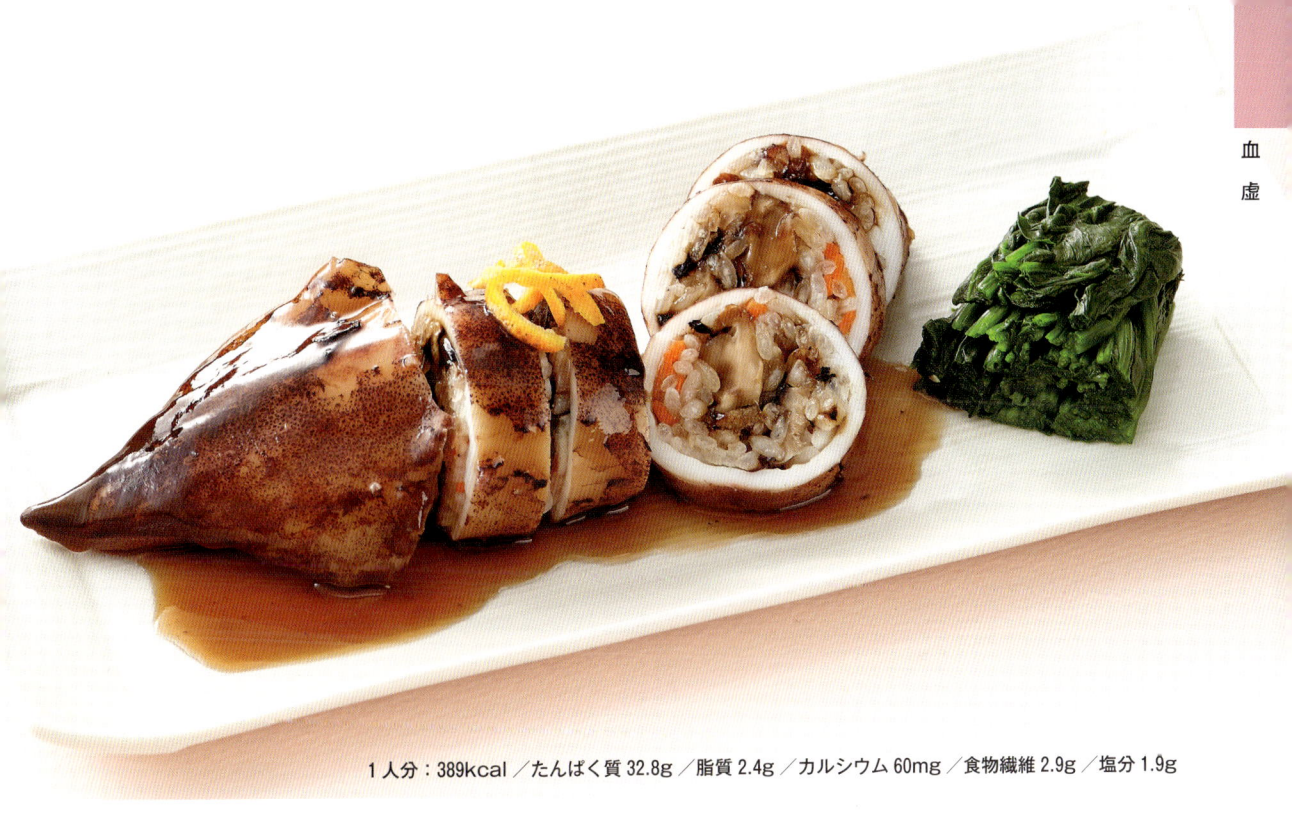

1人分：389kcal／たんぱく質 32.8g／脂質 2.4g／カルシウム 60mg／食物繊維 2.9g／塩分 1.9g

干し葡萄入りいかめし

養血補気　血を養い、気を補います

干し葡萄、熟地黄、大棗、にんじんといった養血の食薬を多く用いて血を補益するとともに、長芋、椎茸、糯米などの補気の食薬を合わせ、気によって血を作る力を高めます。

材料

いか	2杯（300g）
ほうれん草	80g
干し葡萄	大さじ1
熟地黄	6g
大棗	4g
糯米	1/2カップ
にんじん	20g
長芋	50g
椎茸	1枚
蜂蜜	小さじ1
陳皮	3g
A　醤油	大さじ2
酒	大さじ2
みりん	大さじ1
砂糖	大さじ1

作り方

1. 熟地黄、大棗は水800mlに30分浸し、半量になるまで煎じて濾し、蜂蜜を加えて混ぜる。熟地黄、大棗は細かく刻んでおく。
2. 糯米は洗い、かぶる程度の水に30分ほど浸しざるにあける。ほうれん草は色よくゆでて5cm長さに切る。陳皮、干し葡萄はそれぞれ水に浸す。
3. にんじん、長芋、椎茸は細かく切り、1の熟地黄、大棗、2の干し葡萄、糯米と合わせる。
4. いかはワタを抜いてよく洗い、3を1/2量ずつ詰め、楊枝で止める。
5. 鍋に1の煎じ汁、Aの調味料を加えて火にかけ、煮立ったら4のいかを入れ、中火で8分、弱火にして15分、ときどき上下を返しながら煮る。
6. 5のいかを輪切りにして盛りつけ、煮汁を少しかける＊。ほうれん草、細切りにした陳皮を添える。

＊残った煮汁は煮物などに使えます。

血虚

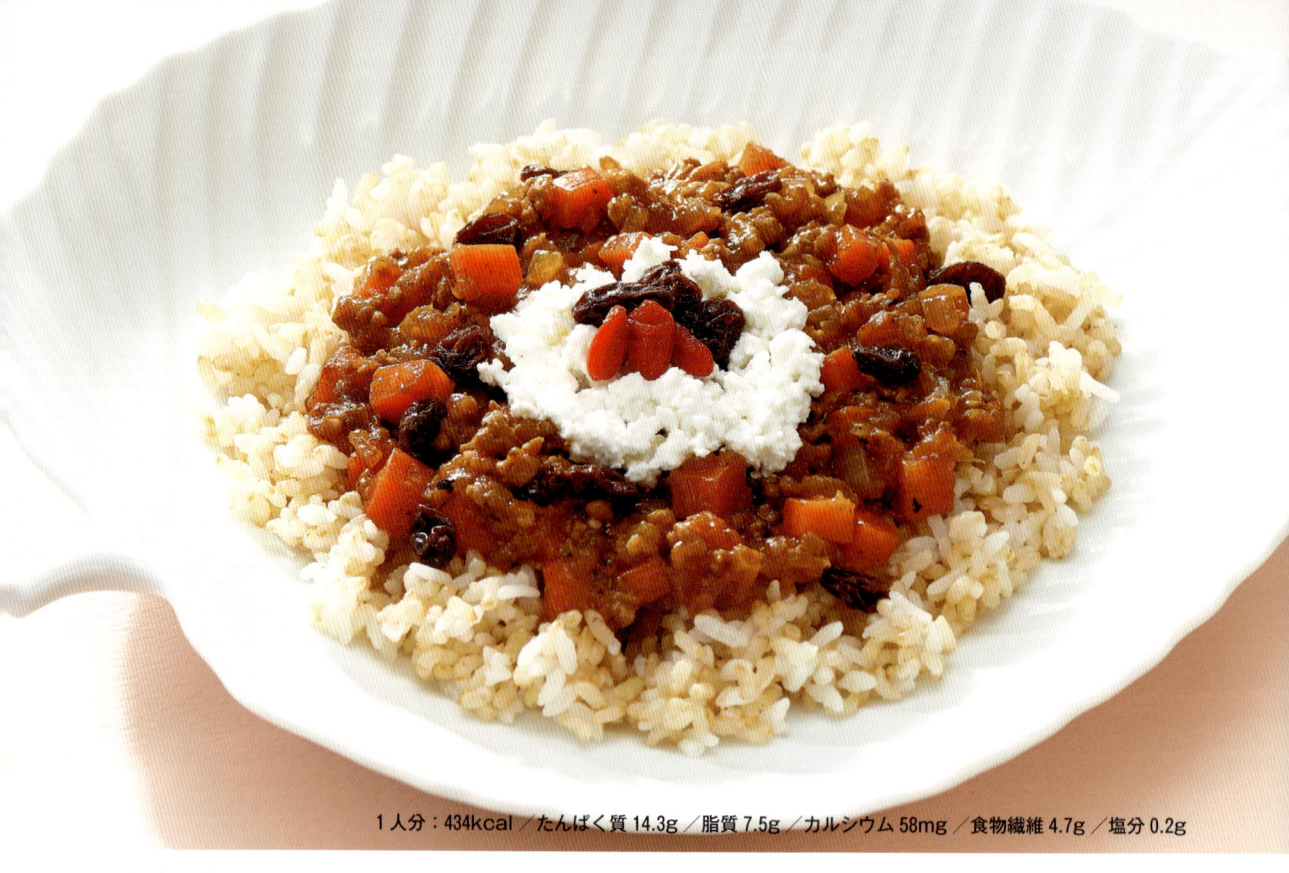

1人分：434kcal／たんぱく質 14.3g／脂質 7.5g／カルシウム 58mg／食物繊維 4.7g／塩分 0.2g

当帰とにんじんのミートソースライス
（とうき）

養血補気　血を養い、気を補います

調味料は少なめに、補血の食薬である当帰、龍眼肉、にんじん、ほうれん草の味を活かします。干し葡萄や枸杞子のトッピングがアクセントになり、思わずご飯がすすみます。

材料

当帰	9g
龍眼肉（乾）	5g
にんじん	1本
ほうれん草	50g
豚ひき肉	80g
干し葡萄	大さじ1
枸杞子	6粒
玉葱	80g
トマト	40g
カッテージチーズ	10g
米、発芽玄米	合わせて1カップ
（米：発芽玄米＝1：3）	
塩	少々
酒	大さじ1
片栗粉	小さじ2
サラダ油	適量

作り方

1　当帰、龍眼肉は水300mlに30分浸し、半量になるまで煎じて濾す。

2　米と発芽玄米を一緒に洗い、炊飯器の内釜に入れ、やや多めに水加減して炊く＊。

3　にんじんの半量を7mmの角切りに、半量をすり下ろす。ほうれん草は色よくゆでて1cm長さに切る。玉葱、トマトはみじん切りにする。

4　鍋に油を熱し、玉葱、ひき肉、角切りのにんじんを炒め、肉の色が変わったら、トマト、すりおろしたにんじん、1の煎じ汁を加え、蓋をして中火で約10分、汁けがなくなるまで煮る。

5　4に3のほうれん草、塩、酒を入れ、同量の水で溶いた片栗粉を加えてとろみをつける。

6　2のご飯を器に盛り、5をかけ、カッテージチーズ、水に浸してやわらかくした干し葡萄、枸杞子をのせる。

＊発芽玄米の種類によって炊き方が異なる場合があります。袋の表示を確認してください。

当帰入り海のリゾット

養血補気　血を養い、気を補います

粉チーズの代わりに補血の落花生粉を使った、あっさりとしていて食べやすいリゾットです。
いかとたこは血を養い、海老は陽を温め補い、米は気を補い、血虚体質の改善をはかります。

血虚

材料

粳米	1カップ
当帰	5g
落花生（粉）	大さじ1
いか	40g
たこ	40g
海老（殻つき）	4尾
玉葱	30g
にんにく	5g
鶏がらスープ	400ml
白ワイン	大さじ1/2
バター	7g
塩、胡椒	適量
オリーブ油	大さじ1

作り方

1. 当帰は水200mlに30分浸し、半量になるまで煎じて濾し、鶏がらスープと合わせておく。
2. いかとたこは食べやすく切り、海老は背ワタを取り除き、塩でもんで洗い、水けを取って酒少々（分量外）をふっておく。
3. 鍋にオリーブ油大さじ1/2、みじん切りにしたにんにくの半量を入れて火にかける。香りが立ったら、**2**を炒め、ワインをふりかける。火が通ったら、汁ごと取り出し、海老は殻をむいておく。
4. **3**の鍋に残りのオリーブ油を入れ、残りのにんにく、玉葱のみじん切りを炒め、米を洗わずに加え、透き通るまで炒める。
5. **1**のスープを3～4回に分けて加え、ときどき軽く混ぜながら、好みの硬さになるまで煮る。
6. **5**に**3**を戻し入れ、塩、胡椒で味を調え、最後にバターを混ぜて火を止める。器に盛って落花生粉をふる。

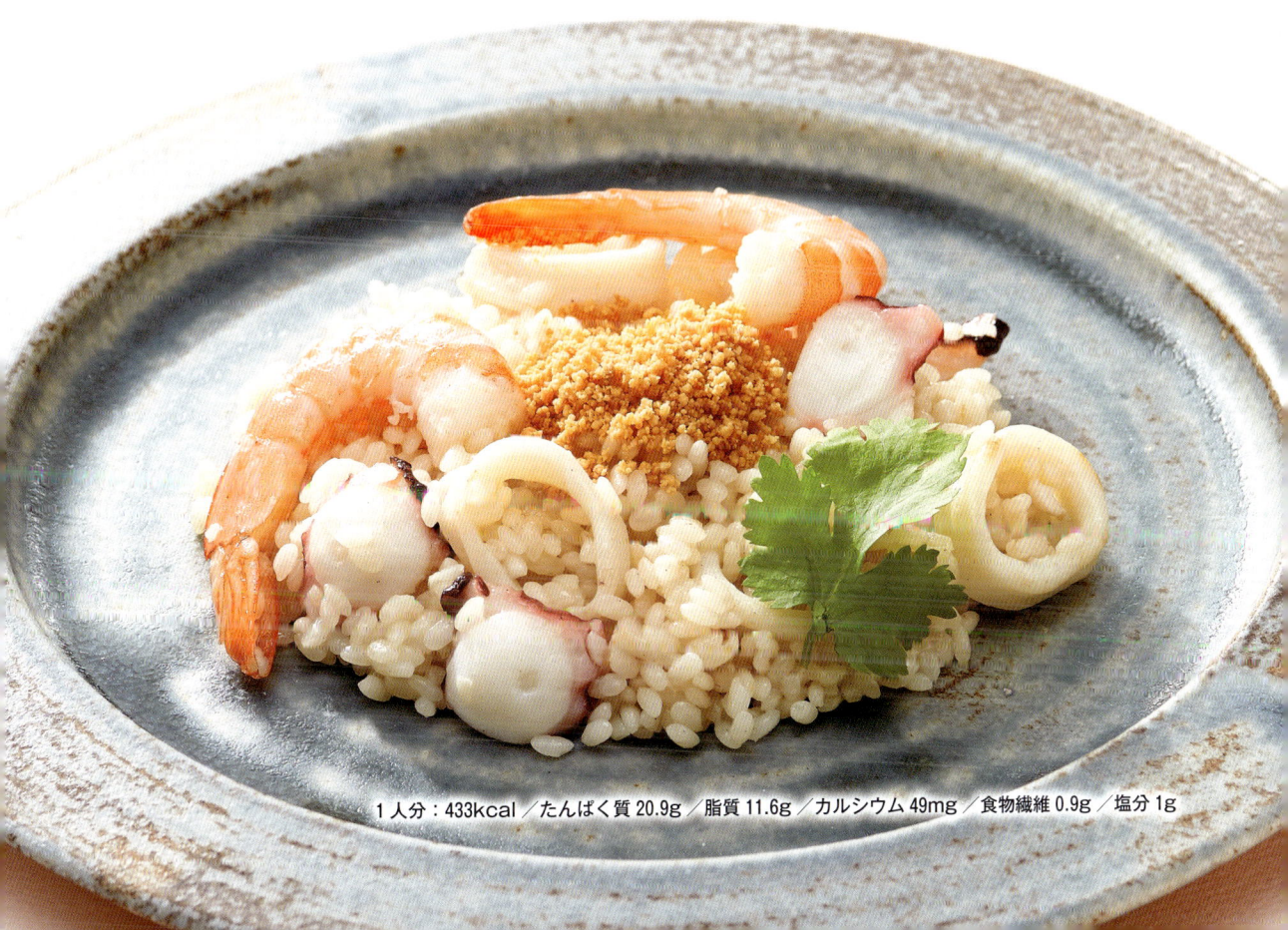

1人分：433kcal ／たんぱく質20.9g ／脂質11.6g ／カルシウム49mg ／食物繊維0.9g ／塩分1g

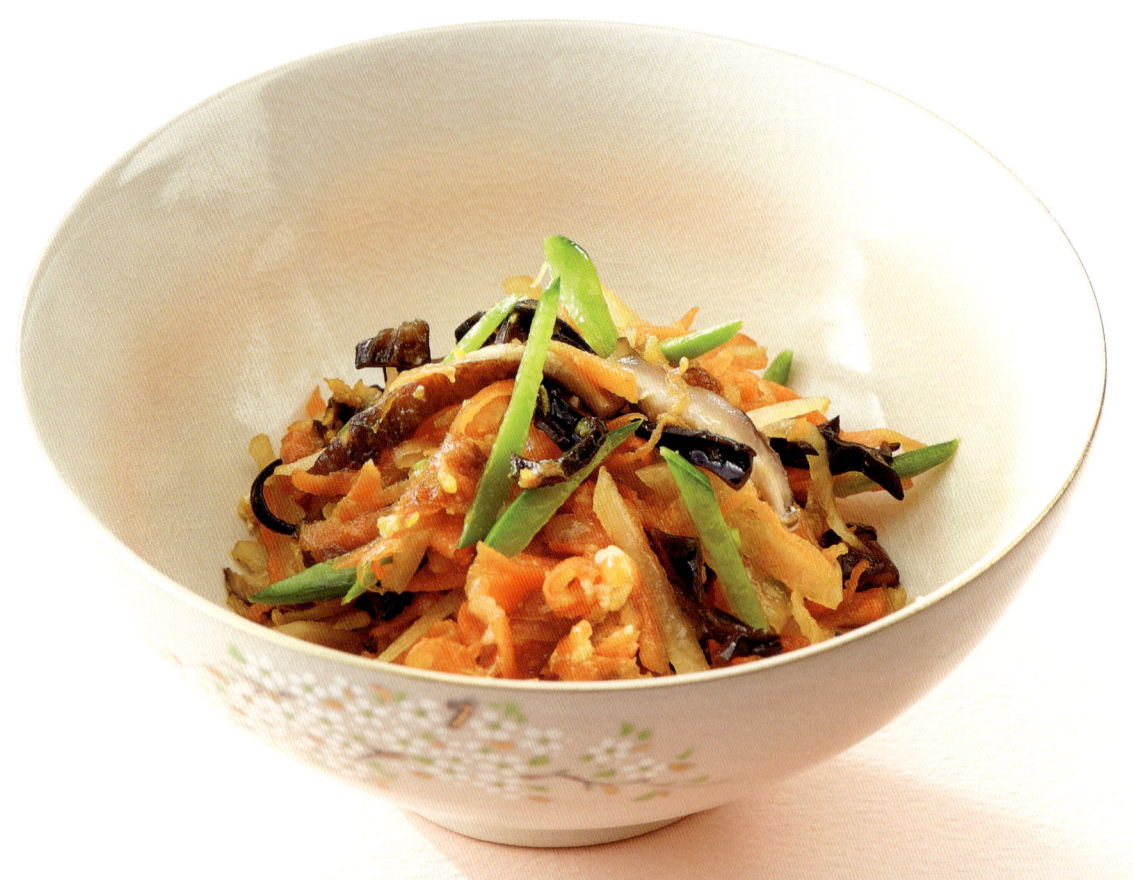

1人分：95kcal ／たんぱく質 4.3g ／脂質 4.7g ／カルシウム 28mg ／食物繊維 2.8g ／塩分 0.7g

彩りにんじんしりしり

養血安神　血を養い、精神の安定をはかります
健脾補気　脾の働きを高め、気を補います

沖縄の家庭料理「にんじんしりしり」をアレンジ。
養血滋陰のにんじんと卵、補気の干し椎茸とじゃが芋を合わせ、
虚弱になった血を養い、補気により血の生成を助けます。材料を細かく切るため、消化にもよい一品です。

材　料

にんじん	1/2本
卵	1個
じゃが芋	1/3個
干し椎茸	1枚
黒木耳	2g
絹さや	4枚
干し椎茸の戻し汁	大さじ1
塩	小さじ1/4
サラダ油	小さじ1

作り方

1 干し椎茸、黒木耳はそれぞれぬるま湯で戻し、千切りにする。にんじん、じゃが芋、すじを取った絹さやも千切りにする。

2 フライパンに、にんじん、じゃが芋を入れて中火にかけ、水分を飛ばしながら炒る。

3 2に干し椎茸の戻し汁と椎茸、黒木耳、絹さやを加え、さらに炒って水分を飛ばす。

4 水分がなくなったら油を鍋肌にまわし入れ、塩を加えた溶き卵を加えて混ぜ合わせ、卵がほろほろとしたら火からおろし、器に盛る。

いかのジンジャー焼き

養血補気　血を養い、気を補います

いか、にんじんにより血を補益し、キャベツ、スナップえんどうで気を補い、高められた気の働きによって血の生成を促進します。

材料

いか	1杯（約300g）
にんじん	1/2本
キャベツ	1/8個
スナップえんどう	10個
蓮根	60g
たれ	
生姜	10g
にんにく	2g
玉葱	15g
にんじん	15g
醤油	大さじ1
みりん	小さじ2
砂糖	2g
水	小さじ4
サラダ油	適量

作り方

1　たれの材料をミキサーにかけ、中火で煮詰めておく。
2　いかはワタを抜いて洗い、皮をむいて開き、3cm幅、5cm長さに切る。
3　にんじん、蓮根は2mm厚さの半月切りにする。キャベツはひと口大に切る。スナップえんどうはヘタとすじを取る。
4　フライパンに3の野菜と水少々を加え、蓋をして蒸し煮し、皿に盛りつける。
5　同じフライパンに油を熱して2のいかを炒める。1のたれを加えてからめ、4の野菜にのせる。

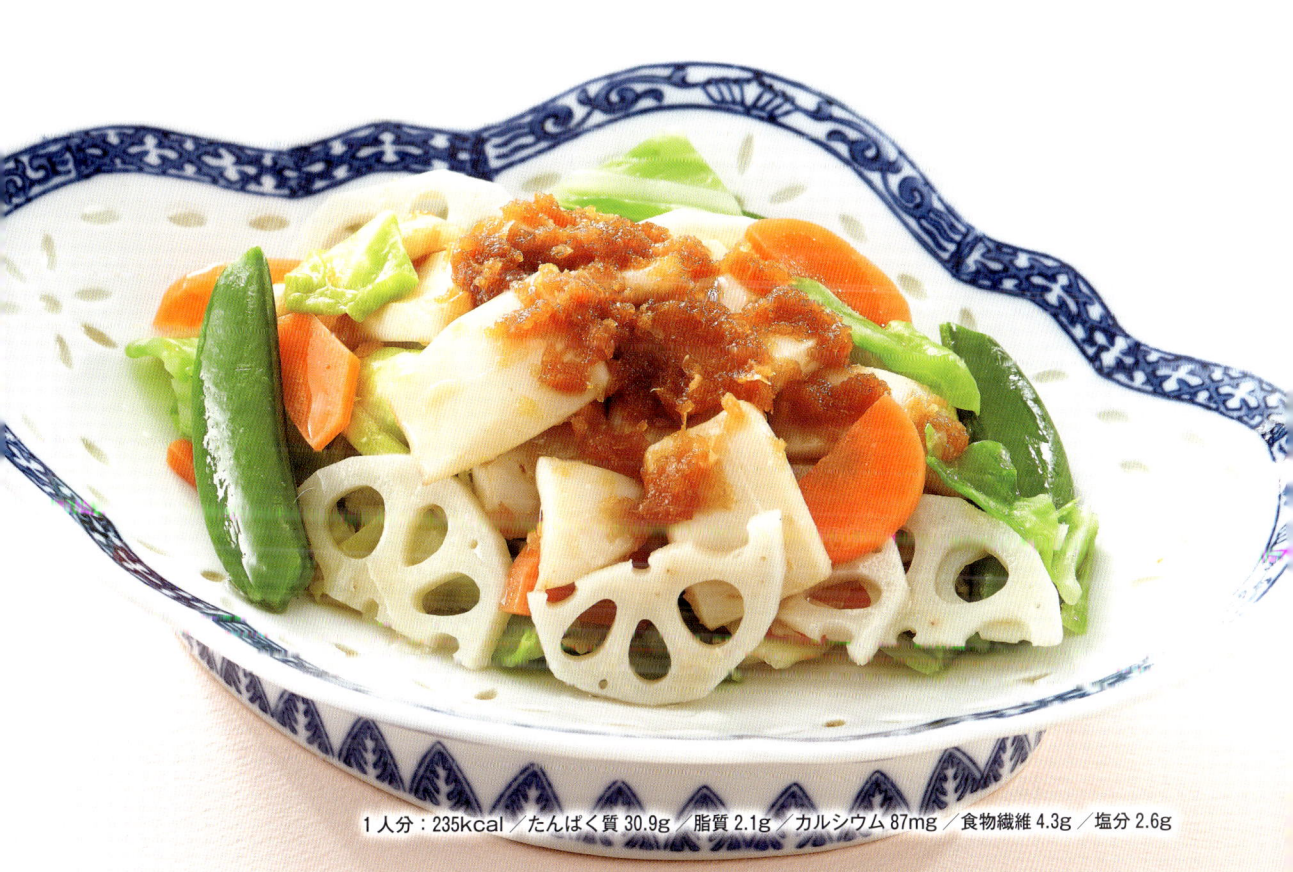

血虚

1人分：235kcal／たんぱく質30.9g／脂質2.1g／カルシウム87mg／食物繊維4.3g／塩分2.6g

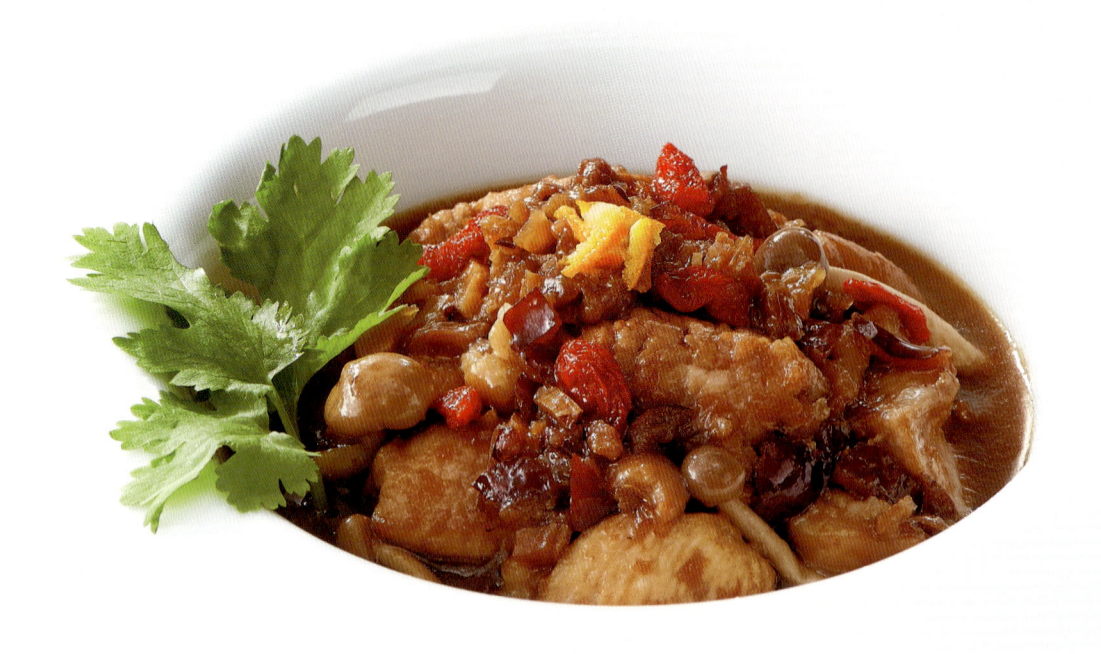

1人分：334kcal／たんぱく質 26.2g／脂質 14.8g／カルシウム 21mg／食物繊維 2.3g／塩分 1g

鶏肉の参棗龍眼肉煮
さんそうりゅうがんにく

養血補気生血　血を養い、気を補い、血を生成します

益気補養精髄の鶏肉に、党参、大棗、龍眼肉と赤ワインを加え、こっくりとやわらかく煮ました。
養血の葡萄から作られた赤ワインと理気の陳皮の香りが食欲をそそります。

材料

鶏むね肉	1枚（250g）
党参	20g
大棗	20g
龍眼肉（乾）	15g
しめじ	30g
玉葱	30g
枸杞子	5g
陳皮	1g
A 赤ワイン	50ml
蜂蜜	大さじ1/2
醤油	小さじ2
イタリアンパセリ	適宜
塩、小麦粉	各適量
サラダ油	適量

作り方

1. 党参、大棗、龍眼肉は水400mlに30分浸し、半量になるまで煎じて濾す（生薬はすべて取り置く）。
2. 枸杞子と陳皮は水に浸しておく。
3. しめじは小房に分け、玉葱はみじん切りにする。
4. 鶏肉はひと口大に切り、塩をふって小麦粉をまぶす。
5. 鍋に油を熱し、玉葱をよく炒め、4の鶏肉の両面をこんがりと焼く。1の煎じ汁、Aを加え、蓋をして弱火で10分ほど煮る。煮上がる直前にしめじ、1で濾した党参、大棗、龍眼肉を細かく切って加える。
6. 仕上げに、枸杞子と刻んだ陳皮を加え、皿に盛りつけ、イタリアンパセリを飾る。

ダブルチキンソテー 補血(ほけつ)ソース

血虚

養血益精　血を養い、精を補います

補気益精の鶏肉のソテーにさらに鶏肉の入ったソースを添えています。
ソースのなかには、鶏肉のほかに補気の長芋と黄耆(おうぎ)、養血の当帰、養血健脾のにんじんが入り、
養血のほうれん草も加え血虚体質にぴったりな補気による養血作用のある一品です。

材　料

- 鶏もも肉 ……………………… 1枚（250 g）
- ほうれん草 ……………………………… 1/2束
- 補血ソース
  - 当帰 ………………………………… 2 g
  - 黄耆 ………………………………… 5 g
  - 鶏ささ身 ………………………… 30 g
  - にんじん ………………………… 35 g
  - 長芋 ……………………………… 20 g
  - 長葱 ……………………………… 25 g
  - ご飯 …………………………… 大さじ1
  - 松の実 ………………………… 大さじ1/2
  - 牛乳 ……………………………… 50 ml
  - 酒 ……………………………… 大さじ1
  - 塩 ……………………………… 小さじ1/3
  - 胡椒 ………………………………… 少々
- 塩、胡椒 ………………………………… 各少々
- サラダ油 …………………………………… 適量

作り方

1. 当帰、黄耆は水200 mlに30分浸し、半量になるまで煎じて濾す。
2. フライパンを熱して油をなじませ、薄切りにしたにんじん、長芋、長葱を炒める。野菜に油がまわったら、ひと口大に切ったささ身、松の実を加えて炒める。ささ身に火が通ったら、ご飯、酒、1の煎じ汁を加え、蓋をして弱火で15分ほど煮る。
3. 2に牛乳を加えてミキサーにかけ、鍋に戻し入れて温め、塩小さじ1/3、胡椒少々を加えて補血ソースを作る。
4. ほうれん草は色よくゆでて5 cm長さに切る。
5. 鶏肉は厚みのあるところを切り開いて均等な厚さにし、塩、胡椒をふる。油を熱したフライパンに入れ、芯まで火が通り、表面にきれいな焼き色がつくまで焼く。
6. 皿に3の補血ソースを敷き、鶏肉を食べやすく切って盛りつけ、4のほうれん草を添える。

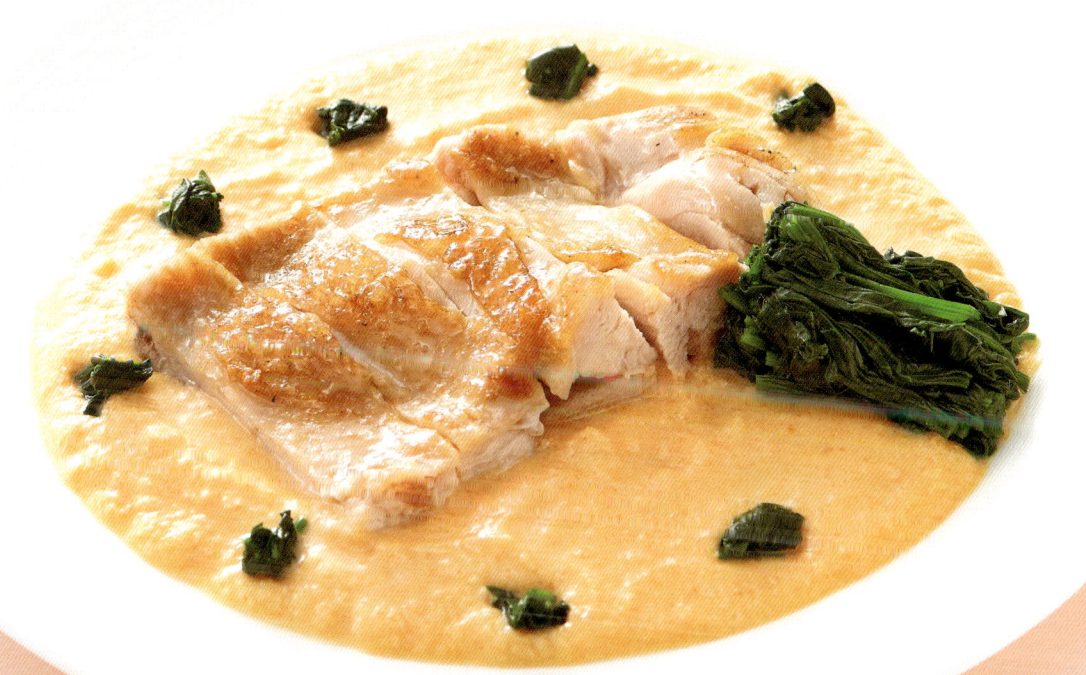

1人分：329kcal ／たんぱく質 26.2g ／脂質 18.9g ／カルシウム 70mg ／食物繊維 2.3g ／塩分 1g

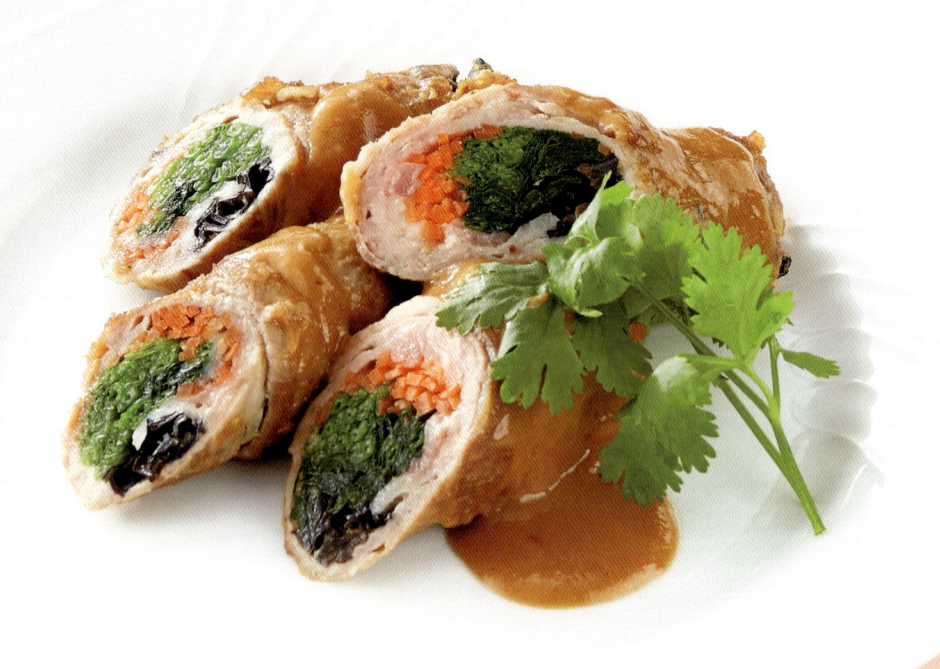

1人分：335kcal ／たんぱく質39.3g ／脂質13.3g ／カルシウム51mg ／食物繊維4.1g ／塩分1.2g

豚肉巻き 芍薬(しゃくやく)ピーナッツソース

補血養陰　血を養い、陰液を滋養します

豚肉は滋陰によく使う食材ですが、津液と血は同じ源である（津血同源）ことから、滋陰により血を補うことができます。さらに、にんじん、ほうれん草、芍薬で血を養います。

材料

豚薄切り肉	12枚（300g）
にんじん	40g
ほうれん草	100g
黒木耳	5g
芍薬ピーナッツソース	
芍薬	3g
水	120ml
A　ピーナッツバター（無糖）	大さじ2
醤油	小さじ2〜3
蜂蜜	小さじ2
香菜	適宜
塩、胡椒	各少々
サラダ油	適量

作り方

1. 芍薬は水120mlに30分浸してから半量になるまで煎じ、Aと合わせて芍薬ピーナッツソースを作る。
2. にんじんは細切りにする。ほうれん草は色よくゆでて3等分に切る。黒木耳は水で戻して細切りにし、5分ほどゆでる。
3. まな板の上に豚肉3枚を少しずつ重ねて並べ、塩、胡椒をふり、にんじん、ほうれん草、黒木耳を置いて手前から巻く。同様に4本作る。
4. フライパンに油を熱し、3を焼く。豚肉に火が通り、表面に焼き色がついたら、1のソースを加えてからめる。
5. 4を取り出して斜め半分に切り、器に盛りつける。フライパンに残ったソースをかけて香菜を飾る。

豚レバーのロール巻き 地黄ソース

養血補気　血を養い、気を補います

補血のレバー、ほうれん草、にんじんと補気の長芋を滋陰による養血が期待できる豚肉で巻きました。
補血の熟地黄、干し葡萄と補気の大棗を合わせた特製ソースを添えます。

材料

豚レバー	60 g
豚薄切り肉	6枚（150 g）
ほうれん草	80 g
にんじん	40 g
長芋	50 g
陳皮	少々
地黄ソース	
熟地黄	10 g
大棗	20 g
干し葡萄	15 g
水	100 ml
バルサミコ酢	大さじ1
塩	小さじ1/3
A　醤油	小さじ1
生姜汁	小さじ1
塩、胡椒	各少々
小麦粉	少々
サラダ油	適量

作り方

1. 大棗はひたひたの湯に浸して種を取り除く。熟地黄、干し葡萄は150 mlの水に30分浸し、大棗を加えて15分煎じる。粗熱を取ってフードプロセッサーにかけ、鍋に戻してバルサミコ酢を加え、弱めの中火にかける。煮立ってきたら塩小さじ1/3を加えて味を調え、濾して地黄ソースを作る。
2. 豚レバーは長さを豚肉の幅に合わせ、7 mm角の棒状に切ってAで下味をつけ、油を熱したフライパンで焼いて火を通す。
3. にんじん、長芋はレバーと同じくらいの大きさに切って下ゆでする。ほうれん草は色よくゆでて4 cm長さに切る。
4. 豚肉を1枚ずつまな板の上に広げ、塩、胡椒をふり小麦粉をふる。にんじん、長芋、レバーを均等に置いて手前から巻き、油を熱したフライパンで転がしながら焼く。
5. 器に3のほうれん草を敷いて4の豚肉を盛りつけ、1の地黄ソースと水で戻して小さく切った陳皮を添える。

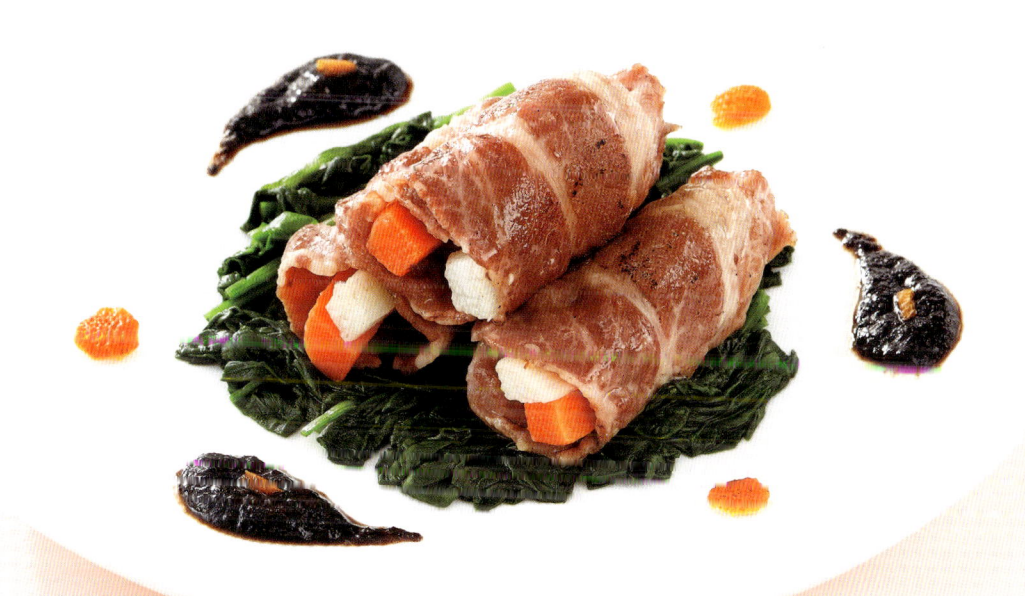

1人分：216kcal／たんぱく質24.5g／脂質4.1g／カルシウム47mg／食物繊維3.5g／塩分1.4g

豚レバーケチャップソース漬け

養血滋陰補肝　血を養い、陰液を滋養し、肝の働きを高めます

少しクセのある補肝養血のレバーも、ケチャップで味つけすることで食べやすくなります。
多めに作って瓶に入れ、サラダ油を上からかけて密封することで、冷蔵庫で10日くらいは保存可能です。
毎日2〜3切れ食べれば、血虚体質の改善に役立ちます。

材料

豚レバー	100g
ほうれん草	2/3束
うずらの卵	2個
松の実	大さじ2
生姜（薄切り）	3枚
トマトケチャップ	大さじ1
ウスターソース	大さじ1
塩	少々
サラダ油	小さじ2

作り方

1. レバーは5mm厚さの薄切りにし、水でよく洗ってざるにあける。生姜を入れた熱湯でさっとゆで、水けをきっておく。
2. ほうれん草は色よくゆでて4cm長さに切り、油小さじ1で炒め、塩で味をつける。うずらの卵はゆでて殻をむく。松の実は乾煎りする。
3. ケチャップとウスターソースは混ぜておく。
4. フライパンに残りの油を熱し、1のレバーを入れて炒め、すぐに3を加えてさっと混ぜ、蓋をして1分ほど火が通るまで蒸らす。
5. 4を皿に盛りつけ、2のほうれん草と卵を添え、松の実を散らす。

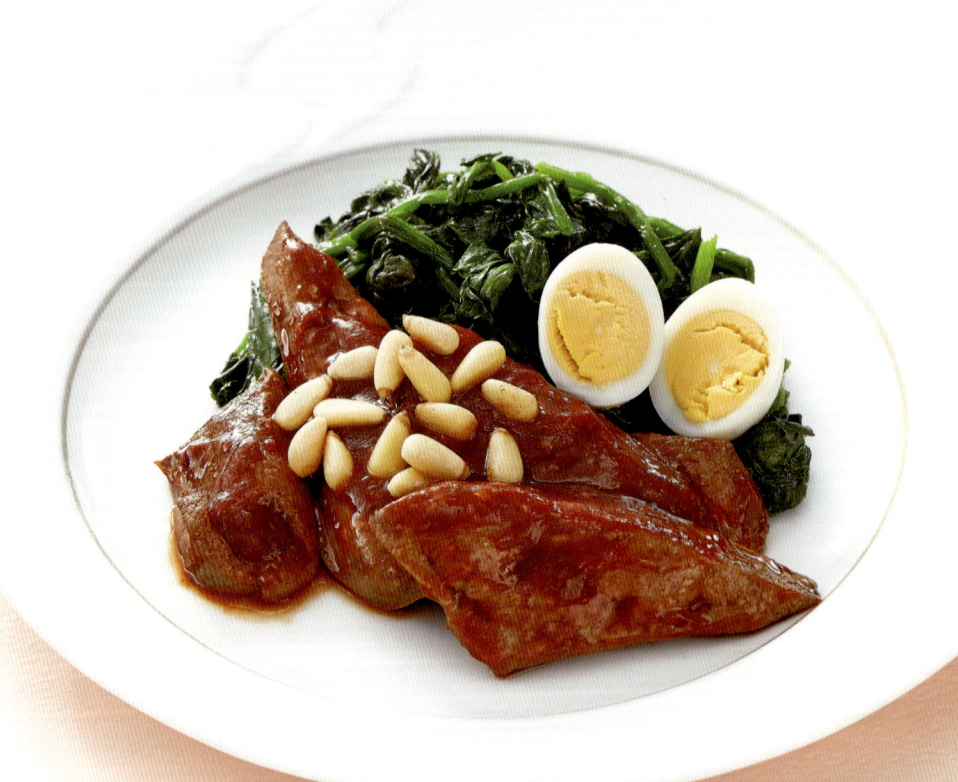

1人分：159kcal ／たんぱく質 13.6g ／脂質 7.7g ／カルシウム 49mg ／食物繊維 2.1g ／塩分 1.1g

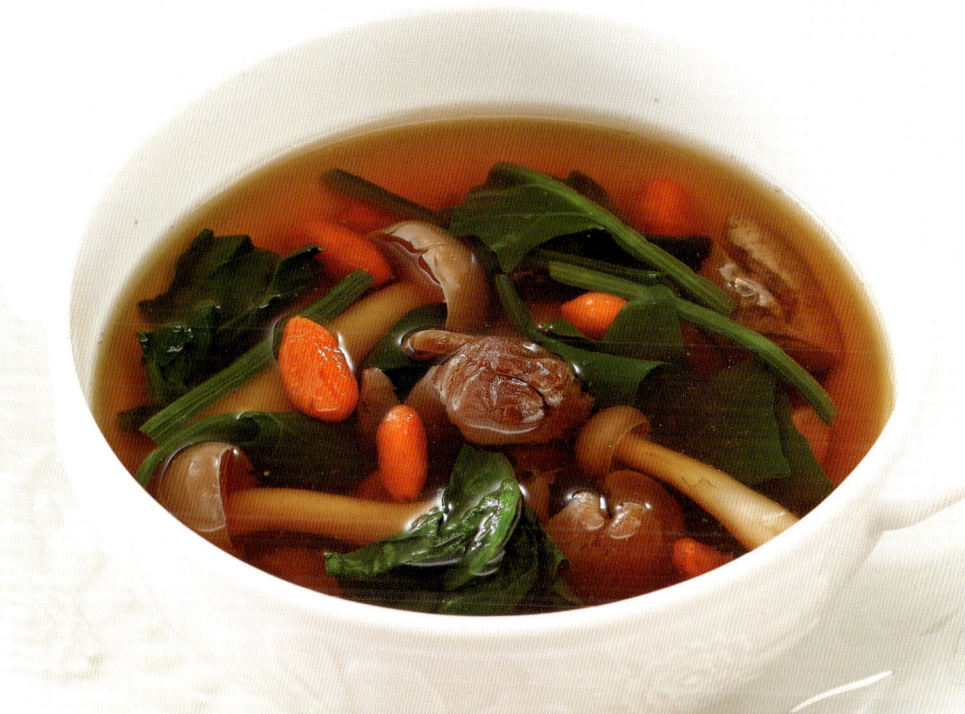

1人分：64kcal ／たんぱく質 5g ／脂質 1.6g ／カルシウム 22mg ／食物繊維 1.4g ／塩分 2.2g

ほうれん草と豚マメのスープ

養血補気　血を養い、気を補います

養血類の龍眼肉とほうれん草、補気類の豚マメ（豚の腎臓）を組み合わせました。
養血効果だけでなく補気効果もある、具だくさんの食べるスープです。

材料

サラダほうれん草	60 g
豚マメ	50 g
龍眼肉（乾）	10 g
しめじ	20 g
枸杞子	5 g
長葱	10 g
生姜	5 g
紹興酒	大さじ1
醤油	小さじ1
レモン汁	小さじ1
酒	小さじ4
白醤油	小さじ1
塩	小さじ1/2

作り方

1　龍眼肉は水 600 ml とともに鍋に入れ、30 分浸す。やわらかくなったら細かく切って戻し入れる。

2　豚マメは表面の薄い皮を取り除き、横に包丁を入れて2つに切り、内側の白い部分をそぎ取る。塩（分量外）をふってよくもみ込み、流水にさらして血抜きする。小さく切って紹興酒、醤油に1時間漬け、下ゆでする。

3　ほうれん草は 4 cm 長さに切る。しめじは小房に分ける。長葱、生姜はみじん切りにする。

4　1の鍋を火にかけ、ひと煮立ちしたら、2の豚マメ、長葱、生姜、しめじ、ほうれん草、枸杞子を加え、再び煮立ったら酒、白醤油、塩で調味する。

5　器に盛り、レモン汁をかける。

血虚

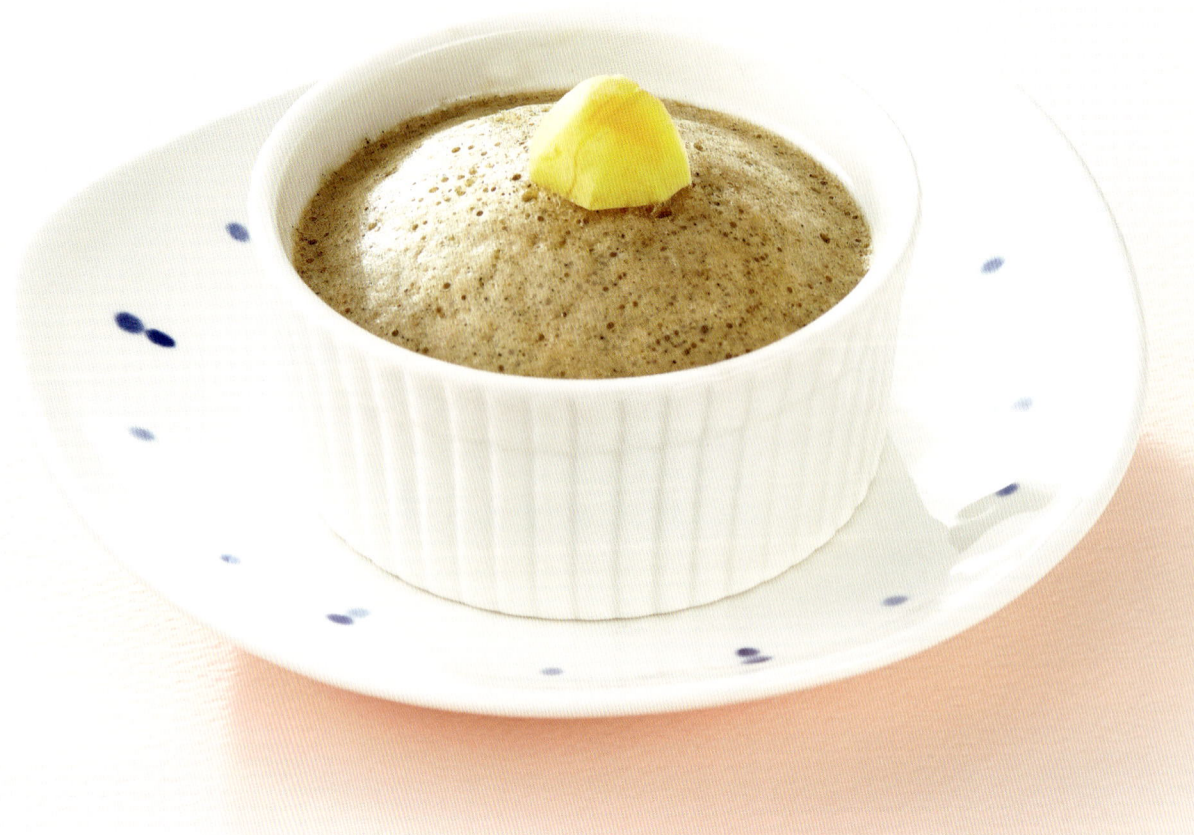

1個分：302kcal ／たんぱく質 5.2g ／脂質 1.3g ／カルシウム 58mg ／食物繊維 0.7g ／塩分 0g

当帰と艾葉(がいよう)の蒸しパン

養血補気 血を養い、気を補います
温経散寒 経絡を温め血の流れをよくし、寒さの邪気を取り除きます

当帰は補血により生理を調節し、艾葉（よもぎ）と黒砂糖は体を温め生理痛の改善をはかります。
手軽に作ることができ、朝食にもおすすめな女性に嬉しい一品です。

材料　ココット型 4 個分

艾葉粉	5 g
当帰	6 g
黒砂糖（粉）	80 g
栗の甘露煮	2 個
豆乳	170 ml
米粉	200 g
ベーキングパウダー	小さじ 2

作り方

1 艾葉粉、米粉、ベーキングパウダーは合わせてふるう。

2 当帰は水 100 ml に 30 分浸し、30 ml になるまで煎じて濾す。冷めたら豆乳を加えて混ぜておく。

3 ボウルに黒砂糖、2 を入れてよく混ぜ合わせ、1 を加えてよく混ぜる。

4 3 をココット型に入れて栗をのせ、蒸気の上がった蒸し器に入れて強火で 10～12 分ほど蒸す。

干し葡萄と小茴香のシフォンケーキ

養血温経止痛 血を養い、経絡を温め血の流れをよくし、痛みを止める効果が期待できます

養血の干し葡萄と助陽補腎の胡桃、温腎散寒の小茴香を生地に混ぜて焼きました。
小茴香の香りと干し葡萄の相性のよさを感じるシフォンケーキです。

材　料　直径12cmのシフォンケーキ型1台分

干し葡萄	20g
胡桃	10g
小茴香粉	小さじ1/3
薄力粉	25g
卵	大1個
グレープシード油*	10g
水	20ml
砂糖	24g
粉砂糖	適量

*グレープシード油についてはp.66へ。

下準備

- 干し葡萄は、湯で戻し、水けをきって刻む。薄力粉（分量外）をまぶし、余分な粉は落としておく。
- 卵を卵白と卵黄に分けてそれぞれボウルに入れておく。
- オーブンは170℃に温めておく。
- 胡桃は乾煎りして刻んでおく。

作り方

1. 卵黄を入れたボウルに油、水を入れて泡立て器でよく混ぜる。半量の砂糖、刻んだ胡桃、小茴香粉を加えて混ぜ合わせ、薄力粉をふるいながら加えてさらによく混ぜる。
2. 卵白を泡立て、残りの砂糖を3回に分けて加え、しっかりとしたメレンゲをつくる。
3. 1を2に加えて混ぜ、干し葡萄も加えて混ぜる。
4. 3の生地を型に入れ、170℃のオーブンで20分ほど焼く。焼き上がったらすぐに型を逆さまにして冷ます。
5. 完全に冷めたら、型からはずし、粉砂糖をふる。

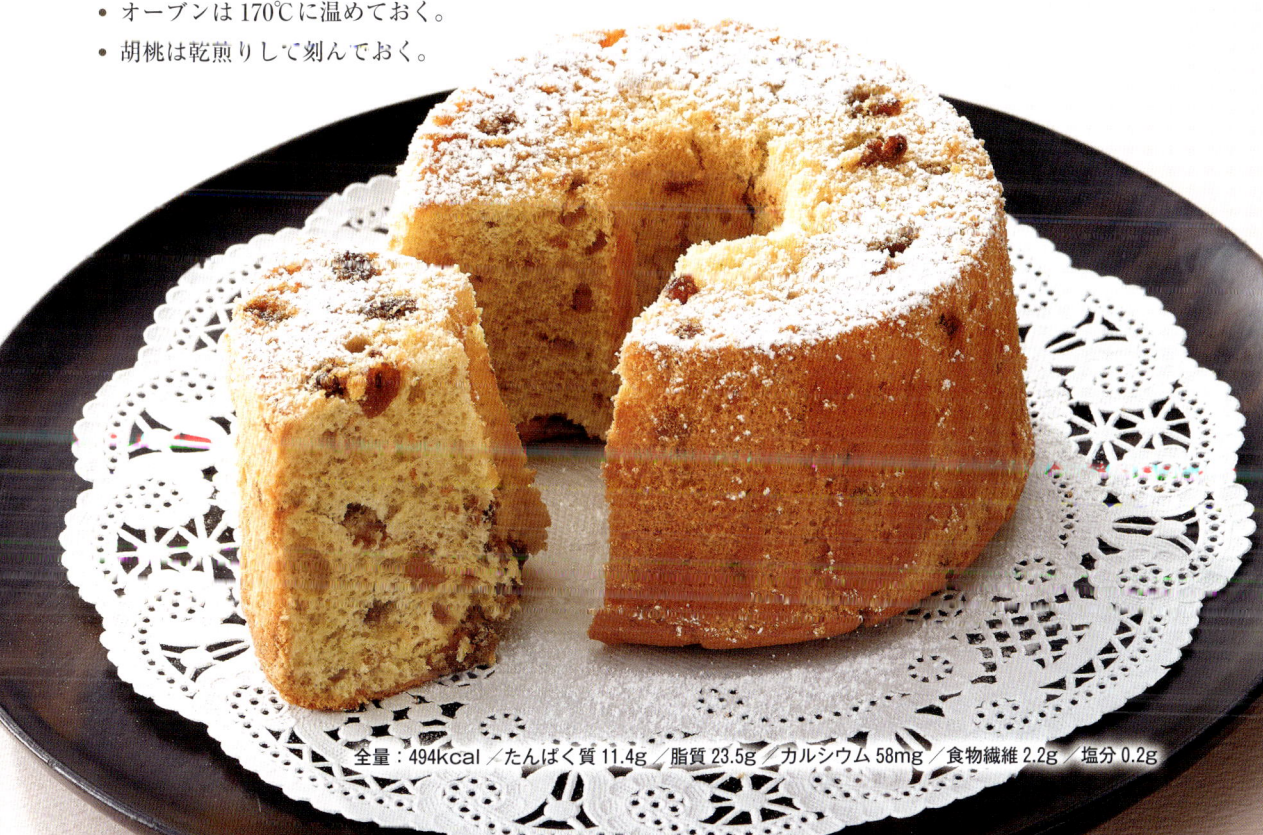

血虚

全量：494kcal／たんぱく質11.4g／脂質23.5g／カルシウム58mg／食物繊維2.2g／塩分0.2g

龍眼肉と荔枝の赤ワイン煮

養血安神　血を養い、精神の安定をはかります

龍眼肉、荔枝、大棗と血を補益する材料を使った貧血の解消におすすめのデザートです。
また、養心安神作用もあり、心が不調で現れる不眠、夢をよくみるといった改善をはかります。

材料

- 龍眼肉（乾）……………… 15 g
- 荔枝（缶）………………… 4 個
- 大棗 ………………………… 25 g
- 陳皮 ………………………… 5 g
- 赤ワイン ………………… 300 ml
- 蜂蜜 ………………………… 適量
- みかんの皮 ………………… 適量

作り方

1. 龍眼肉、大棗は50 mlの水に30分ほど浸しておく。
2. 鍋に赤ワインを入れて火にかけ、アルコール分を飛ばす。
3. 2に1を浸し汁ごと加え、荔枝、陳皮も加えて火にかけ、沸騰したら弱火で10分ほど煮る。
4. 蜂蜜で好みの甘さに調節し、器に盛りつけ、刻んだみかんの皮を飾る。

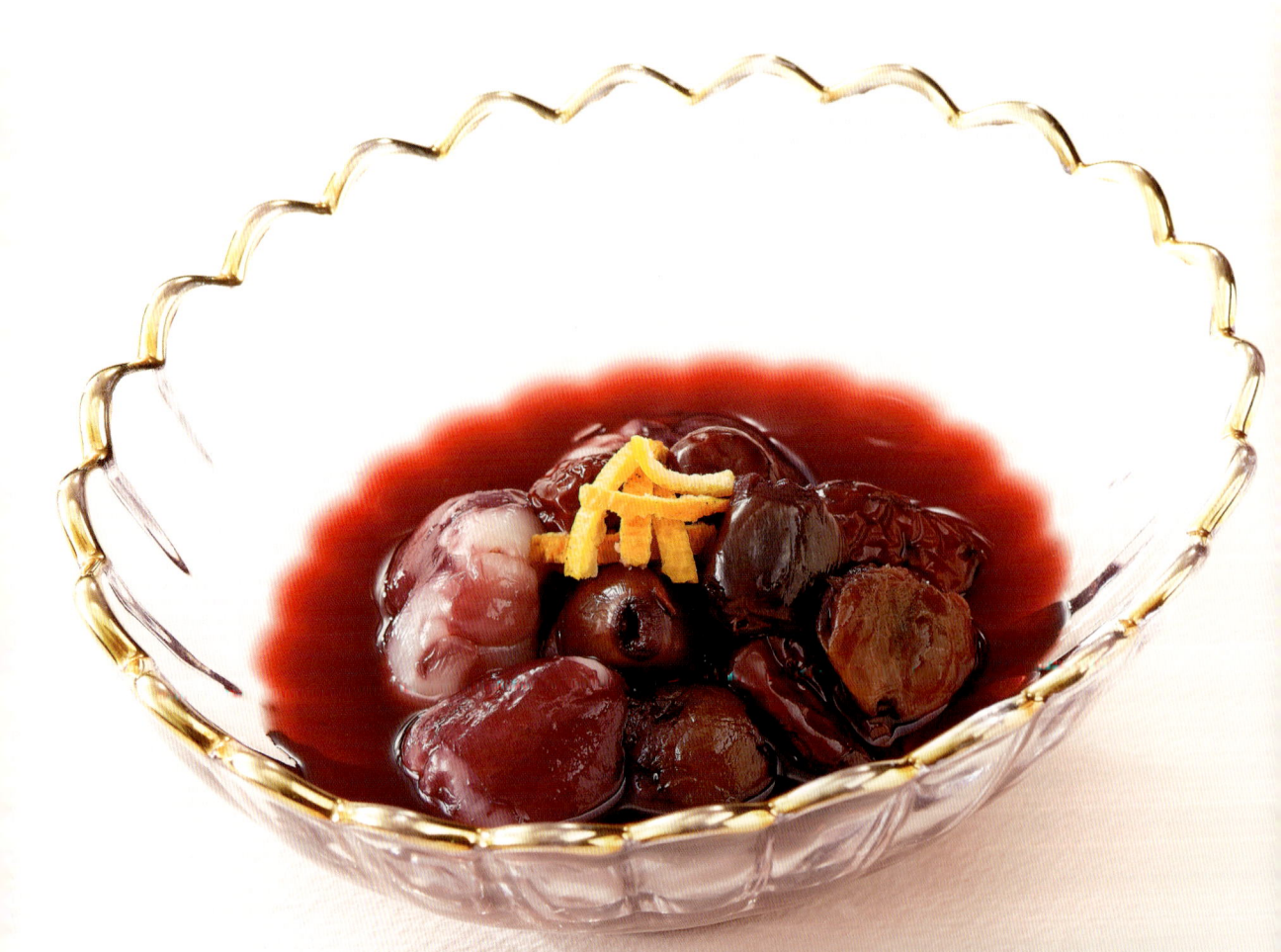

1人分：181kcal ／たんぱく質 1.4g ／脂質 0.3g ／カルシウム 23mg ／食物繊維 2.2g ／塩分 0g

4
陰虚体質

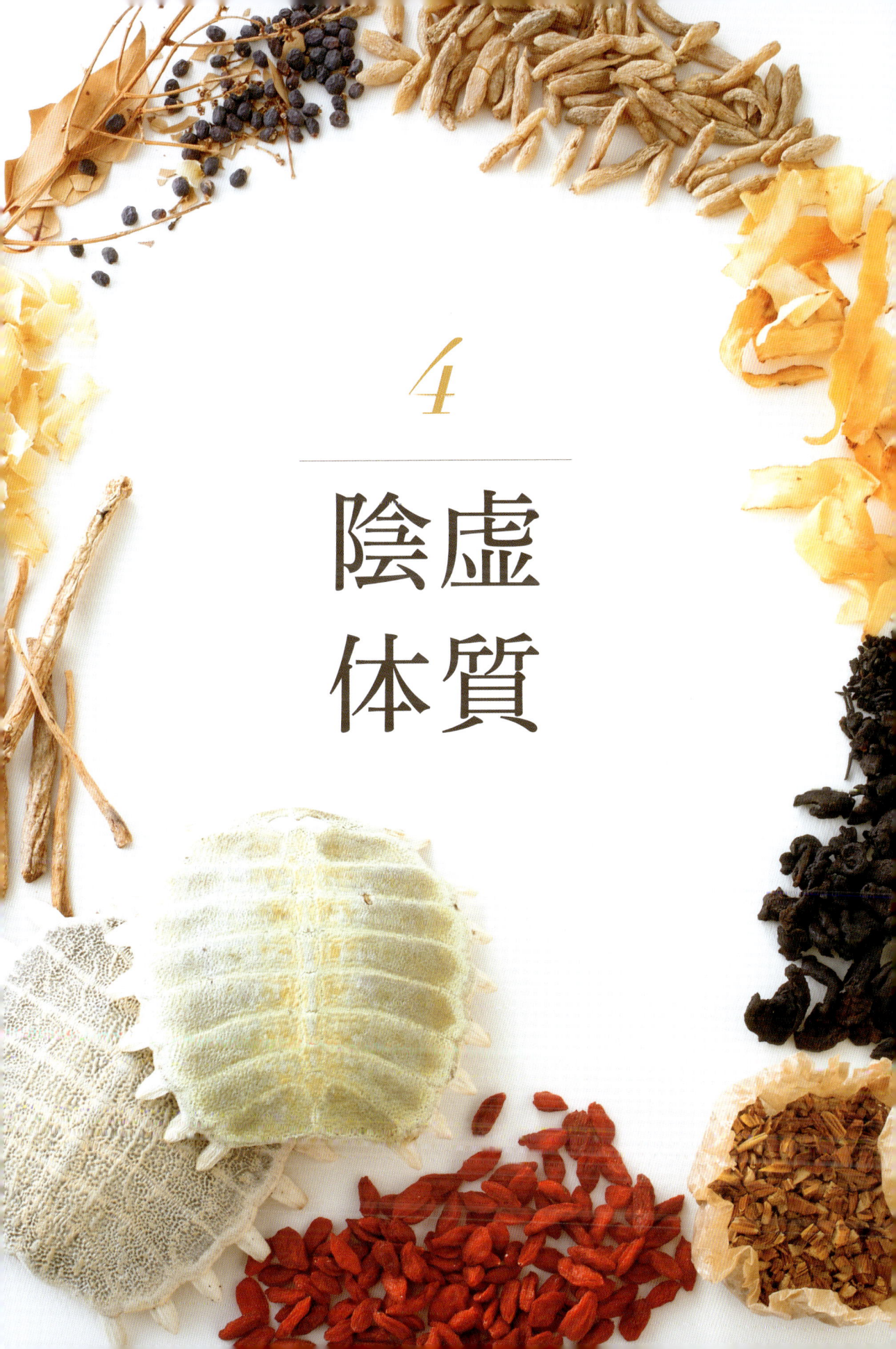

陰虚体質とは？

体を潤しながら養う陰液が不足し、
熱性の症状である内熱が
現れている体質です。

体質を知る
陰虚体質の特徴

まずは、陰虚体質の代表的な特徴を知りましょう。

症状	頬が赤い、髪につやがない、ほてり、のぼせ、暑がり、めまい、耳鳴り、冷たいものを好む、口渇、目や肌の乾燥、手のひらと足の裏に熱感がある、煩躁（落ち着かない症状）、寝つきが悪い、寝汗をかく、便が乾燥している、尿の量が少ない・色が濃い	生理等（女性の場合）	周期が早まる、生理不順、経血量が少ない・色が赤い、閉経、不妊症
舌	舌質紅（紅色）、乾燥・少津（乾燥してひび割れている）、舌苔剥脱（舌苔がほとんどない）	脈	弦（拍動がかたくゆっくりとしている）、細（糸のように細い）、数（脈拍は1呼吸につき5回以上）

不調はどこから？
陰虚体質の分析

体質の特徴には、五臓六腑の状態が大きく関連しています。
陰虚体質にとくに関係の深い、「肺」「心」「胃」「肝」「腎」についてみていきましょう。

肺 肺の陰液（精・血・津液を含む、営養を豊富に含んだ体液の総称）の不足により、口渇、咳が出やすい、痰が出ない、声がかすれるなどの症状が現れます。陰虚により陽亢となり、内熱が生じ、手のひらと足の裏が熱い、ほてり、潮熱（午後か夜、決まった時間の発熱）、寝汗の症状が出ます。

心 心の陰液の不足により、陽が高ぶり、煩躁、手のひらと足の裏の熱感、潮熱、寝汗などの症状が現れます。心陰不足には精神を安定させる心血の不足も含まれ、寝つきが悪い、夢をよくみる、忘れっぽいといった症状が現われます。

胃 胃液の不足により、空腹感はあるが食欲はない、ときどき胃に軽い痛みが出るなどの症状が現れます。陰虚により胃熱が強くなり、胃の経絡に沿って歯に上がり、歯の痛み、歯茎の出血が出ます。

また、胃気が順調に降りずに上逆し、げっぷ、しゃっくりが出やすくなります。

肝 肝の陰液の不足により、血の不足で目を養えず目のかすみや乾燥、視力の低下、また、筋を養えず手足のしびれが現れます。肝の経絡の流れも悪くなり、脇の下の熱感や痛み、肝陰虚による熱が出て、手のひらと足の裏の熱感、寝つきが悪い、寝汗などの症状が現れます。

腎 腎の陰液の不足により、子供は発育が遅くなって性機能が低下し、大人は老化が早まって、骨は弱くなり、腰膝がだるくなるなどの症状が現れます。精の不足で脳を充実させることができず、めまい、耳鳴り、忘れっぽい、寝つきが悪い、夢をよくみるといった症状が現われます。また、心陽と肝陽が強くなることにもつながります。

体質改善を目指す
陰虚体質の薬膳処方

陰虚体質を改善するための基本的な薬膳処方を紹介します。
体質の分析と薬膳処方をもとに食薬を選びます。

滋陰清熱（じいんせいねつ）
陰液を滋養し、熱を冷ます。

　陰が不足しているため、陰液を滋養する「**滋陰類**」の食薬を選びます。さらに、分析をもとに帰経の合う食薬を選びます。
　熱の症状を緩和するため、熱を冷ます「**清熱類**（せいねつ）」の食薬を加えます。寒性または涼性の性質をもっています。
　食薬の性質は、平性・涼性／甘味・鹹味・酸味・**苦味**がおすすめです。

▶滋陰類の食薬は p.90、清熱類の食薬は p.112。

体質改善を実践
陰虚体質の立膳

薬膳処方にもとづき、食薬を組み合わせて作った薬膳料理の具体的な治療の方法を「立膳（りつぜん）」といいます。本書では、レシピ名の下にそれぞれの立膳を記載しています。ここでは、陰虚体質におすすめの立膳の内容を解説します。

　滋陰清肝の「**滋陰**」は陰液を滋養することを表します。陰虚による、陰液の不足に対応します。
　滋陰潤肺の「**潤肺**」は肺を潤し、乾燥の改善をはかることを表します。
　滋陰清胃の「**清胃**」は胃の熱を冷ますことです。同様に**滋陰清肝**の「**清肝**」では肝、**滋陰清心**の「**清心**」では心の熱をそれぞれ冷ますことを意味します。
　滋陰清熱は陰虚体質への薬膳処方と同様に、陰液を滋養し、熱を冷ますことを指します。
　滋陰養腎の「**養腎**」は腎の働きを養い、高めることを表します。

陰虚体質におすすめの
薬膳料理

陰虚体質におすすめの立膳をもつ
薬膳料理は p.94 から。

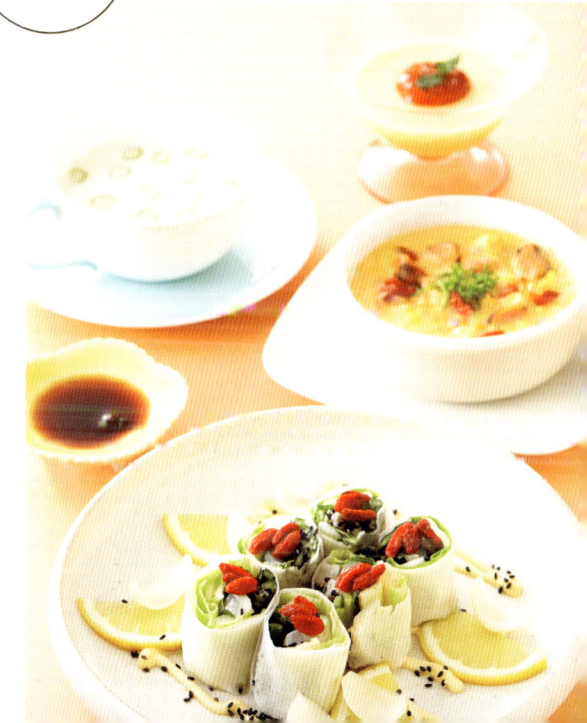

陰虚体質におすすめの食薬

(本ページの見方は p.9 を、体質の概要は p.88 を参照してください。)

陰を補う
滋陰類の食材

小松菜
性味 温／辛・甘
帰経 肺・肝・胃・大腸
期待される効能
滋陰潤燥：陰液を滋養し、体を滋潤する。
利肺鎮咳：肺の働きを調節し、咳を鎮める。

アスパラガス
性味 微温(涼)／甘・苦
帰経 肺・心・肝・腎
期待される効能
滋陰：陰液を滋養する。
生津止渇：津液を生じさせ、口渇を止める。
潤燥止咳：体を滋潤し、肺を潤して咳を止める。

百合根（ゆりね）
性味 微寒／甘・微苦
帰経 肺・心
潤肺止咳：肺を潤し、咳を止める。
清心安神：心の熱を取り除き、精神を安定させる。

苺（いちご）
性味 涼／甘・酸
帰経 肝・胃・肺
潤肺生津：肺を潤し、津液を生じさせる。
滋陰補血：陰液を滋養し、血を補う。
清熱解毒：熱、体に害となる毒を取り除く。
利尿：排尿作用によって余分な水湿を排泄させる。
健脾和胃：脾の働きを高め、胃の働きを調和する。

豚肉
性味 平／甘・鹹
帰経 脾・胃・腎
期待される効能
滋陰潤燥：陰液を滋養し、体を滋潤する。

烏骨鶏（うこっけい）
性味 平／甘　　**帰経** 肝・腎
期待される効能
補益肝腎：肝と腎を補益する。
滋陰退熱：陰液を滋養し、熱を取り除く。
補中益気：中焦に属する脾胃の気を補益する。

鴨肉（かも）
性味 涼／甘・鹹
帰経 脾・胃・肺・腎
期待される効能
滋陰養胃：陰液を滋養し、胃を補養する。
利水消腫：排尿作用によって余分な水湿を排泄させ、むくみを取り除く。
健脾補虚：脾の働きを高め、虚弱を補う。

兎肉（うさぎ）
性味 涼／甘
帰経 脾・胃・大腸
期待される効能
涼血解毒：血熱を取り除き、体に害となる毒を取り除く。
補中益気：中焦に属する脾胃の気を補益する。

卵
性味 平／甘
帰経 肺・心・脾・肝・腎
期待される効能
滋陰潤燥：陰液を滋養し、体を滋潤する。
養血安神：血を養い、精神を安定させる。
清咽開音：咽喉の熱を取り除き、声を出しやすくする。

滋陰類の食材

1：銀耳
2：ムール貝
3：豚肉
4：帆立貝
5：百合根
6：黒胡麻
7：白胡麻
8：アスパラガス
9：小松菜
10：松の実
11：卵
12：苺
13：牛乳

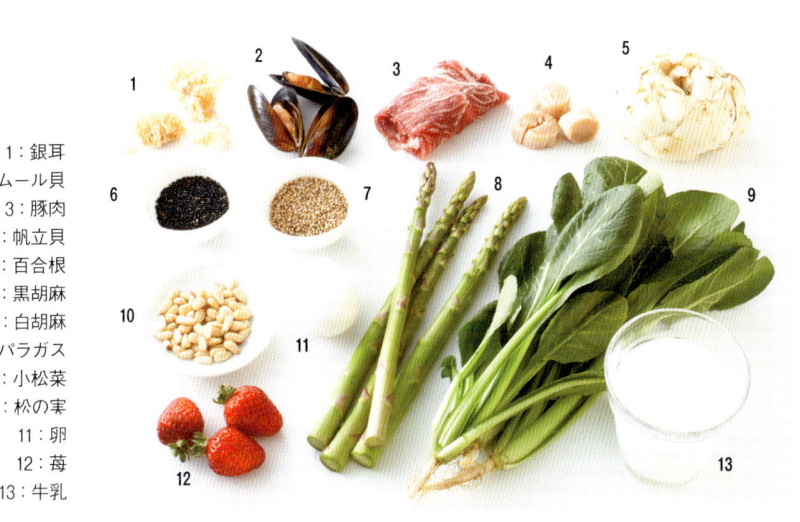

うずらの卵
性味　平／甘
帰経　脾・肝・腎
期待される効能
補虚強骨：虚弱を補い、骨を強くする。

牛乳
性味　平／甘　　帰経　心・肺・胃
補益虚損：虚弱を補益する。
補肺益胃：肺を補い、胃を補益する。
生津潤腸：津液を生じさせ、腸を潤す。

チーズ
性味　平／甘・酸
帰経　肺・肝・脾
滋陰補肺：陰液を滋養し、肺を補う。
潤燥止渇：体を滋潤し、口渇を止める。
潤腸通便：腸を潤し、便通を改善する。

帆立貝（ほたてがい）
性味　平／甘・鹹
帰経　肝・脾・胃・腎
期待される効能
滋陰補虚：陰液を滋養し、虚弱を補う。
調中開胃：中焦に属する脾胃の働きを整え、食欲を増進させる。

牡蠣（かき）
性味　平／甘・鹹　　帰経　肝・腎
期待される効能
滋陰養血：陰液を滋養し、血を養う。
寧心安神：心血を養い、精神を安定させる。
解毒：体に害となる毒を取り除く。

鮑（あわび）
性味　平／甘・鹹　　帰経　肝・腎
期待される効能
滋陰清熱：陰液を滋養し、余分な熱を取り除く。
益精明目：精血を補い、目を養う。

ムール貝
性味　温／鹹　　帰経　肝・腎
期待される効能
補益肝腎：肝と腎の陰液を補益する。
益精養血：腎精を補益し、血を養う。
助腎温陽：腎陽を温めて補益する。
消散癭瘤：腫れものや固まりを消散させる。

マテ貝
性味　寒／甘・鹹　　帰経　肝・腎
期待される効能
滋陰養血：陰液を滋養し、血を養う。
清熱除煩：熱を取り除き、煩躁（落ち着かない症状）を解消する。

鼈（すっぽん）
性味　平／甘　　帰経　肝
滋陰涼血：陰液を滋養し、血熱を取り除く。

陰虚

白胡麻
性味　平／甘
帰経　肺・脾・大腸
期待される効能
潤燥滑腸：体を滋潤し、腸を潤す。

黒胡麻
性味　平／甘　　帰経　肝・腎
期待される効能
滋補肝腎：腎の陰を滋養し、肝を補益する。
潤燥滑腸：体を滋潤し、腸を潤す。
補益精血：精血を補益する。

松の実
性味　温／甘
帰経　肺・肝・大腸
期待される効能
潤肺止咳：肺を潤し、咳を止める。
潤腸通便：腸を潤し、便通を改善する。
養液熄風(そくふう)：陰液を滋養し、陰液不足で筋脈が潤わずに現われる風動の症状（震え、しびれ、めまいなど）を改善する。

銀耳(ぎんじ)（白きくらげ）
性味　平／甘　淡
帰経　肺・胃・腎
期待される効能
滋陰潤肺：陰液を滋養し、肺を潤す。
養胃生津：胃を補養し、津液を生じさせる。

さらに……

猪肉、馬肉、ひまわりの種など。

滋陰類の中薬

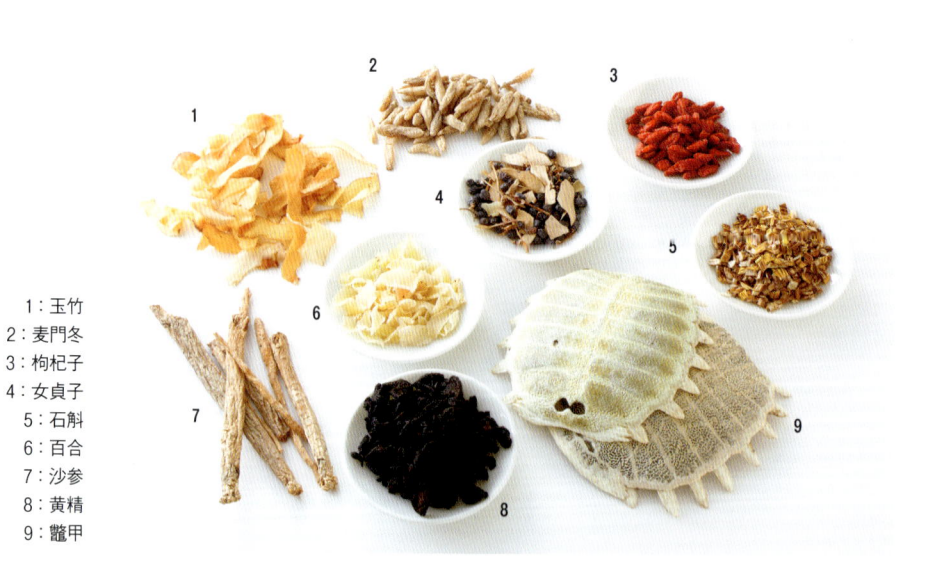

1：玉竹
2：麦門冬
3：枸杞子
4：女貞子
5：石斛
6：百合
7：沙参
8：黄精
9：鼈甲

滋陰類の中薬

枸杞子(くこし)
性味 平／甘　帰経 肝・腎・肺
期待される効能
滋補肝腎：腎の陰を滋養し、肝を補益する。
益精明目：精血を補い、目を養う。
潤肺止咳：肺を潤し、咳を止める。

百合(びゃくごう)
性味・帰経・期待される効能は、滋陰類の食材の「百合根」を参照。

麦門冬(ばくもんどう)(ジャノヒゲ)
性味　微寒／甘・微苦
帰経　肺・心・胃
期待される効能
潤肺滋陰：肺の乾燥を潤し、陰液を滋養する。
益胃生津：胃を補益し、津液を生じさせる。
清心除煩：心の熱を取り除き、煩躁(落ち着かない症状)を解消する。

桑椹(そうじん)(桑の実)
性味　寒／甘
帰経　心・肝・腎
期待される効能
滋陰補血：陰液を滋養し、血々補う。
生津潤腸：津液を生じさせ、腸を潤す。

黄精(おうせい)(ナルコユリ)
性味 平／甘　帰経 脾・肺・腎
期待される効能
養陰潤肺補気：陰液を滋養し、肺を潤して肺気を補う。
健脾益腎：脾の働きを高め、腎を補益する。

玉竹(ぎょくちく)(アマドコロ)
性味 平／甘　帰経 肺・胃
期待される効能
滋陰潤肺：陰液を滋養し、肺を潤す。
生津養胃：津液を生じさせ、胃を養う。

女貞子(じょていし)(ネズミモチ)
性味 涼／甘・苦　帰経 肝・胃
期待される効能
補益肝腎：肝と腎の陰液を補益する。
清熱明目：熱を取り除き、目の不調を改善する。

沙参(しゃじん)(ハマボウフウ)
性味 微寒／甘　帰経 肺・胃
期待される効能
清肺滋陰：肺の熱を取り除き、陰液を滋養する。
益胃生津：胃を補益し、津液を生じさせる。

石斛(せっこく)
性味 微寒／甘　帰経 胃・腎
期待される効能
養胃生津：胃を補養し、津液を生じさせる。
滋陰除熱：陰液を滋養し、熱を取り除く。

鼈甲(べっこう)(鼈の甲羅)
性味 寒／鹹　帰経 肝
期待される効能
滋陰潜陽：陰液を滋養し、陽気の亢進を抑える。
軟堅散結：固まりを取り除く、あるいは軟化させて消散させる。

....

さらに……
亀板(きばん)など。

陰虚

松の実入り豚肉餃子スープ

滋陰清熱　陰液を滋養し、熱を取り除きます

滋陰の豚肉、松の実、貝柱、養血のほうれん草により陰液を補い、
白菜、セロリ、茄子、小麦粉で熱を取り除きます。焼き餃子より餃子スープがおすすめです。

材料

餃子の餡
- 豚ひき肉 …………………… 50g
- 干し貝柱 …………………… 3個
- 松の実 ……………………… 大さじ2
- ほうれん草 ………………… 40g
- 白菜 ………………………… 40g
- セロリ ……………………… 30g
- 茄子 ………………………… 30g

餃子の皮
- 強力粉 ……………………… 40g
- 薄力粉 ……………………… 40g
- 水 …………………………… 40ml～

- 枸杞子 ……………………… 小さじ1
- 紹興酒 ……………………… 大さじ1
- 砂糖 ………………………… 小さじ1/2
- 醤油 ………………………… 小さじ2
- 塩、胡椒 …………………… 適量
- 胡麻油 ……………………… 大さじ1

作り方

1. ボウルに強力粉、薄力粉を混ぜ合わせ、水を加減しながら加え、手早く混ぜる。よくこねてひとつにまとめ、ラップに包んで30分寝かせる。
2. 干し貝柱はぬるま湯150mlに浸して戻し、細かくほぐす（戻し汁はスープに使う）。松の実は乾煎りして粗く刻んでおく。
3. ほうれん草と白菜はゆでて細かく刻み、水けをしぼる。セロリ、茄子はみじん切りにする。
4. 胡麻油を熱したフライパンにひき肉、2の貝柱を入れて炒める。肉の色が変わったら、紹興酒、砂糖、3の野菜を加えて炒め、醤油、胡椒で味をつけてバットに取り出し、松の実を混ぜて冷ましておく。
5. 1の生地を棒状にのばして10等分に切り分け、麺棒で丸くのばす。4の具を包み、たっぷりの湯でゆでる。
6. 鍋に干し貝柱の戻し汁と水350mlを加えて温め、5の餃子と枸杞子を入れ、塩、胡椒で味を調える。

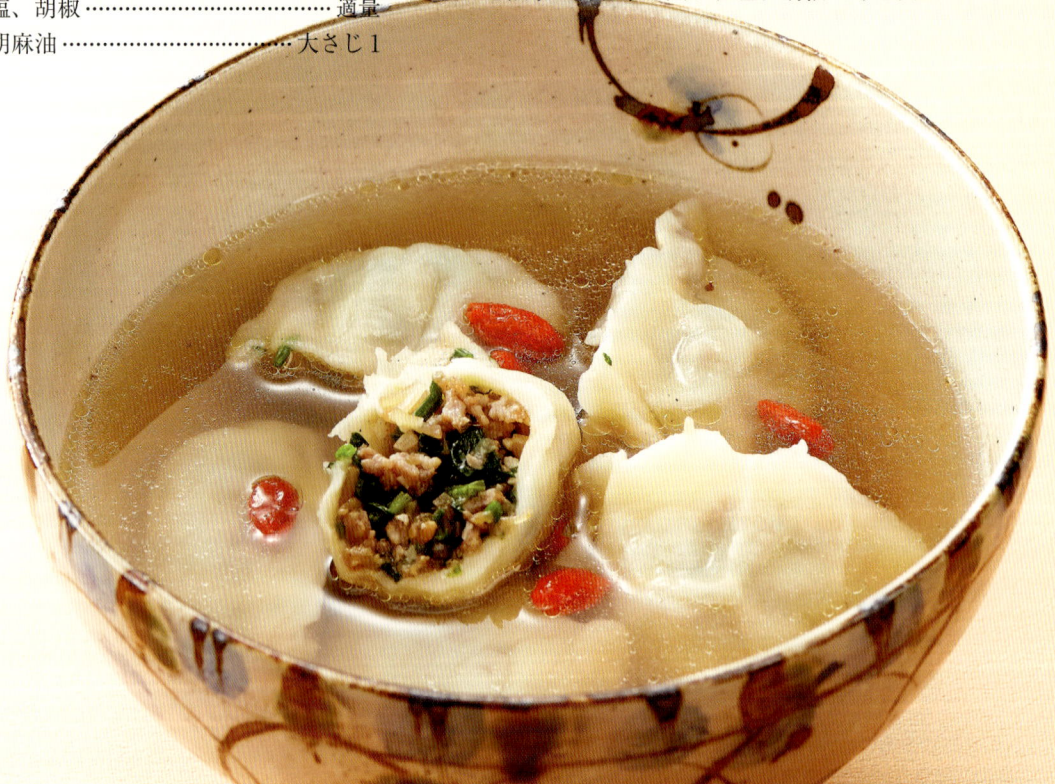

1人分：356kcal／たんぱく質15.9g／脂質15.6g／カルシウム44mg／食物繊維2.8g／塩分1.4g

陰虚

1人分：144kcal ／たんぱく質 13g ／脂質 4.8g ／カルシウム 31mg ／食物繊維 3.2g ／塩分 1.9g

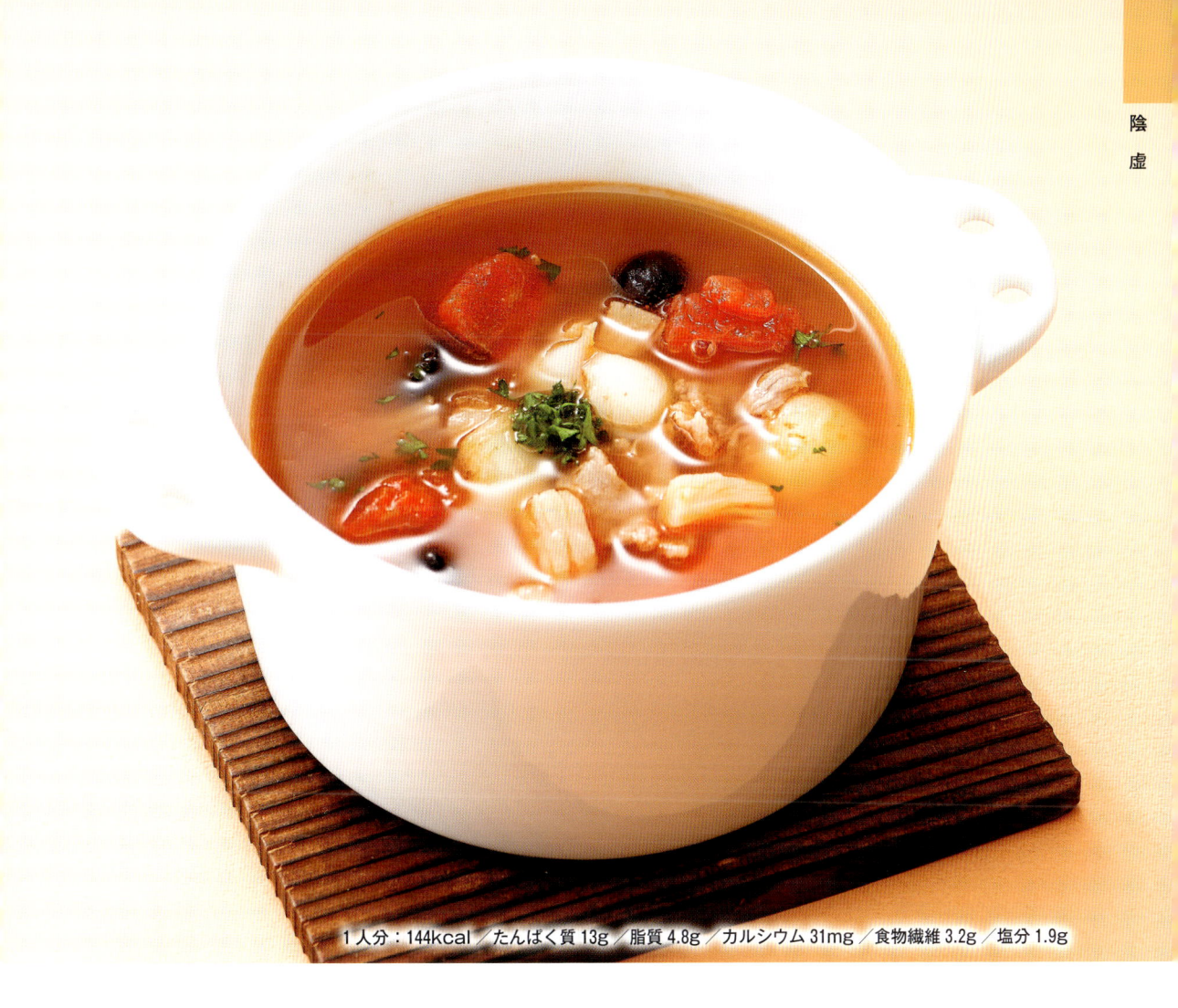

干し貝柱と豚肉のトマトスープ

滋陰清肝　陰液を滋養し、肝の熱を冷まします

主に肝経に入る帆立貝を使って肝を滋養し、脾と腎に入る豚肉、心と肺に入る百合根を合わせ、五臓の陰液不足の改善をはかります。トマトと味噌が味に深みを出しています。

材料

干し貝柱	2個
豚薄切り肉	50g
百合根	20g
トマト	1/2個
トマトの水煮（カット缶）	80g（固形量）
ゆで黒豆（市販品）	30g
パセリ	適宜
味噌	20g
酒	小さじ1
塩	少々

作り方

1. 干し貝柱は水400mlに浸して戻し、ほぐしておく。
2. 百合根は1片ずつほぐし、汚れた部分は取り除く。トマトはざく切りにする。豚肉はひと口大に切り、酒、塩で下味をつける。
3. 1を火にかけ、煮立ったら2の豚肉を加え、再び煮立ったらトマトの水煮と百合根を加え、弱めの中火で10分ほど煮る。
4. 味噌を溶き入れ、トマト、黒豆を入れ、2〜3分煮る。
5. 器に盛り、刻んだパセリを散らす。

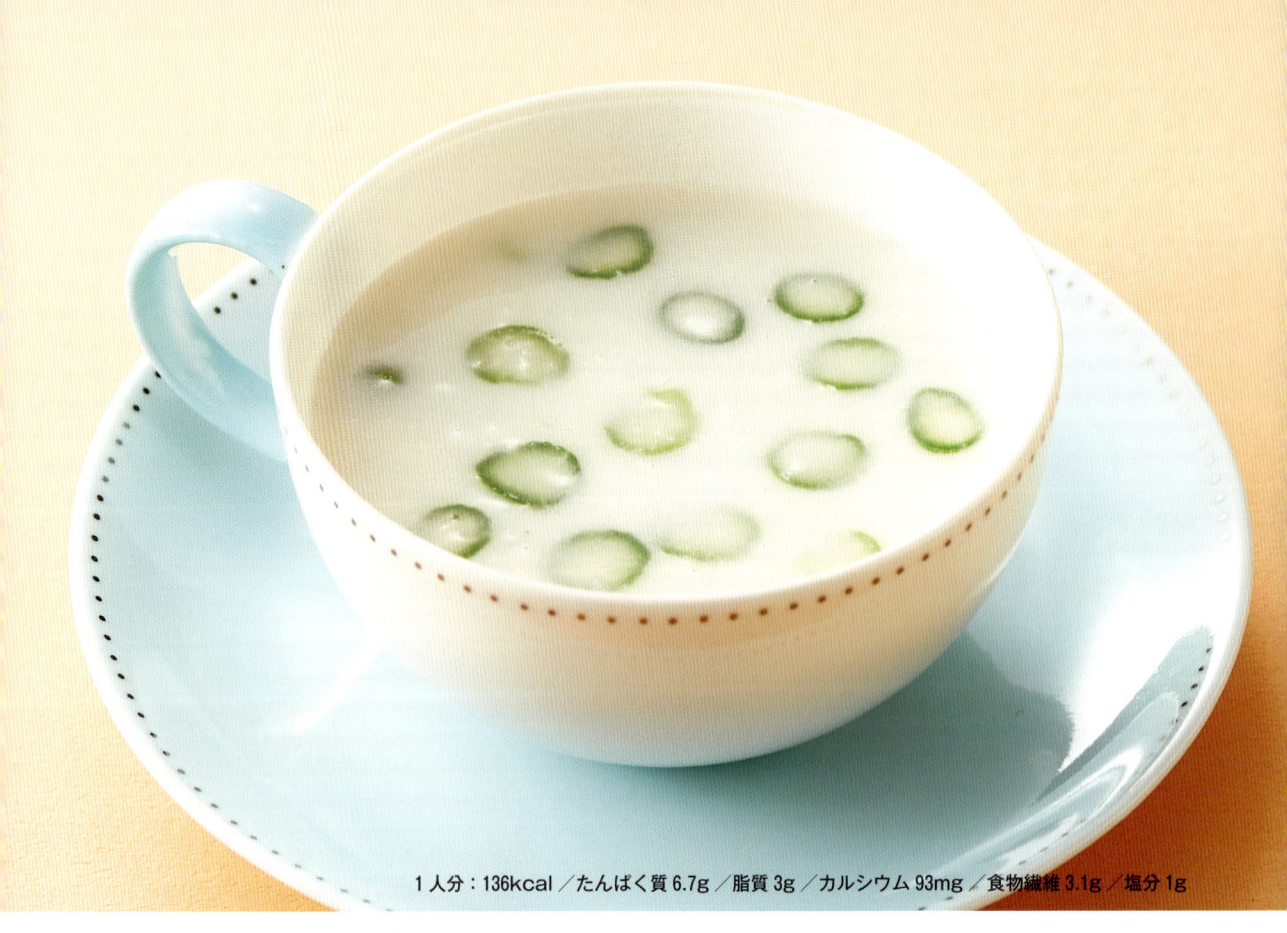

1人分：136kcal ／たんぱく質 6.7g ／脂質 3g ／カルシウム 93mg ／食物繊維 3.1g ／塩分 1g

百合根と麦門冬(ばくもんどう)のスープ

滋陰潤肺　陰液を滋養し、肺を滋潤します

滋陰と清熱の食薬を組み合わせ、肺を潤し、咳を静め、内熱を冷ますことが期待できます。
長芋は肺の不調による慢性咳に対して、改善効果を高めます。
清熱の粟と滋陰の百合根によるとろみでのどごしのよさは抜群、干し貝柱から出る旨みも楽しめます。

材　料

百合根 ……………………… 1個（100 g）
麦門冬 ……………………………… 7 g
牛乳 ……………………………… 150 ml
干し貝柱 …………………………… 1個
長芋 ……………………………… 30 g
アスパラガス ……………………… 1本
粟 …………………………… 小さじ 1と1/2
塩 ……………………………… 小さじ 1/3

作り方

1　百合根は1片ずつほぐし、汚れた部分は取り除く。干し貝柱はぬるま湯 50 ml に浸して戻す（戻し汁は取り置く）。粟はひたひたの水に浸す。

2　麦門冬は水 400 ml に 30 分浸し、半量になるまで煎じる。煎じ上がる少し前に、干し貝柱を戻し汁ごと加える。

3　2に1の百合根と粟を入れて火にかけ、やわらかくなったらミキサーにかける。

4　3を鍋に戻し入れて火にかけ、牛乳を少しずつ加え混ぜ、5 mm 角に切った長芋を入れて煮る。

5　長芋に火が通ったら、ゆでて 5 mm 幅に切ったアスパラガスを加え、器に盛る。

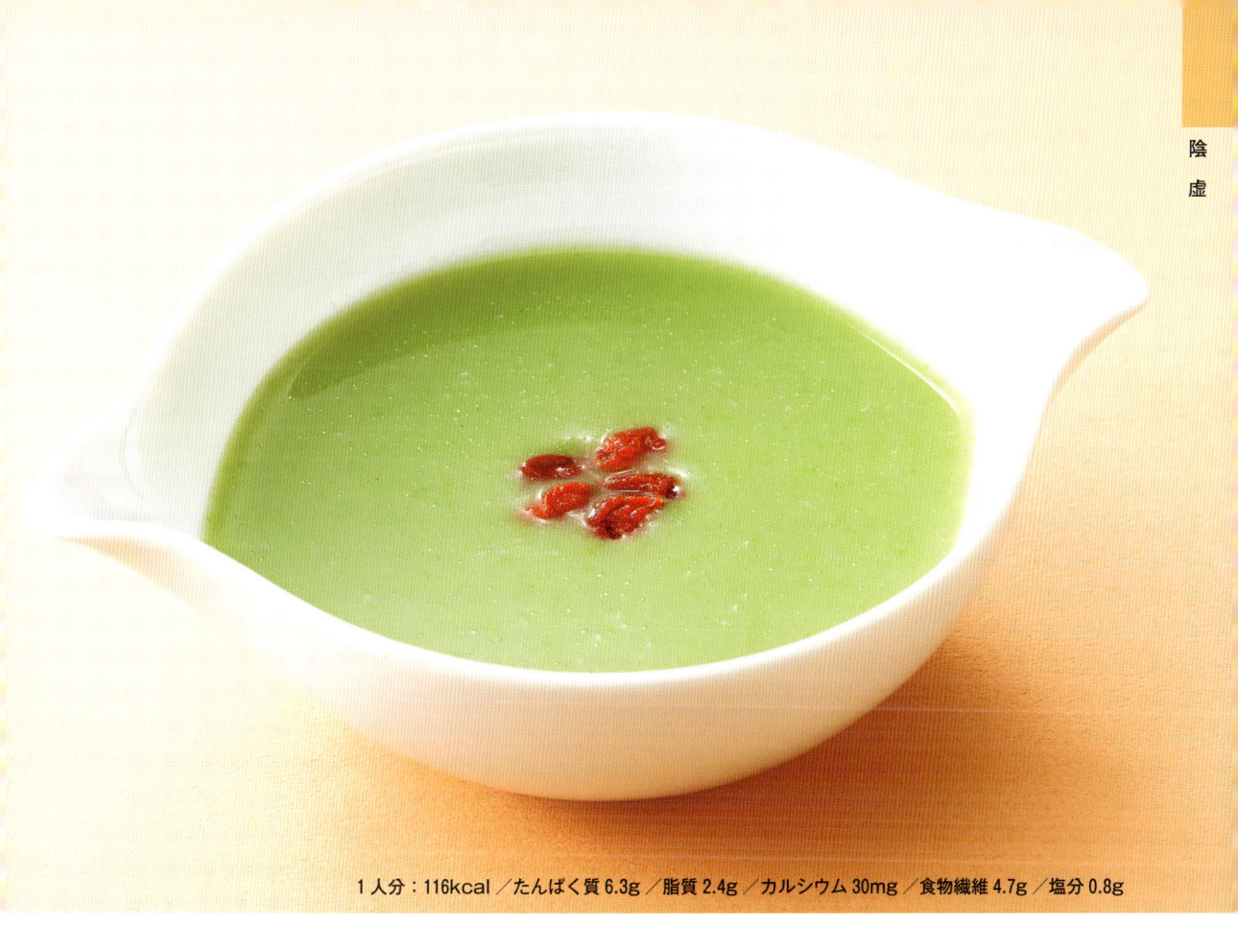

1人分：116kcal ／たんぱく質 6.3g ／脂質 2.4g ／カルシウム 30mg ／食物繊維 4.7g ／塩分 0.8g

百合根と長芋のポタージュ

滋陰清心　陰液を滋養し、心の熱を冷まします

心経に入る百合根と腎経に入る枸杞子はどちらも滋陰の食薬。
気陰両方を補う長芋を合わせた、陰虚体質の改善をはかるポタージュです。

材　料

百合根	1/2個（50g）
枸杞子	6g
干し貝柱	1個
長芋	50g
グリーンピース	80g
牛乳	大さじ2
バター	4g
塩	小さじ1/4
胡椒	少々

作り方

1　干し貝柱は250mlのぬるま湯に浸して戻す。

2　百合根は1片ずつはぐし、汚れた部分は取り除く。枸杞子は少量の水に浸す。

3　グリーンピースは塩ゆでして冷水にとり、水けをきっておく。

4　1と2の百合根を合わせて火にかけ、やわらかくなったら、3のグリーンピースと一緒にミキサーにかける。

5　4を鍋に戻し入れ、すりおろした長芋を加えて混ぜ、火にかける。温まったら塩、胡椒で調味し、最後に牛乳、バターを加え、沸騰直前で火から下ろす。

6　器に盛り、枸杞子を散らす。

陰虚

帆立貝と百合根の枸杞子(くこし)春巻き

滋陰清肝　陰液を滋養し、肝の熱を冷まします

主に肝経に入る帆立貝、胡麻、枸杞子など滋陰の食材に、清熱のレタスやきゅうり、安神の百合根を加えた、彩りのきれいな一品です。

材料

- 帆立貝（刺身用）……………120g
- 黒煎り胡麻………………………大さじ2
- 百合根……………………………1/2個
- 枸杞子………………………………15g
- スライスチーズ……………………2枚
- レタス………………………………2枚
- きゅうり……………………………1本
- 紫蘇…………………………………8枚
- ミニ春巻きの皮……………………4枚
- レモン……………………………1/2個
- マヨネーズ…………………………適量
- 塩……………………………………適量
- 五味子醤油レモンだれ
    - 五味子醤油＊……………小さじ2
    - レモン汁…………………小さじ1

＊五味子10gを醤油200mlに1週間ほど漬けたもの。

作り方

1. 五味子醤油にレモン汁を加え、たれを作っておく。
2. 帆立貝は熱湯に通してすぐ氷水にとり、水けをふいて棒状に切り、塩少々をふる。
3. 百合根は1片ずつほぐし、汚れた部分は取り除いてさっとゆでる（飾り用に少し取り分ける）。
4. きゅうりは細切りにして塩をふり、水けをしぼる。レタスは洗って水けをよくきり、4つにちぎる。チーズは4つに切る。枸杞子は少量の水で戻す。
5. 巻き簾の上に春巻きの皮を置き、手前にレタス、百合根、チーズ、紫蘇を順にのせ、帆立貝、きゅうりを並べ、黒胡麻を散らし、しっかり巻いて3～4等分に切る。
6. 皿にマヨネーズをしぼり出し、上に5を並べ、枸杞子をのせる。薄切りのレモンと飾り用の百合根をあしらい、五味子醤油レモンだれを添える。

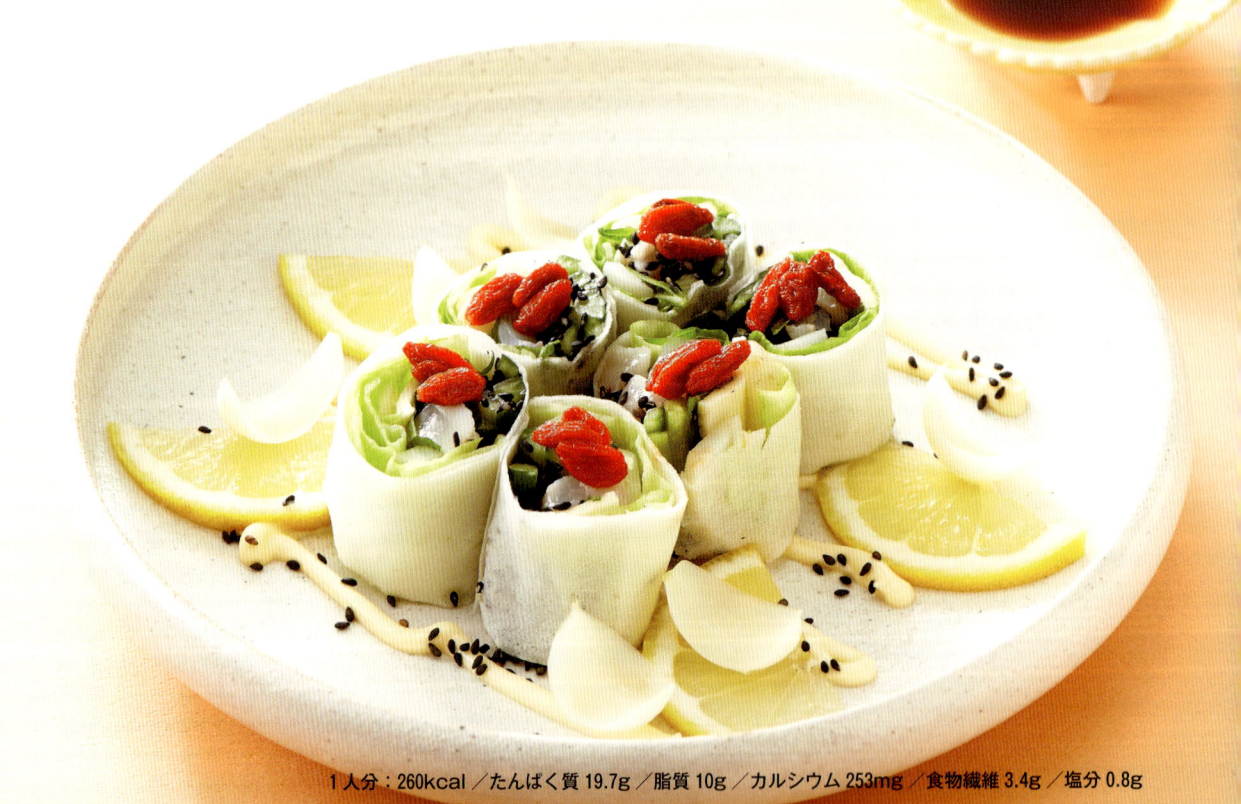

1人分：260kcal ／たんぱく質19.7g ／脂質10g ／カルシウム253mg ／食物繊維3.4g ／塩分0.8g

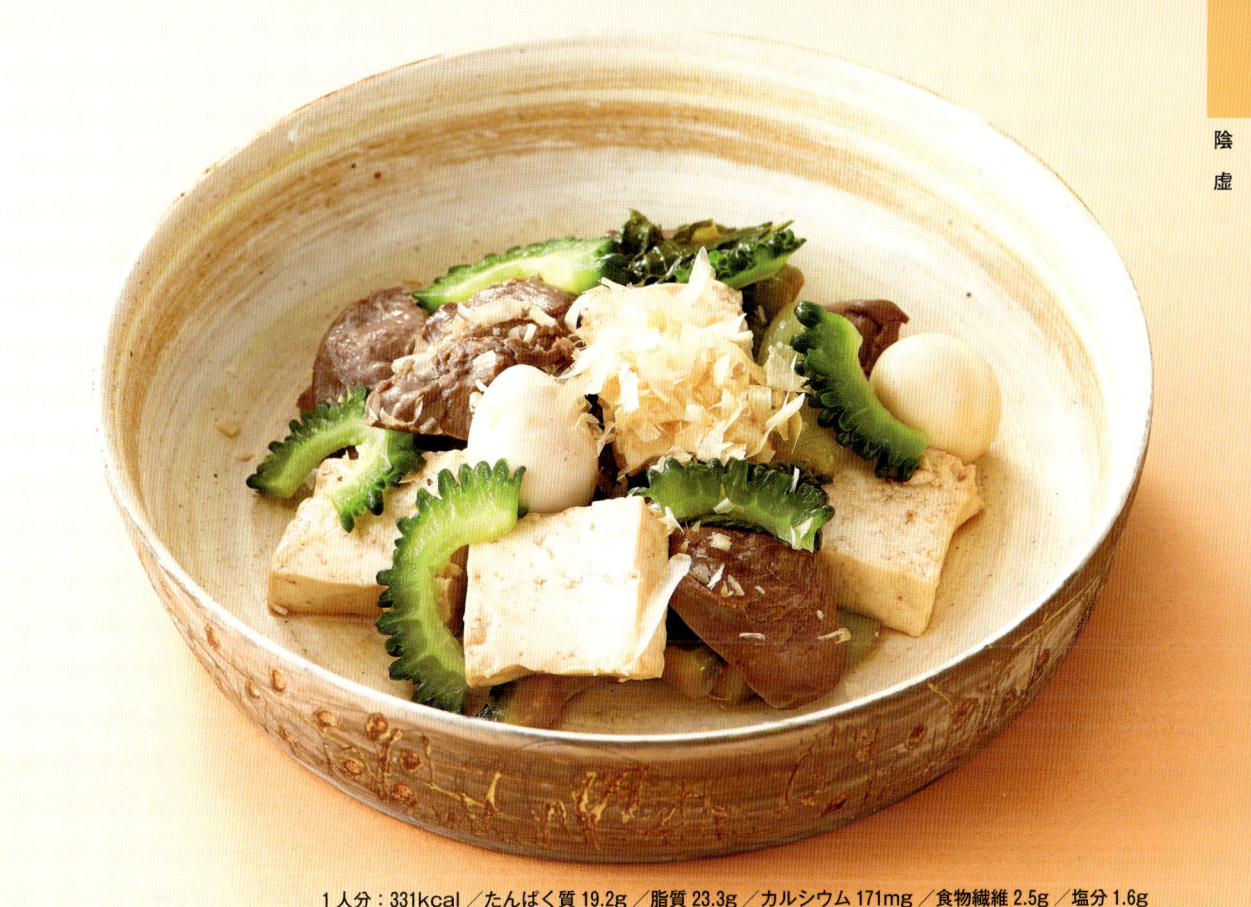

1人分：331kcal／たんぱく質 19.2g／脂質 23.3g／カルシウム 171mg／食物繊維 2.5g／塩分 1.6g

豚ハツと苦瓜のチャンプルー

滋陰清心　陰液を滋養し、心の熱を冷まします

心経に入る養血補心の豚ハツ（豚の心臓）で心血を補益して精神の安定を、滋陰潤燥、養血安神の卵で動悸、不眠の改善をはかり、寒性の苦瓜と豆腐、涼性の青梗菜で心陰虚の熱を冷まします。豆腐は熱を取り、津液不足の改善をはかります。

材料

豚ハツ	100g
牛乳	適量
うずらの卵	4個
苦瓜	1/2本
青梗菜	1株
島豆腐*	1/2丁（150g）
A　酒	大さじ1
醤油	大さじ1
みりん	小さじ1
鰹削り節	適量
塩、胡椒	適量
胡麻油	大さじ2

*主に沖縄で作られている硬い木綿豆腐のこと。

作り方

1　豚ハツは塩少々をもみ込み、よく洗ってから牛乳に30分ほど漬け、水けを取る。

2　うずらの卵はゆでて殻をむく。苦瓜は縦半分に切ってワタと種を取り除き、5mm幅に切って下ゆでする。

3　青梗菜は5cm長さに切る。豆腐は縦半分にして5mm厚さに切る。

4　フライパンに胡麻油大さじ1を熱し、青梗菜、苦瓜、豆腐を炒め、いったん取り出す。

5　同じフライパンに残りの胡麻油を熱し、1の豚ハツを入れて炒め、Aを加える。

6　豚ハツに味がからんだら、4を戻し入れてさっと混ぜ、うずらの卵を入れ、塩、胡椒で味を調え、仕上げに削り節をふりかける。

陰虚

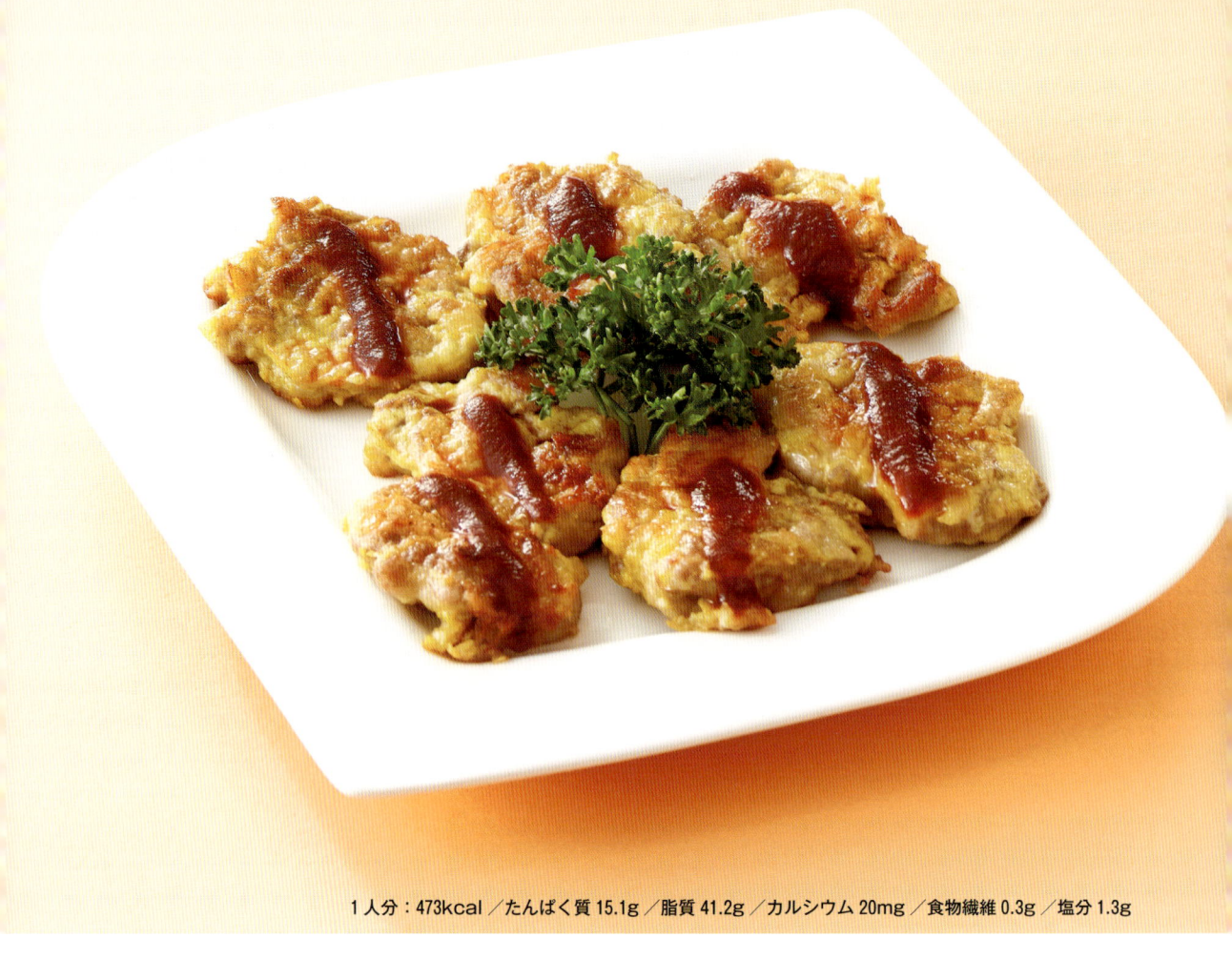

1人分：473kcal／たんぱく質 15.1g／脂質 41.2g／カルシウム 20mg／食物繊維 0.3g／塩分 1.3g

豚肉のピカタ風

滋陰養腎　陰液を滋養し、腎の働きを養い高めます

滋陰の食材である豚肉、松の実、卵を使っています。
こま切れ肉を小さくまとめて焼くことで、火が通りやすく、食べやすくなります。

材料

豚こま切れ肉	130g
松の実	小さじ1
卵	1個
小麦粉	大さじ1
パセリ	適宜
塩	小さじ1/5
胡椒	適量
にんにく（すりおろし）	小さじ1/4
ウスターソース、トマトケチャップ	各小さじ2
サラダ油	大さじ2

作り方

1 松の実は細かく刻む。卵は溶いておく。
2 豚肉に塩、胡椒、にんにくをもみ込み、松の実、卵、小麦粉を加えて混ぜる。
3 フライパンに油を熱し、2の豚肉を手で2〜3枚分キュッとまとめて並べ入れ、平らにならして中火で7〜8分両面を焼く。
4 豚肉に火が通り、焼き色がついたら皿に盛りつけ、ソースとケチャップを混ぜてかける。あればパセリを添える。

ムール貝と銀耳のグラタン

滋陰養腎　陰液を滋養し、腎の働きを養い高めます

腎経に入る滋陰の食材、ムール貝、銀耳、枸杞子に、補血のいか、清熱のセロリやトマト、理気の玉葱を加えて、クリームソースでまとめたやさしい味のグラタンです。

陰虚

材料

- ムール貝（殻を除く）……50g
- 銀耳……5g
- いか……20g
- 枸杞子……8g
- セロリ……30g
- トマト……20g
- 玉葱……20g
- バター……5g
- 卵黄……1個分
- 牛乳……80ml
- 生クリーム……40ml
- ピザ用チーズ……30g
- セロリの葉……適量
- A｜白胡椒、ナツメグ、塩……各少々

作り方

1. ムール貝はさっとゆでて水けをきる。銀耳は水で戻し、下ゆでして食べやすくちぎる。いかは輪切りにし、セロリ、トマト、玉葱は粗みじん切りにする。枸杞子は少量の水で戻す。
2. 鍋にバターを溶かし、玉葱、セロリ、トマトをよく炒める。野菜に火が通ったら、ムール貝、いか、銀耳を加えて炒め、耐熱皿に取り出しておく。
3. ボウルに卵黄、牛乳、生クリーム、半量のチーズを入れてよく混ぜ、Aを加えて調味する。
4. 2に枸杞子を散らし、3を流し入れ、上に残りのチーズをかけ、180℃に余熱したオーブンで約8～10分焼く。
5. こんがり焼き色がついたら取り出し、刻んだセロリの葉を飾る。

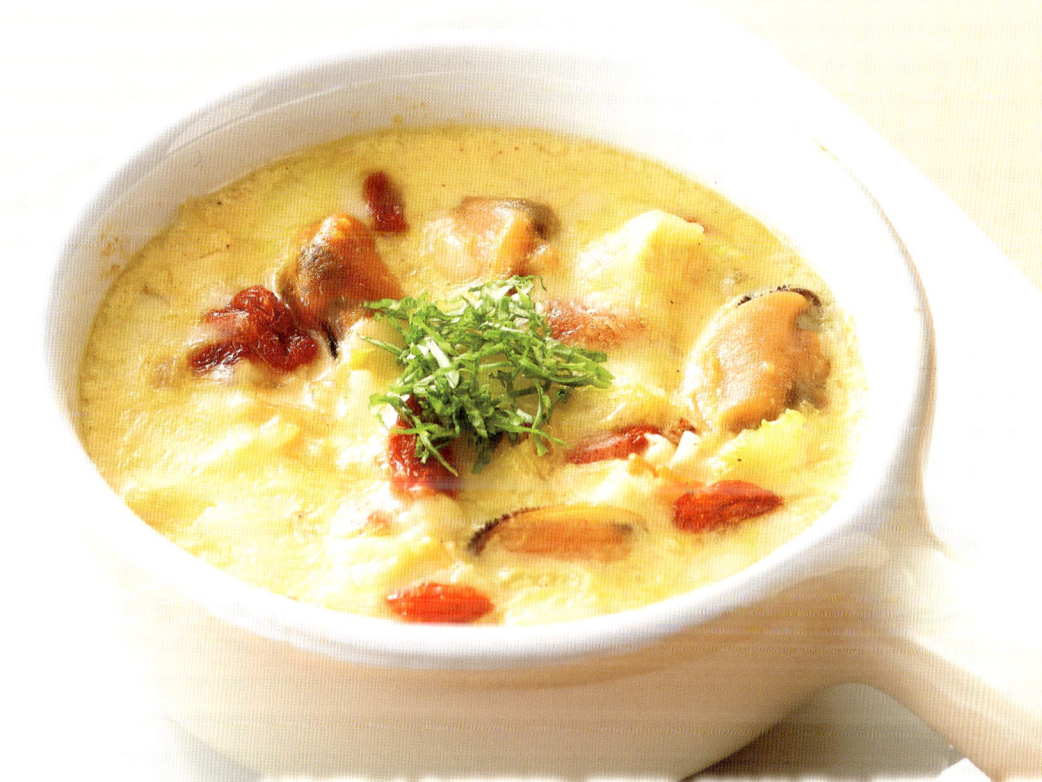

1人分：251kcal ／たんぱく質 15.2g ／脂質 18.2g ／カルシウム 179mg ／食物繊維 1.9g ／塩分 0.9g

小松菜と松の実のケーキ

滋陰潤肺　陰液を滋養し、肺を滋潤します

小松菜の緑色が鮮やかな、食べごたえのあるケーキ。
小松菜、松の実、卵、牛乳、クリームチーズは体の乾燥を潤す滋陰類の食材でいずれも肺経に入り、小麦粉は体内の余分な熱を取り除くのを助けます。

材料　18×7cmのパウンド型1台分

- 薄力粉 …………………………… 150g
- 小松菜 …………………………… 60g
- 松の実 …………………………… 大さじ3
- 卵 ………………………………… 1個
- 牛乳 ……………………………… 100ml
- クリームチーズ ………………… 60g
- 砂糖 ……………………………… 30g
- ベーキングパウダー …………… 5g

下準備

- 薄力粉とベーキングパウダーは混ぜ合わせてふるっておく。
- クリームチーズは細かく刻んでおく。
- パウンド型にクッキングシートを敷いておく。
- オーブンを180℃に温めておく。

作り方

1 小松菜はざく切りにして、牛乳と一緒にミキサーにかける。

2 ボウルに卵をほぐし入れて泡立て、砂糖、1を加えて混ぜ、粉類を数回に分けて混ぜる。

3 2にクリームチーズ、松の実を加え、さっくり混ぜる。

4 生地を型に流し入れ、180℃のオーブンで約40分焼く。

5 粗熱が取れたら型からはずして冷まし、厚さ1.5cmくらいに切り分ける。

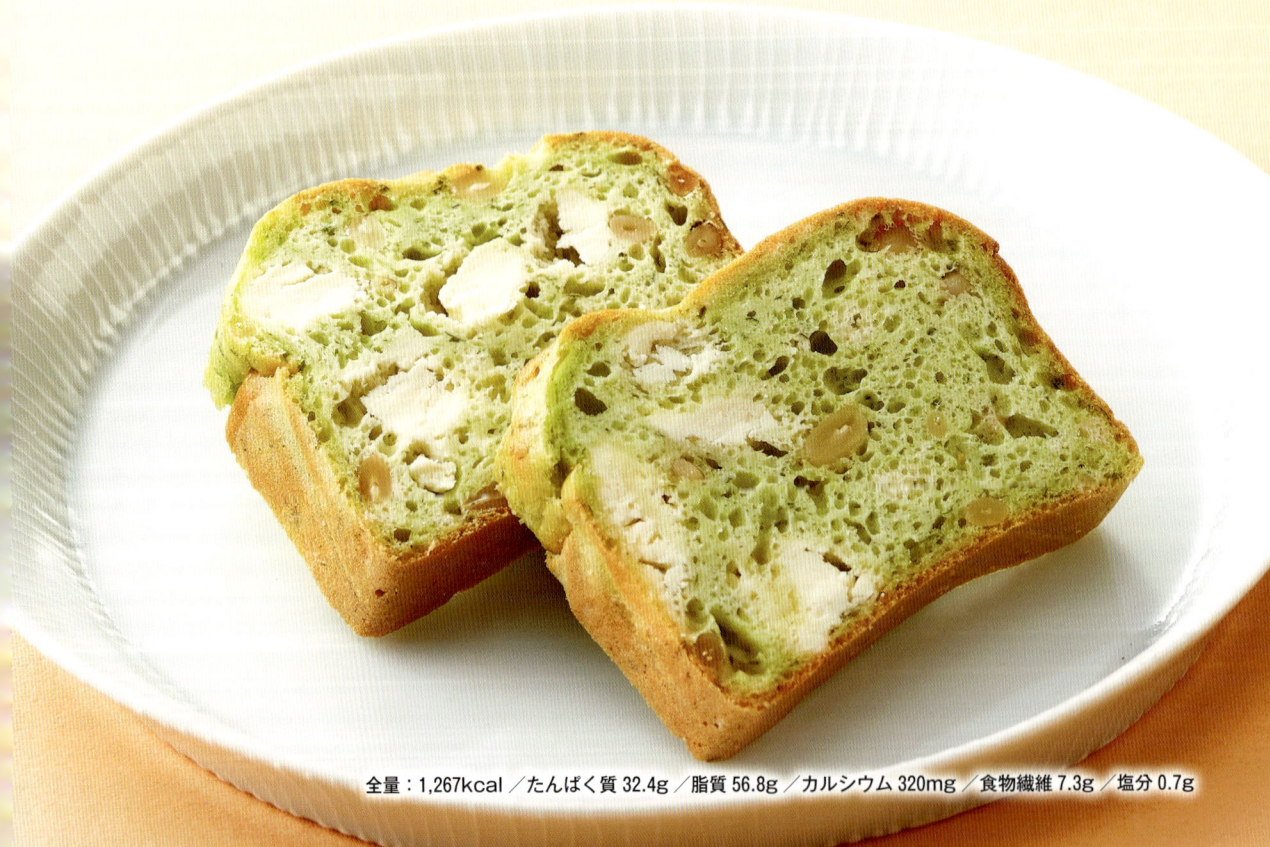

全量：1,267kcal ／たんぱく質32.4g ／脂質56.8g ／カルシウム320mg ／食物繊維7.3g ／塩分0.7g

陰虚

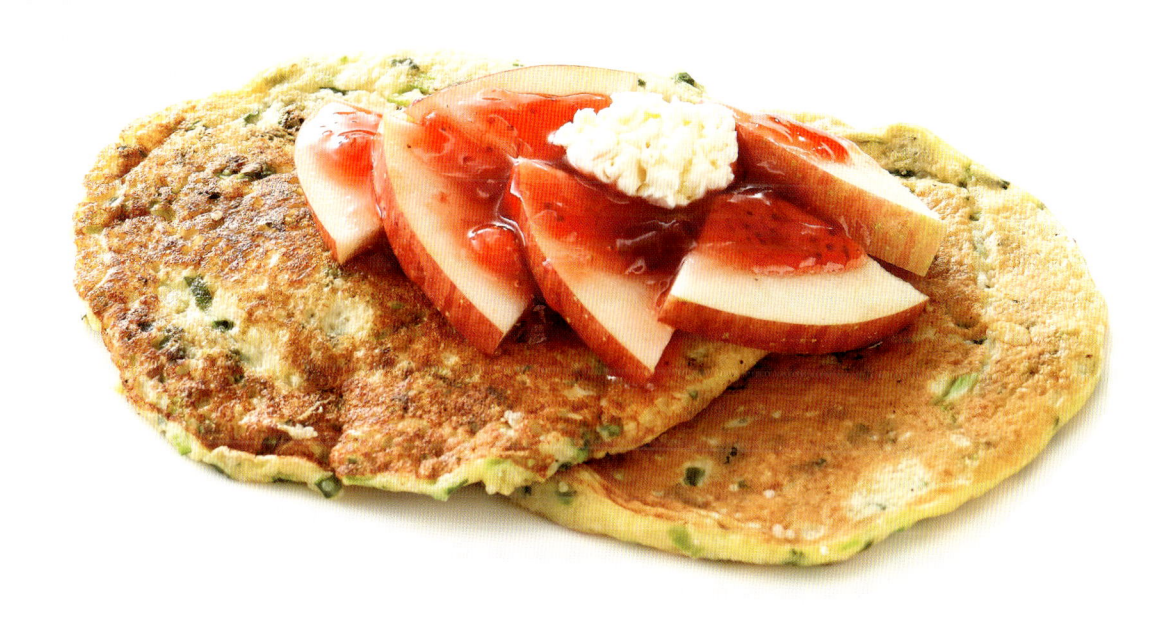

1人分：225kcal ／たんぱく質8.3g ／脂質5.3g ／カルシウム134mg ／食物繊維2.6g ／塩分0.2g

小松菜のしっとりパンケーキ

滋陰清胃　陰液を滋養し、胃の熱を冷まします

小松菜、卵、牛乳、クリームチーズで臓腑を滋潤し、小麦粉、粟は熱を取り除き、バナナ、りんごは胃と大腸の熱を取りながら便通の改善もはかります。
小松菜による生地のしっとり感、粟のつぶつぶ感が楽しめるパンケーキです。

材料

小松菜	100g
卵	1個
牛乳	大さじ4
薄力粉	大さじ4
粟	大さじ4
バナナ	1/3本
クリームチーズ	小さじ1
りんご	1/4個
苺ジャム	適量
サラダ油	適量

作り方

1. 小松菜はゆで、水けをよくしぼってみじん切りにする。
2. 粟をたっぷりの湯で5分ほどゆで、水けをきる。
3. ボウルにバナナを入れてつぶし、卵、牛乳、薄力粉、1の小松菜を加えてよく混ぜ、2の粟を冷めないうちに入れてさらに混ぜる。
4. フライパンを熱して油を薄く塗り広げ、3の生地を流し入れて弱めの中火で焼く。表面にぷつぷつと小さな穴があいてきたら裏返し、こんがりと焼く。
5. 4を皿に盛りつけ、クリームチーズ、薄切りにしたりんご、苺ジャムを飾る。

粟入り小松菜のシフォンロール
あわ

滋陰清胃　陰液を滋養し、胃の熱を冷まします

胃の熱を取り除く粟、小麦粉、滋陰の小松菜、卵、枸杞子などを合わせ、胃を滋養しながら潤し、熱を冷まします。小松菜の緑色とちらりと見える枸杞子の赤色との組み合わせが目にも楽しいシフォンロールです。

材　料　20cmのシフォンロール1本分

- 粟　　　　　　　　　　　　　　　10g
- 小松菜（葉の部分を多めに）　　　100g
- 卵　　　　　　　　　　　　　　　3個
- 枸杞子　　　　　　　　　　　　　15g
- 生クリーム　　　　　　　　　　　50ml
- 薄力粉　　　　　　　　　　　　　60g
- レモン汁　　　　　　　　　　　　大さじ1
- 豆乳　　　　　　　　　　　　　　60ml
- サラダ油　　　　　　　　　　　　50g
- グラニュー糖　　　　　　　　　　35g

下準備

- 卵は卵黄と卵白に分け、それぞれ別のボウルに入れておく。
- 枸杞子は少量の水で戻し、水けをきっておく。
- 天板にクッキングシートを敷いておく。
- 作り方1を終えたら、オーブンを190℃に温めておく。

作り方

1. 小鍋に粟と水150mlを入れて火にかけ、沸騰したら蓋をして弱火で20分煮る。火を止め、しばらく蒸らす。
2. 小松菜はゆでて水けをしぼり、細かく切る（80gほどになる）。レモン汁、豆乳、半量のサラダ油と一緒にミキサーにかける。
3. 卵黄をほぐし、2と残りのサラダ油、薄力粉をふるい入れ、1を加えてよく混ぜる。
4. 卵白の入ったボウルにグラニュー糖30gを加えてしっかり泡立てる。
5. 3に4を加えて混ぜ合わせ、枸杞子を散らして軽く混ぜる。
6. 天板に4の生地を20cm四方に平らに流し入れ、190℃のオーブンで13分ほど焼く。焼けたらシートをそっとはがし、粗熱を取る。
7. 生クリームに残りの砂糖5gを加えて泡立てる。
8. はがしたシートの上に生地を置き、7〜8本のごく浅い切り込みを入れ、生クリームを塗る。手前から力を入れずにシートを使ってそっと巻き、最後にラップでくるむ。冷蔵庫でしばらく休ませ、形を整えて6〜7つに切る。

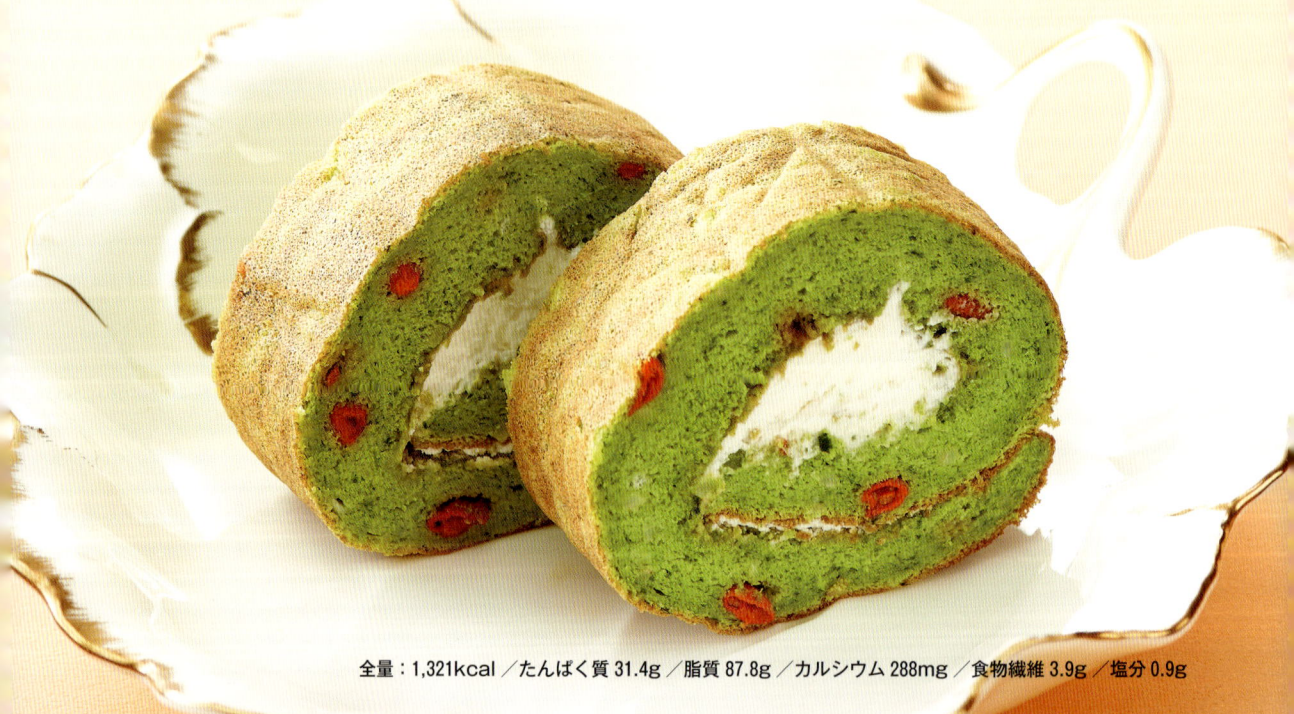

全量：1,321kcal／たんぱく質31.4g／脂質87.8g／カルシウム288mg／食物繊維3.9g／塩分0.9g

麦門冬入り
苺のシャルロット
(ばくもんどう)

滋陰潤肺 陰液を滋養し、肺を滋潤します

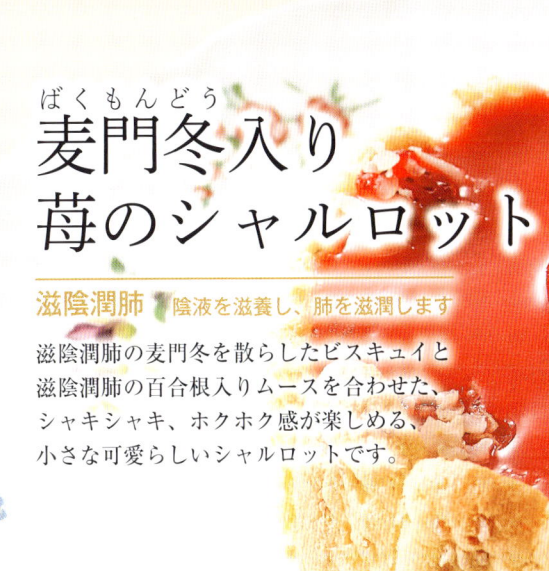

滋陰潤肺の麦門冬を散らしたビスキュイと滋陰潤肺の百合根入りムースを合わせた、シャキシャキ、ホクホク感が楽しめる、小さな可愛らしいシャルロットです。

陰虚

全量：546kcal／たんぱく質 20.7g／脂質 11.4g／カルシウム 201mg／食物繊維 5g／塩分 0.4g

材　料　直径12cmのセルクル型1台分

ビスキュイ
- 麦門冬‥‥‥‥‥‥‥‥‥‥5g
- A
  - 卵黄‥‥‥‥‥‥1個分（20g）
  - グラニュー糖‥‥‥小さじ2弱
- B
  - 卵白‥‥‥‥‥‥1個分（40g）
  - グラニュー糖‥‥‥‥‥大さじ1
- 薄力粉‥‥‥‥‥‥‥‥‥‥25g

苺ムース
- 苺‥‥‥‥‥‥‥‥‥‥‥160g
- 百合根‥‥‥‥‥‥‥‥‥‥40g
- 牛乳‥‥‥‥‥‥‥‥‥‥120ml
- 麦門冬の煎じ汁‥‥‥‥‥50ml
- グラニュー糖‥‥‥‥‥‥‥20g
- レモン汁‥‥‥‥‥‥‥小さじ2
- 粉ゼラチン‥‥‥‥‥‥‥‥5g

下準備

- 麦門冬は水100mlに1時間浸し、弱火で半量になるまで煎じて漉す。麦門冬は粗みじん切りにしておく。
- 薄力粉はふるっておく。
- 百合根は1片ずつほぐして、汚れた部分は取り除いて蒸しておく。
- ゼラチンは水25mlにふり入れてふやかし、冷蔵庫に入れておく。
- 天板にクッキングシートを敷いておく。
- オーブンは180℃に温めておく。

作り方

——ビスキュイ

1 ボウルにAを入れ、クリーム状になるまで泡立て器でよく混ぜる。
2 別のボウルにBを入れ、しっかり泡立てメレンゲを作る。
3 1に2を加え、ゴムべらでふんわり混ぜ、薄力粉を加え混ぜる。
4 1cmの丸口金をつけた絞り袋に3を入れ、天板の上に、側面用（縦8cm、幅20cmの長方形になるように）、底面用（直径10cmの円形になるように外側からくるくると渦巻状に）を絞り出す。
5 4の表面に粗みじん切りにした麦門冬（飾り用に少し取り置く）をふり、180℃のオーブンで10分焼く。焼き上がったら、長方形のビスキュイが4×20cmになるよう2等分に切っておく。

——苺ムースと仕上げ

1 苺（飾り用に少し取り置く）、グラニュー糖、レモン汁をミキサーにかけ、1/3量は上にかけるソース用、残りはムース用に分ける。
2 牛乳と麦門冬の煎じ汁50mlを混ぜて温め、ふやかしたゼラチンを入れてなめらかに混ぜ、1の苺ムース用と百合根（飾り用に少し取り置く）を加え冷ます。
3 セルクル型の側面に長方形のビスキュイを貼りつけ、底に円形のビスキュイを敷き、2を流し入れ、冷やし固める。
4 上に1の苺ソースをかけて平らにのばし、飾り用に取り置いた苺、百合根、麦門冬を飾る。

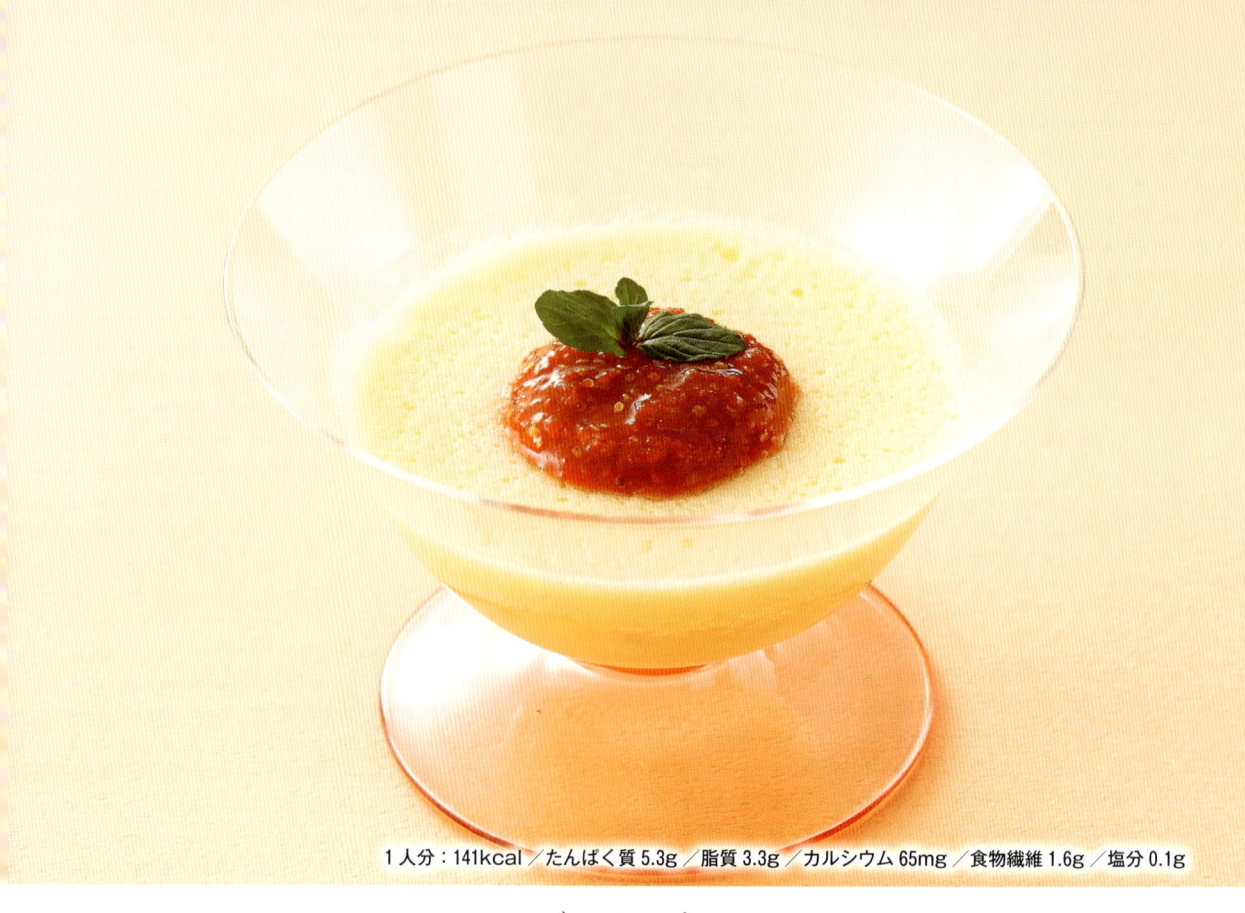

1人分：141kcal／たんぱく質 5.3g／脂質 3.3g／カルシウム 65mg／食物繊維 1.6g／塩分 0.1g

百合根ムース 枸杞子(くこし)ソース添え

滋陰潤肺　陰液を滋養し、肺を滋潤します

滋陰の卵と百合根を使った口当たりのよいさっぱりとした軽いムースです。
滋陰潤肺の枸杞子で作った鮮やかな赤色のソースは肺をしっかり潤します。

材料

百合根	60g
枸杞子	15g
卵	1/2個
牛乳	100ml
粉ゼラチン	2g
蜂蜜	大さじ1
薄荷	少々
砂糖	大さじ1

作り方

1. 枸杞子は水50mlに浸して戻す。ゼラチンは水大さじ1と1/2にふり入れてふやかしておく。
2. 百合根は1片ずつほぐし、汚れた部分を取り除き、蒸して裏漉しする。
3. ボウルに卵白を泡立て、白っぽくなったら砂糖を3回に分けて加え、メレンゲを作る。
4. 鍋に卵黄と蜂蜜を合わせ、牛乳を加え、弱火でかき混ぜながら温める。途中で2の百合根を加えて混ぜ、かすかにとろみがついたら、1のゼラチンを入れて溶かす。
5. 4をボウルに移し、ボウルの底を氷水にあてて冷やす。とろみが出てきたら3のメレンゲの1/4量を加えよく混ぜる。残りのメレンゲも加えて混ぜ、水でぬらした器に流し入れ、冷蔵庫で冷やし固める。
6. 枸杞子は浸し汁ごとフードプロセッサーにかけ、砂糖を加えてソースにし、ムースの上にかけ、薄荷を飾る。

黒胡麻とココナッツミルクのお汁粉
夏枯草茶添え

滋陰清熱　陰液を滋養し、熱を冷まします

滋陰の黒胡麻と清熱のココナッツミルクのお汁粉で体を潤します。
陰虚体質の症状としてよく現われるほてりを鎮めるため、清熱作用のある夏枯草茶と一緒にどうぞ。

材料

黒すり胡麻	50 g
ココナッツミルク（缶）	200 ml
枸杞子	適量
白玉粉	50 g
蜂蜜	大さじ2〜
夏枯草	10 g

作り方

1. 黒すり胡麻とココナッツミルクを鍋に入れて混ぜ、火にかける。温まったら蜂蜜を好みの量加える。
2. 枸杞子は少量の水で戻す。
3. 白玉粉に水を適宜加えながら耳たぶくらいのやわらかさになるまでこねる。小さくまるめて団子を作り、真ん中を少しくぼませ、沸騰した湯でゆでて冷水にとり、ざるにあける。
4. 温めた1を器に入れ、3の白玉団子、2の枸杞子を加える。

――夏枯草茶

1. 夏枯草10 gを水600 mlで20分ほど煎じる。
2. 1を器に注ぎ、汁粉に添える。

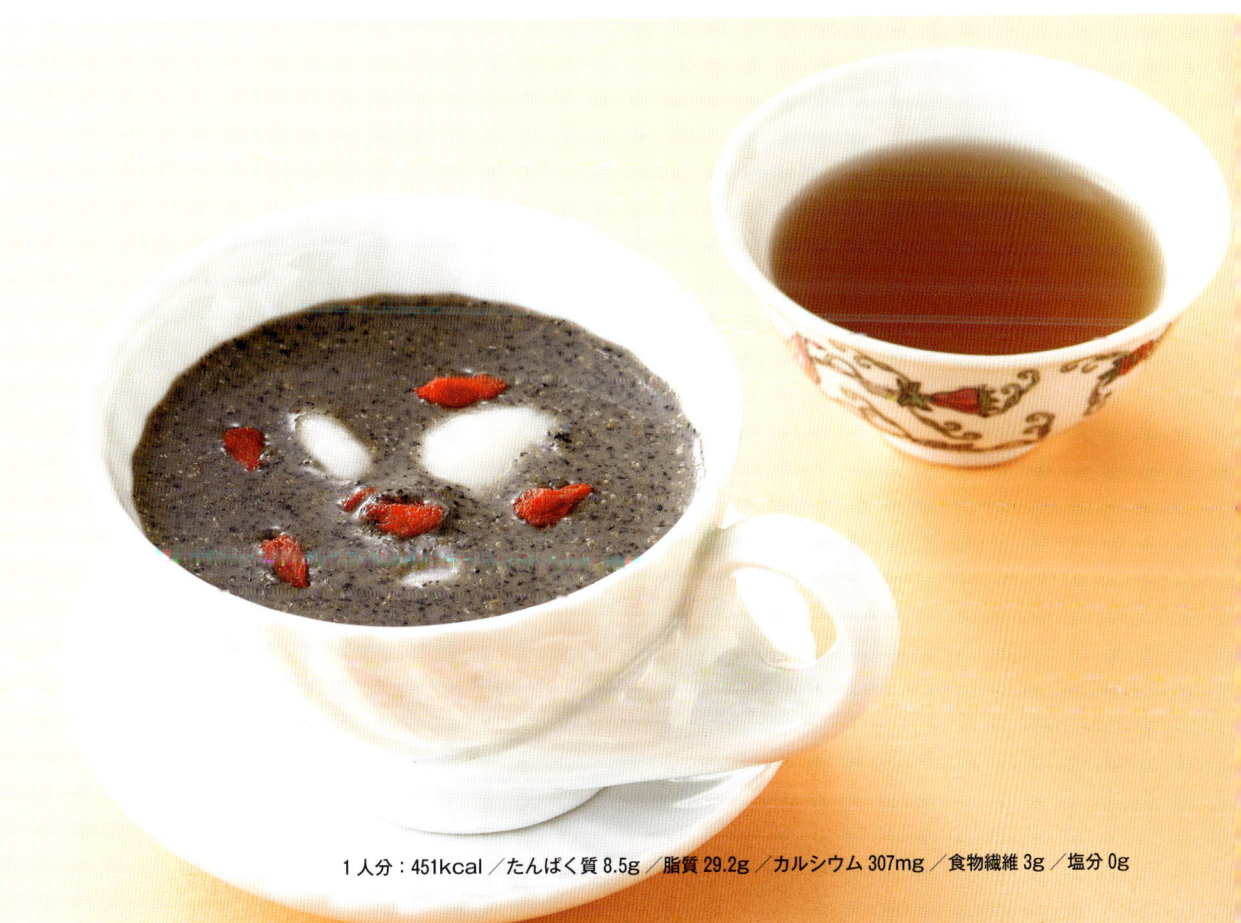

陰虚

1人分：451kcal／たんぱく質8.5g／脂質29.2g／カルシウム307mg／食物繊維3g／塩分0g

麦門冬入り長芋かん 苺添え
ばくもんどう

滋陰潤肺　陰液を滋養し、肺を滋潤します

滋陰の麦門冬、枸杞子、苺、平性で補気と滋陰作用のある長芋を使った、体を潤す寒天のデザートです。麦門冬は清熱潤肺の働きがあり、肺陰不足による咳の緩和に効果的です。

材　料　プリン型2個分

麦門冬	3 g
枸杞子	5 g
長芋	100 g
苺	8 個
みかん	6 房
粉寒天	2 g
砂糖	30 g
酢	少々

作り方

1. 麦門冬は水300 mlに30分浸し、半量になるまで煎じて漉す。
2. 枸杞子は少量の水で戻し、酢少々を入れた湯で1分ゆで、水けをきっておく。
3. 長芋は皮をむいて2 cm厚さに切り、ゆでて裏濾しする。
4. 鍋に1の煎じ汁、粉寒天、砂糖を入れ、よく混ぜてから火にかける。沸騰後2分煮たら、3の長芋を加え、よく混ぜて火を止める。
5. 4の粗熱が取れたら2の枸杞子（飾り用に少し取り置く）を混ぜ、型に入れて冷やし固める。
6. 型からはずして器に盛り、半分に切った苺と薄皮をむいたみかん、枸杞子を飾る。

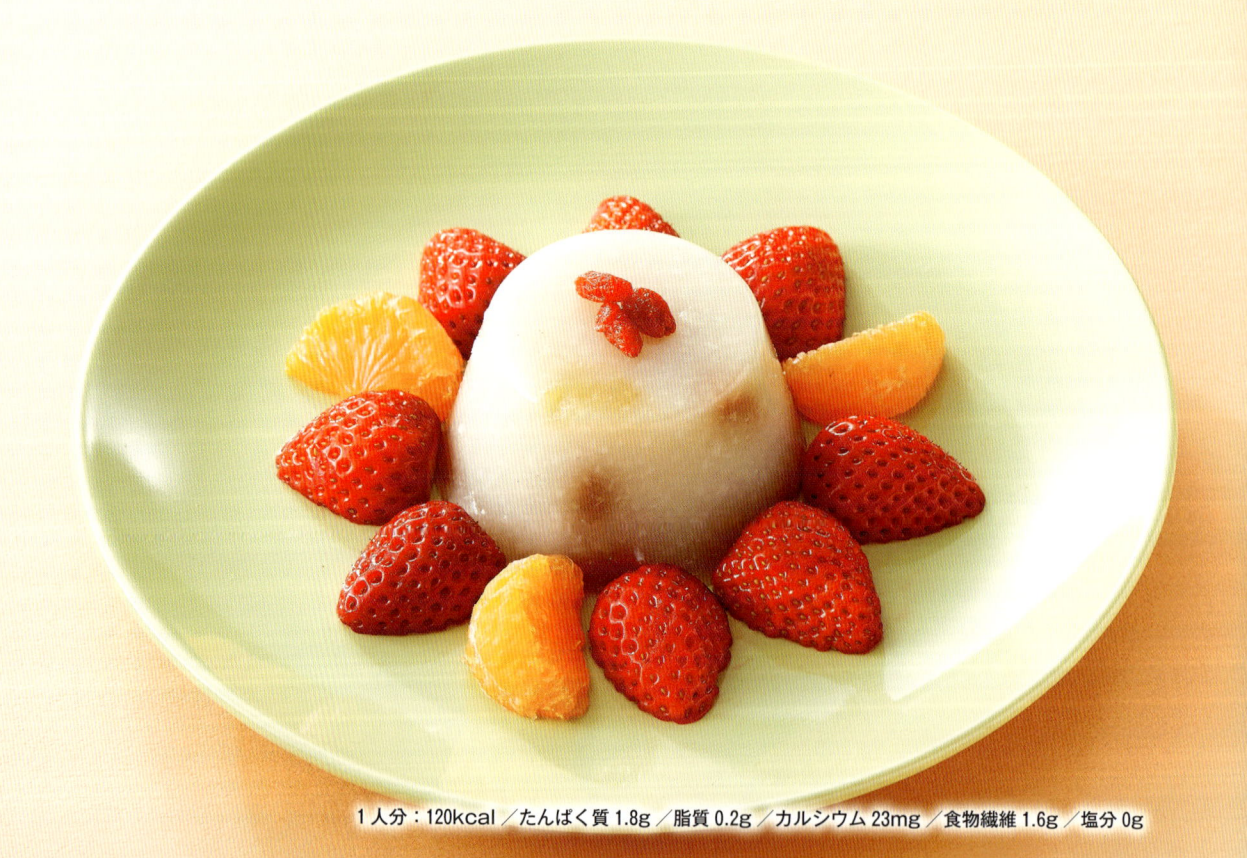

1人分：120kcal／たんぱく質1.8g／脂質0.2g／カルシウム23mg／食物繊維1.6g／塩分0g

5

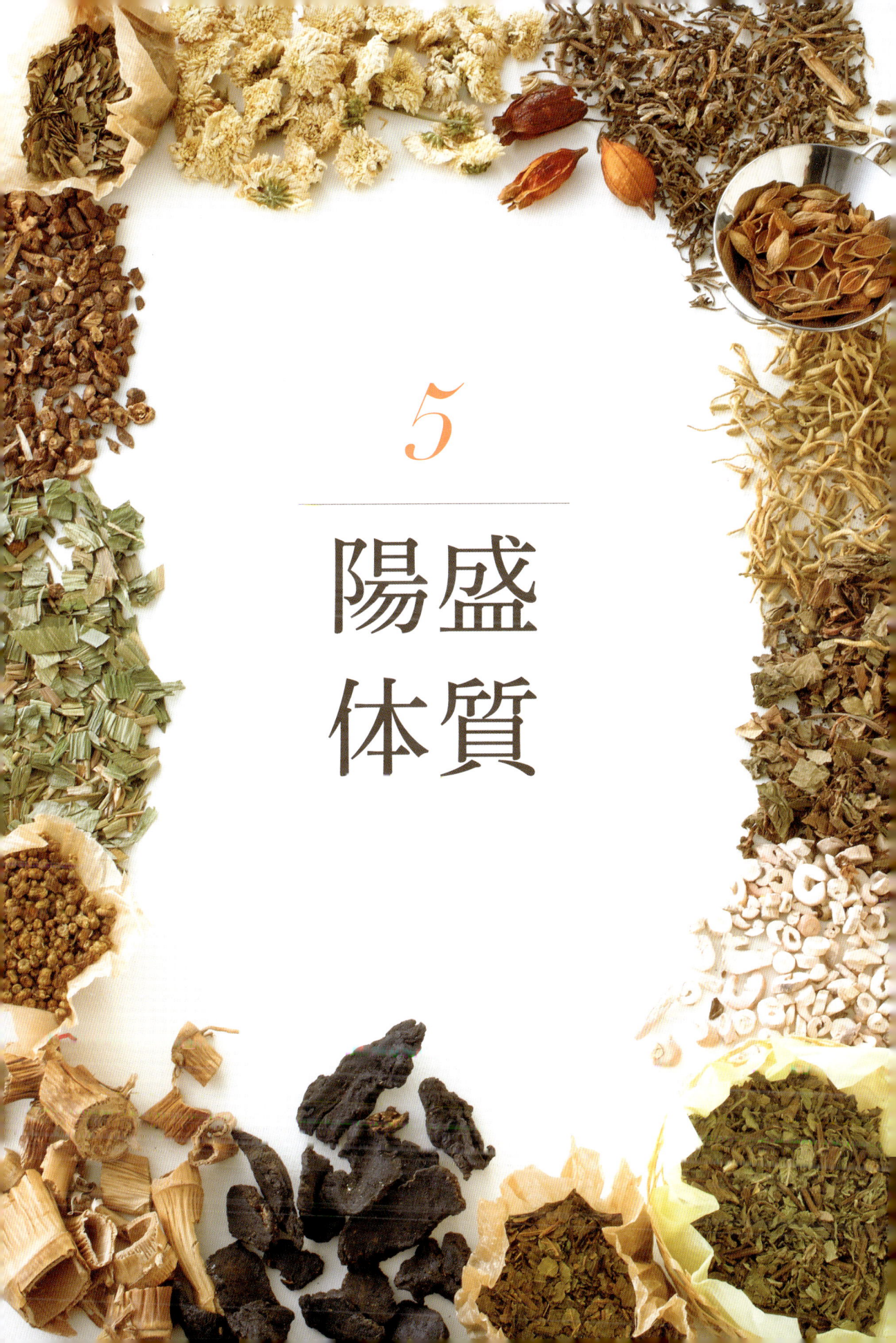

陽盛体質

陽盛体質とは？

臓腑の働きが強盛な体質です。
陰陽のバランスがくずれ、
陽が強い状態のため、
体内に熱がこもっています。

体質を知る
陽盛体質の特徴

まずは、陽盛体質の代表的な特徴を知りましょう。

症状	赤ら顔、声が高い、呼吸が荒い、汗をかきやすい、口渇、食欲旺盛、冷たいものや脂っこいものを好む、にきびができやすい、便が臭い、便秘、排尿時に熱感がある、尿の色が濃い	生理（女性の場合）	周期が早まる、経血量が多い・色が赤い
舌	舌質紅（濃いピンク色）、舌尖紅（舌の先が赤っぽい）、舌苔が黄色	脈	洪大（強い）、数（脈拍は1呼吸につき5回以上）

不調はどこから？
陽盛体質の分析

体質の特徴には、五臓六腑の状態が大きく関連しています。
陽盛体質にとくに関係の深い、「心」「肝」「胃」「大腸」についてみていきましょう。

心　心は、万物を木・火・土・金・水のどれかに分類する五行説によると火に属し、熱になりやすいという特徴があるため、赤ら顔、口渇、尿の色が濃い、便秘などの症状が出ます。また、熱によりにきびができやすくなるほか、興奮しやすい、眠りが浅いなどの症状も現れます。また、心火が舌に通じ、口内炎も出やすくなります。

肝　肝の熱が高ぶることにより、熱が経絡に充満し、せっかち、怒りっぽいなどの症状が現われます。また、頭痛やめまい、耳鳴り、目の充血やかすみ、脇の熱感や痛みといった症状も現われます。さらに、肝と関係の深い精神が、熱により興奮状態となり、眠りが浅い、夢をよくみるといった症状も出ます。

胃　胃の働きが強く、熱をもち高ぶっているため、口渇、口臭、冷たいものを好むといった症状が現れます。また、胃熱が旺盛になることにより歯ぐきの出血や痛み、熱が水を消耗することにより尿の量が少ない・色が濃い、便秘の症状が出やすくなります。また、臓腑の働きが強いことで消化が早くなり、食欲旺盛となります。

大腸　腸に熱がこもると、腸の働きを低下させ、便が臭い、便秘、腹痛といった症状を引き起こし、排泄できない状態になります。するとこもった熱は上に上がり、口臭、口渇、めまいなどの症状が現れます。

体質改善を目指す
陽盛体質の薬膳処方

陽盛体質を改善するための基本的な薬膳処方を紹介します。
体質の分析と薬膳処方をもとに食薬を選びます。

清熱（せいねつ）
熱を冷ます。

陽が強く、体内に熱がこもっているため、体の内側から熱を冷ます「清熱類」の食薬を選びます。とくに、「口渇」「便秘」といった症状がある場合におすすめです。寒性または涼性の性質をもっています。さらに、分析をもとに帰経の合う食薬を選びます。

辛涼解表（しんりょうげひょう）
体表の熱を取り除く。

体表の熱による「赤ら顔」「汗をかきやすい」症状がある場合は、発汗により熱を取り除く「辛涼解表類」の食薬を加えます。涼性や辛味の性質をもっています。さらに、分析をもとに帰経の合う食薬を選びます。食薬の性質は、涼性・寒性／苦味・鹹味がおすすめです。

▶清熱類の食薬は p.112、辛涼解表類の中薬は p.115。

体質改善を実践
陽盛体質の立膳

薬膳処方にもとづき、食薬を組み合わせて作った薬膳料理の具体的な治療の方法を「立膳」といいます。本書では、レシピ名の下にそれぞれの立膳を記載しています。ここでは、陽盛体質におすすめの立膳の内容を解説します。

清熱瀉火の「清熱」は熱を冷ますこと、「瀉火」は過剰な熱を改善することを意味します。

清胃瀉火の「清胃」は胃の熱を冷ますことを表し、同様に、**清肝瀉火**の「清肝」は肝の熱を冷ますことを表します。

清熱通便、**清肝瀉火通便**、**清熱瀉火通便**の「通便」は便通をよくすること。陽盛体質の症状である便秘の改善につとめます。**清熱利尿**の「利尿」は余分な水分を尿として排泄することですが、尿とともに熱も排泄させるため効果的です。

清熱生津の「生津」とは津液を生じさせること。熱が盛んになることにより消耗された津液を補います。

生津止渇の「止渇」とは渇きを止めること。とくに熱による乾燥の症状におすすめです。

陽盛体質におすすめの**薬膳料理**

陽盛体質をにおすすめの立膳をもつ薬膳料理は p.116 から。

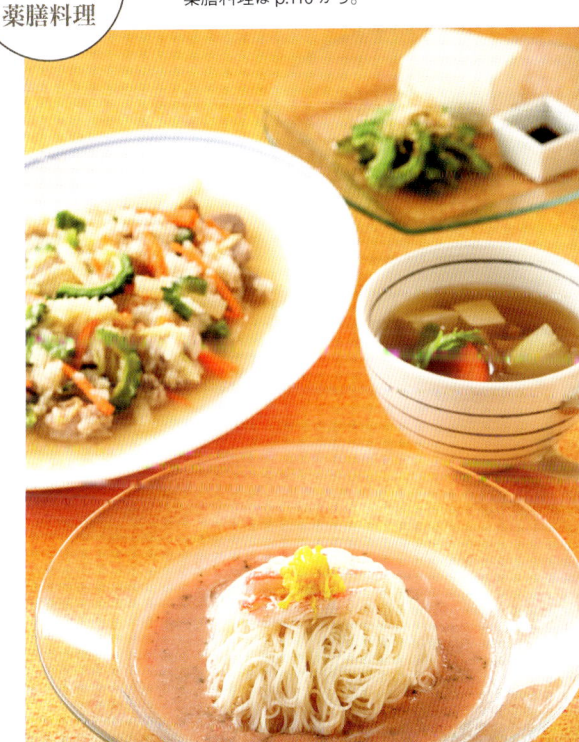

陽盛体質におすすめの食薬

(本ページの見方は p.9 を、体質の概要は p.110 を参照してください。)

熱を冷ます
清熱類の食材

白菜
性味 平／甘　**帰経** 胃・大腸
期待される効能
清熱除煩：熱を取り除き、煩躁（落ち着かない症状）を解消する。
通利腸胃：胃腸の働きを通暢させて排便を促す。

セロリ、せり
性味 涼／甘・辛　**帰経** 肺・胃
期待される効能
清熱利尿：熱を取り除き、排尿作用により熱を排泄させる。
涼血止血：血熱を取り除き、止血する。

トマト
性味 微寒／甘・酸
帰経 肝・脾・胃
期待される効能
清熱解毒：熱を取り除き、体に害となる毒を取り除く。
生津止渇：津液を生じさせ、口渇を止める。
健胃消食：胃の働きを高め、消化を促進させる。

きゅうり
性味 涼／甘
帰経 脾・胃・大腸
期待される効能
清熱解毒：熱を取り除き、体に害となる毒を取り除く。
利水消腫：排尿作用により余分な水湿を排泄させ、むくみを取り除く。
潤膚美容：皮膚を潤して美しく整える。

苦瓜（にがうり）
性味 寒／苦　**帰経** 心・脾・胃
期待される効能
清暑止渇：暑熱を取り除き、口渇を止める。
清肝明目：肝の熱を取り除き、目の不調を改善する。

ズッキーニ
性味 寒／甘　**帰経** 肺・胃・腎
期待される効能
清熱生津：熱を取り除き、津液を生じさせる。
潤肺止渇：肺を潤し、口渇を止める。
消腫散結：腫塊やむくみを消散させる。
利尿通淋：湿熱による排尿痛、排尿不暢を改善する。

こんにゃく
性味 寒／辛・甘
帰経 肺・脾・胃・大腸
期待される効能
清熱解毒：熱を取り除き、体に害となる毒を取り除く。
消腫散結：腫塊やむくみを消散させる。
通便：便通を改善する。

りんご
性味 涼／甘・微酸
帰経 脾・胃・心
期待される効能
清熱生津：熱を取り除き、津液を生じさせる。
清肺止瀉：肺の熱を取り除き、下痢を改善する。

西瓜（すいか）
性味 寒／甘
帰経 心・胃・膀胱
期待される効能
清熱解暑：熱を取り除き、暑熱を解消する。
除煩止渇：煩躁を解消し、口渇を止める。
利尿：排尿作用により余分な水湿を排泄させ、排尿不暢を通暢させる。

バナナ
性味 寒／甘　**帰経** 胃・大腸
期待される効能
清熱潤腸：熱を取り除き、腸を潤し排便を促進する。
解毒：体に害となる毒を取り除く。

清熱類の食材

1：白菜
2：バナナ
3：豆腐
4：素麺
5：菊花
6：苦瓜
7：きゅうり
8：ズッキーニ
9：菱(ひしの実)
10：りんご
11：セロリ
12：緑豆
13：トマト

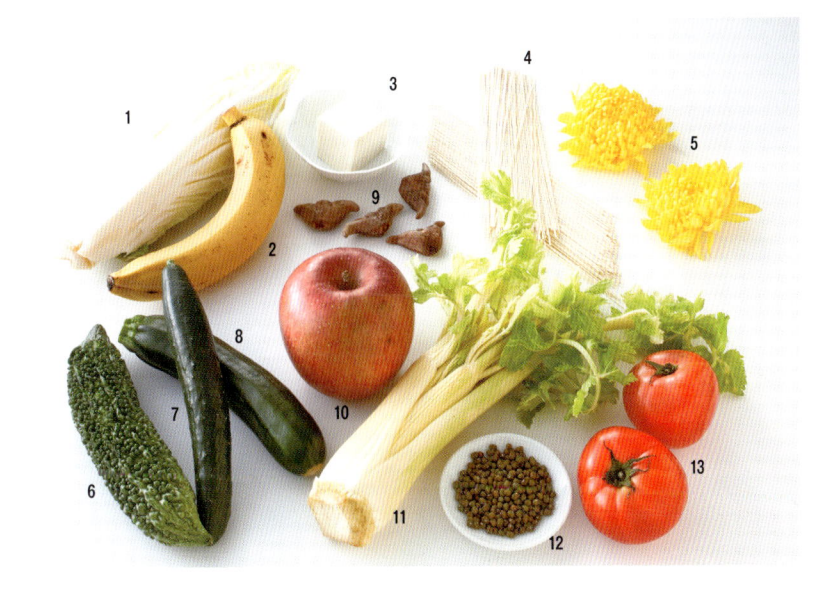

陽盛

椰子(ココナッツ)
性味 平/甘　**帰経** 心・脾
期待される効能
清暑解渇：暑熱を取り除き、口渇を解消する。
利尿止瀉：排尿作用により余分な水湿を排泄させ、腸内の水分も消除して下痢を改善する。
行気消積瀉下：気の巡りを促進し、胃腸に停滞する飲食物を取り除いて消化促進をはかり、排便を促進する。

蜆
性味 寒/甘・鹹　**帰経** 肝
期待される効能
清熱解毒：熱を取り除き、体に害となる毒を取り除く。
利水退黄：排尿作用により余分な水湿を排泄させ、黄疸症状を改善する。

蟹
性味 寒/鹹　**帰経** 肝・胃
期待される効能
清熱散血：熱を取り除き、瘀血を消散させる。

豆腐
性味 寒/甘
帰経 脾・胃・大腸
期待される効能
清熱解毒：熱を取り除き、体に害となる毒を取り除く。
益気和中：気を益し、中焦に属する脾胃の働きを整える。
生津潤燥：津液を生じさせ、体を滋潤する。

緑豆
性味 涼/甘　**帰経** 心・胃
清熱解毒：熱を取り除き、体に害となる毒を取り除く。
解暑生津：暑熱を解消し、津液を生じさせる。

大麦
性味 涼/甘・鹹　**帰経** 脾・胃
期待される効能
清熱消食和胃：熱を取り除き、消化を促進して胃の働きを整える。
利水消腫止瀉：排尿作用により余分な水湿を排泄させ、むくみを取り除き、下痢を改善する。

小麦
(薄力粉・強力粉・全粒粉含む)
性味 涼/甘　**帰経** 心・脾・腎
期待される効能
清熱除煩：熱を取り除き、煩躁を解消する。
養心安神：血を養い、心を補って精神を安定させる。
補益脾胃：脾と胃を補益する。

粟
性味 涼/甘・鹹
帰経 腎・脾・胃
期待される効能
清熱和中益腎：熱を取り除き、脾胃の働きを整え、腎を補益する。
利尿通淋：湿熱による排尿痛、排尿不暢を改善する。

茶葉(生の茶葉)

性味 涼/苦・甘
帰経 心・肺・胃

生津止渇：津液を生じさせ、口渇を止める。
清熱解毒：熱を取り除き、体に害となる毒を取り除く。
去湿利尿：湿邪を取り除き、排尿作用により余分な水湿を排泄させる。
消食止瀉：消化を促進し、下痢を改善する。
清心提神：心の熱を取り除き、精神の働きを活発にする。

さらに……

茭白（まこも）、山東菜（さんとんさい）、じゅん菜、水菜、菱（ひし）、菊花脳（きくかのう）、さとうきび、メロン、キウイフルーツ、マンゴー、カラス貝、湯葉、黍（きび）など。

清熱類の中薬

荷葉（はすの葉）(かよう)

性味 平/苦　**帰経** 肝・脾・胃

期待される効能

清熱解暑：熱を取り除き、暑熱を解消する。
昇発清陽：陽気を上昇させ、発散させる。
止血：出血を止める。

竹葉(ちくよう)

性味 寒/甘 淡
帰経 心・肺・胃

期待される効能

清熱除煩：熱を取り除き、煩躁を解消する。
生津利尿：津液を生じさせ、排尿作用により余分な水湿を排泄させる。

山梔子（クチナシの実）(さんしし)

性味 寒/苦
帰経 心・肺・胃・三焦

期待される効能

瀉火除煩：臓腑の火熱症状を取り除き、煩躁を解消する。
清熱利水：熱を取り除き、排尿作用により余分な水湿を排泄させ、排尿不暢を改善する。
涼血解毒：血熱を取り除き、体に害となる毒を取り除く。

夏枯草（ウツボグサ）(かごそう)

性味 寒/苦・辛　**帰経** 肝・胆

期待される効能

清瀉肝火：肝の火熱症状を取り除く。
消散鬱結：痰火鬱結の固まりを消散させる。

決明子（ハブ）(けつめいし)

性味 微寒/甘・苦
帰経 肝・大腸

期待される効能

清肝明目：肝の熱を取り除き、目の不調を改善する。
潤腸通便：腸を潤し、便通を改善する。

清熱類 辛涼解表類の中薬

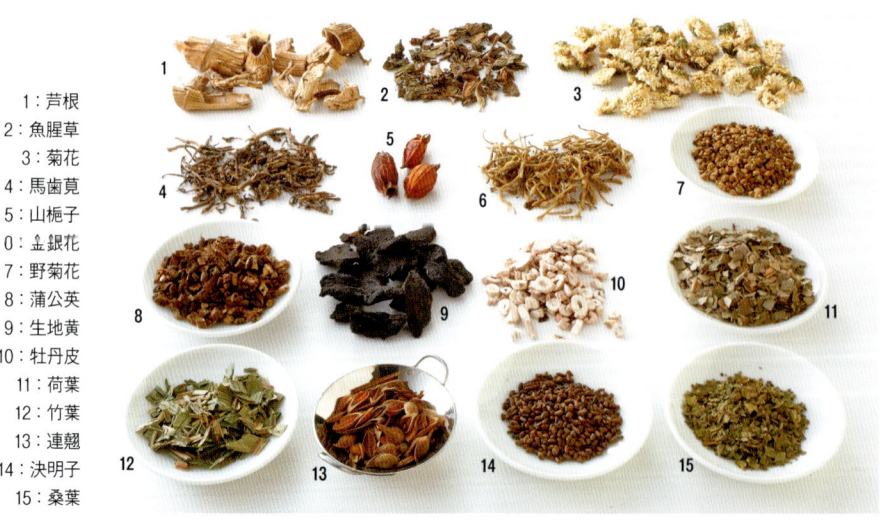

1：芦根
2：魚腥草
3：菊花
4：馬歯莧
5：山梔子
6：金銀花
7：野菊花
8：蒲公英
9：生地黄
10：牡丹皮
11：荷葉
12：竹葉
13：連翹
14：決明子
15：桑葉

陽盛

金銀花（スイカズラ）
性味　寒／甘
帰経　肺・胃・大腸
期待される効能
清熱解毒：熱を取り除き、体に害となる毒を取り除く。
疏散風熱：風熱邪気を取り除く。

魚腥草（ドクダミ）
性味　微寒／辛　帰経　肺・肝
期待される効能
清熱解毒：熱を取り除き、体に害となる毒を取り除く。
消癰排膿：腫れ、赤み、熱、痛みのあるできものや固まりを消散させ、膿を排除する。
利尿通淋：湿熱による排尿痛、排尿不暢を改善する。

蒲公英（タンポポ）
性味　寒／苦・甘　帰経　肝・胃
期待される効能
清熱解毒：熱を取り除き、体に害となる毒を取り除く。
消癰散結：腫れ、赤み、熱、痛みのあるできものや固まりを消散させる。
利尿通淋：湿熱による排尿痛、排尿不暢、血尿を改善する。

板藍根
性味　寒／苦　帰経　心・肺
期待される効能
清熱解毒：熱を取り除き、体に害となる毒を取り除く。
涼血利咽：熱邪の侵襲により生じた血熱を取り除き、咽頭部の熱を取る。

生地黄
性味　寒／甘・苦
帰経　心・肝・腎
清熱涼血：熱を取り除き、血熱を取り除く。
養陰生津：陰液を滋養し、津液を生じさせる。

……さらに……
知母、蓮心、淡竹葉、芦根、天花粉、谷精草、牡丹皮、紫草、馬歯莧、敗醤草、連翹、青果、地骨皮、青蒿など。

辛涼解表類の中薬
体表の邪気を取り除く

菊花
性味　微寒／辛・甘・苦
帰経　肝・肺
期待される効能
疏風清熱：発汗により体表に侵襲した風邪を取り除く。
清肝明目：肝の熱を取り除き、目の不調を改善する。
清熱解毒：熱を取り除き、体に害となる毒を取り除く。

薄荷（ミント）
性味　涼／辛　帰経　肝・肺
期待される効能
疏風清熱：発汗により体表に侵襲した風邪を取り除く。
清利頭目：頭部の熱を取り除き、目の不調を改善する。
宣毒透疹：発疹を促し、毒を体外に排泄させる。
疏肝解鬱：肝気を疎通、発散させ、鬱状態を改善する。

葛根（くず）
性味　涼／辛・甘　帰経　脾・胃
期待される効能
発表解肌：発汗により邪気による皮膚や筋肉の不調を取り除く。
昇陽透疹：陽気を発散し、発疹を促す。
解熱生津：熱を下げ、津液を生じさせる。

桑葉
性味　寒／苦・甘　帰経　肺・肝
期待される効能
疏風清熱：発汗により体表に侵襲した風邪を取り除く。
清肝明目：肝の熱を取り除き、目の不調を改善する。

……さらに……
牛蒡子、淡豆豉など。

蟹と葛きりのサラダ すっぽんスープジュレ

清肝瀉火　肝熱を冷まし、過剰な熱の改善をはかります

清熱類の蟹、トマト、セロリ、せり、辛涼解表類の葛きり（葛根）、菊花は肝胃の熱を取り、滋陰類の鼈は熱により消耗した津液を滋養します。

材料

- 蟹（缶）……………………1缶（約100g）
- 葛きり（乾）……………………………20g
- セロリ……………………………………1/2本
- せり………………………………………20g
- ミニトマト………………………………5個
- 菊花………………………………………6g
- すっぽんスープ（缶）……………1本（180ml）
- 粉ゼラチン………………………………5g
- りんご酢………………………………小さじ2
- 塩…………………………………………少々

作り方

1. 葛きりは袋の表示通りにゆで、3cm長さに切る。菊花は水で戻し、花びらをはずす。ゼラチンは表示通りにふやかしておく。
2. セロリは3cm長さの千切り、せりは3cm長さに切り、ミニトマトは縦4つに切る。
3. すっぽんスープ180mlに水20mlを加えて火にかけ、沸騰したらふやかしたゼラチンを加えて溶かし、バットに流し入れる。粗熱が取れたら冷蔵庫で固め、ジュレを作る。
4. ボウルに1の葛きり、2の野菜、蟹（汁ごと）、りんご酢、塩を加えてよく混ぜ、器に盛りつける。3のジュレをくずしながらのせ、菊花を散らす。

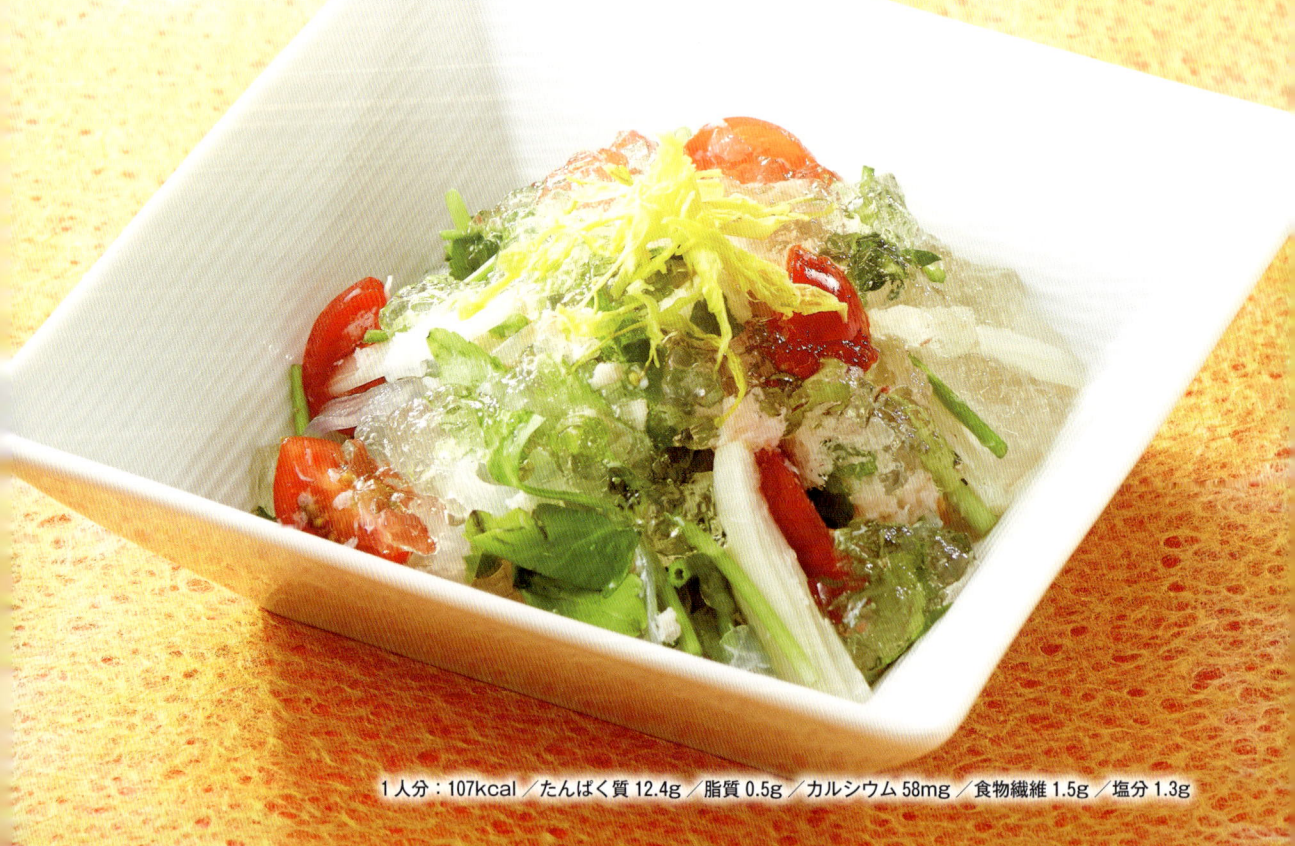

1人分：107kcal ／たんぱく質12.4g／脂質0.5g／カルシウム58mg／食物繊維1.5g／塩分1.3g

1人分：38kcal ／たんぱく質 2.3g ／脂質 0.9g ／カルシウム 18mg ／食物繊維 2.4g ／塩分 0.8g

陽盛

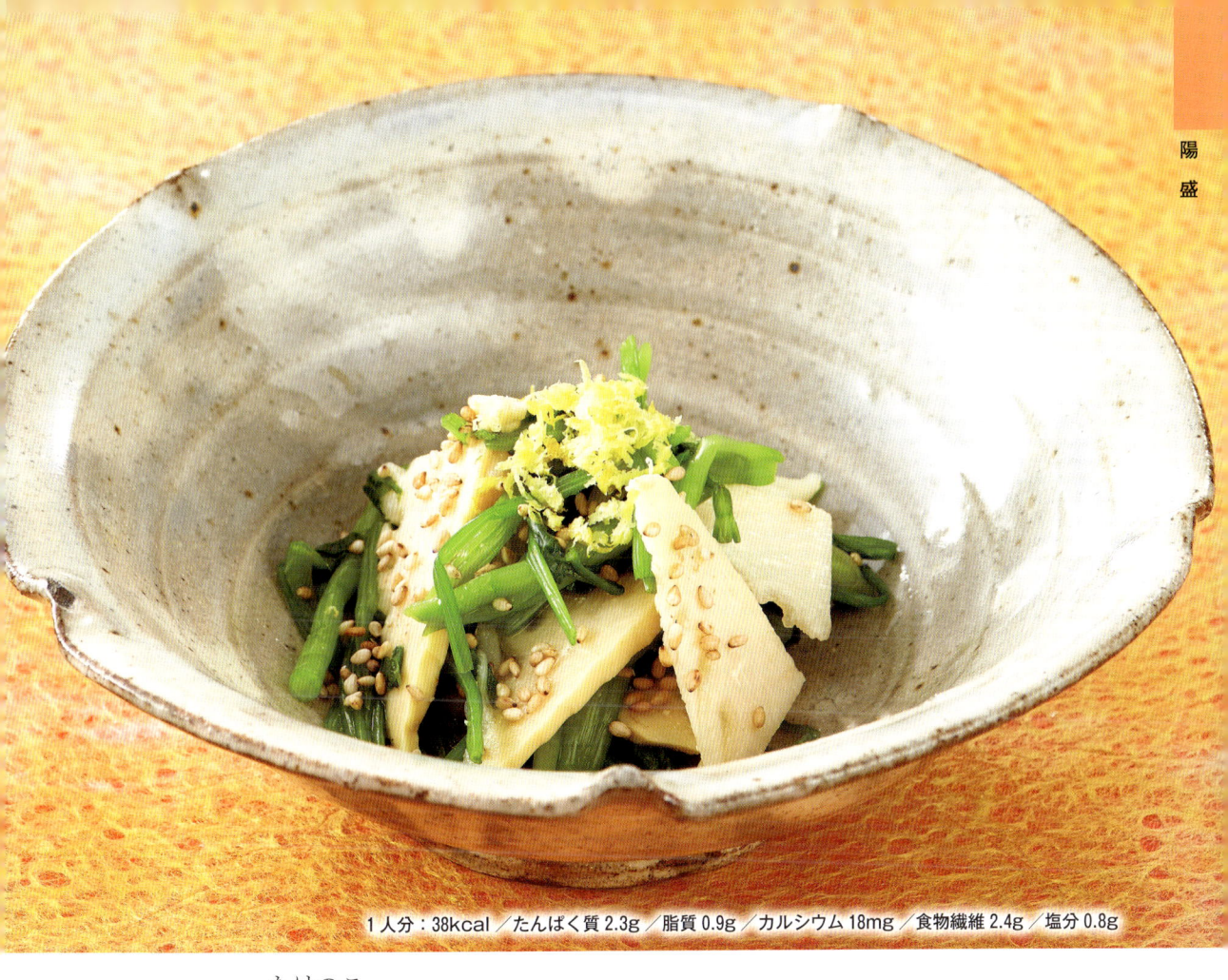

せりと筍(たけのこ)の胡麻和え　レモン風味

清熱瀉火　熱を冷まし、過剰な熱の改善をはかります

せりは肺と胃の熱を、筍は胃と大腸の熱を取ります。
また、熱の影響による赤ら顔、黄痰、口渇、便秘などの症状の改善をはかります。

材料

せり	1/2束
ゆで筍	60g
白胡麻	小さじ1
A　昆布のだし汁	大さじ1
醤油	小さじ1
塩	少々
みりん	小さじ1/2
蜂蜜	小さじ1/2
レモン汁	大さじ1
レモンの皮	適宜

作り方

1　せりはゆで、4〜5cm長さに切る。
2　筍は4〜5cm長さ、5mm厚さに切る。
3　Aの材料を合わせ、1、2、白胡麻と一緒に和える。
4　器に盛りつけ、レモンの皮をすりおろして散らす。

苦瓜と心太(ところてん)のサラダ

清熱瀉火　熱を冷まし、過剰な熱の改善をはかります

寒性で清熱作用のある苦瓜、心太（海藻）、トマト、菊花を組み合わせた
さっぱりとしてヘルシーなサラダです。

材料

苦瓜	1/2本
心太	100g
わかめ（塩蔵）	10g
ミニトマト	8個
食用菊花	2個
ドレッシング	
レモン汁	大さじ1
醤油	大さじ1
みりん	小さじ2
塩	少々

作り方

1 苦瓜は縦半分に切ってワタと種を取り除き、4cm長さに切って縦薄切りにする。熱湯に塩（分量外）を入れてさっとゆで、ざるにとって冷まし、水けを軽くしぼる。
2 菊花は花びらをはずし、さっとゆがいて水けをきっておく。
3 心太は4cm長さに切って水けをきり、1と混ぜ合わせる。
4 わかめは水で戻して熱湯をかけ、食べやすく切る。
5 器にわかめを敷き、その上に3を盛りつけ、周りに縦半分に切ったトマトを並べ、2の菊花を飾る。
6 ドレッシングの材料を混ぜ合わせて5にかける。

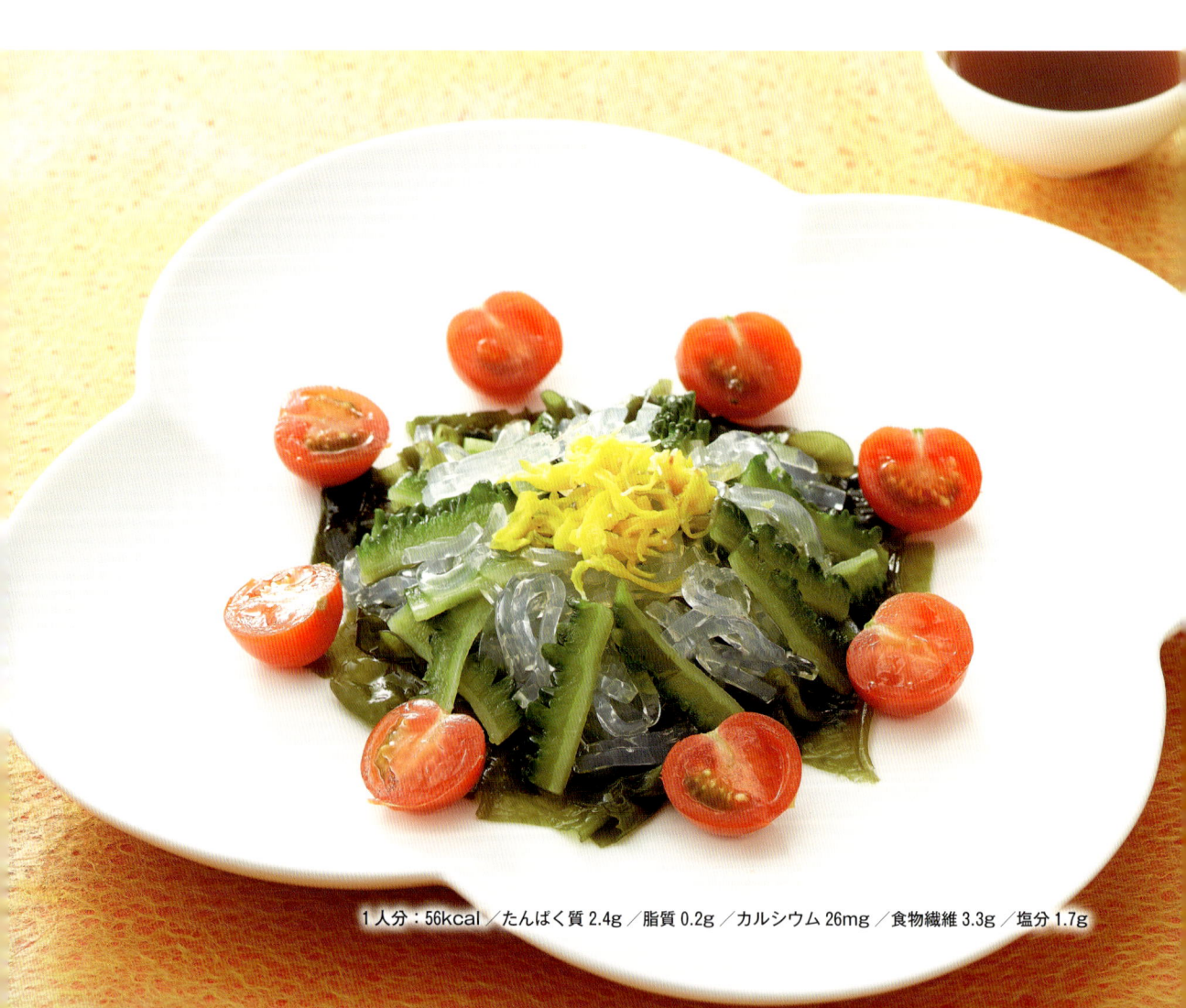

1人分：56kcal／たんぱく質2.4g／脂質0.2g／カルシウム26mg／食物繊維3.3g／塩分1.7g

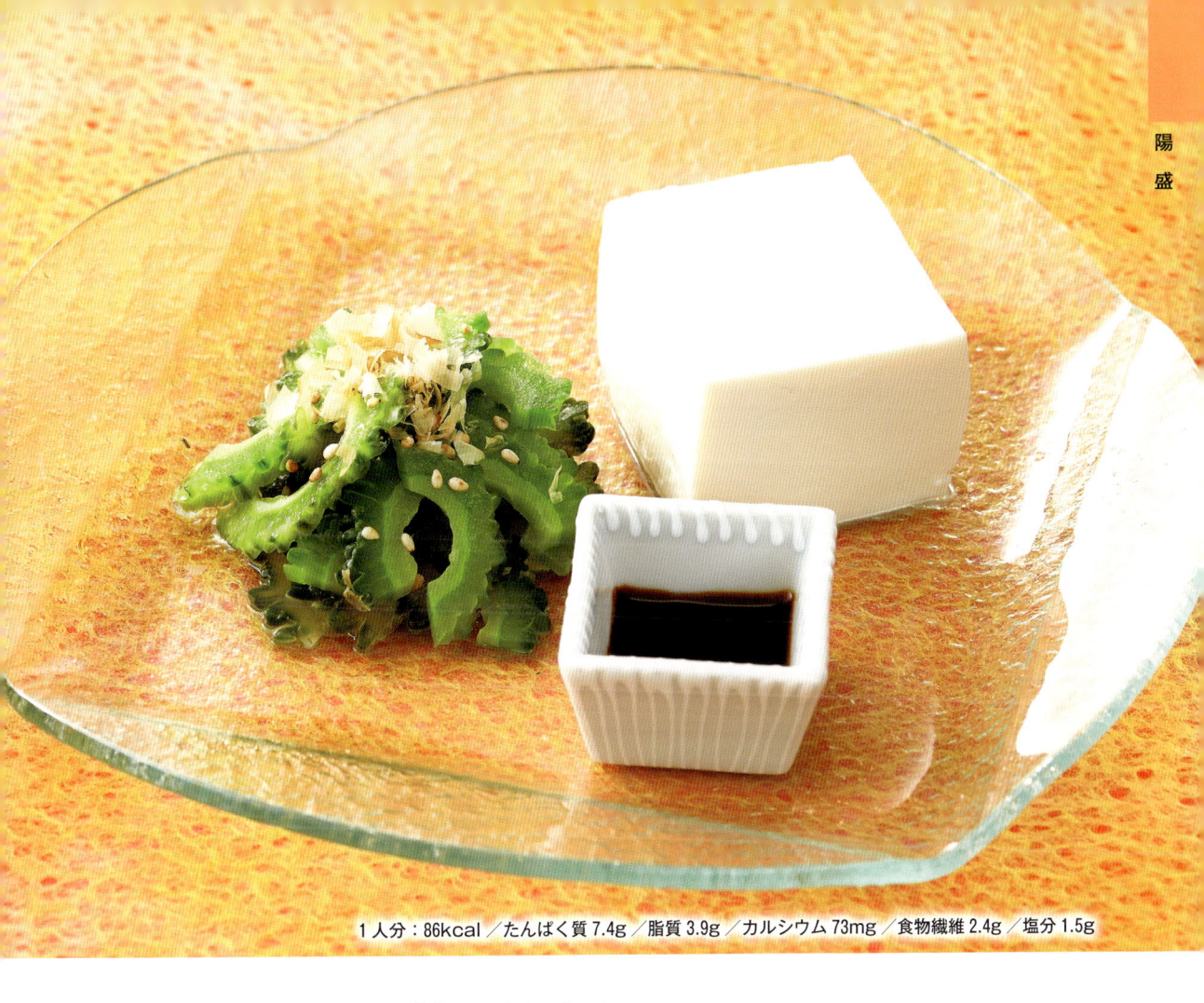

1人分：86kcal ／たんぱく質 7.4g ／脂質 3.9g ／カルシウム 73mg ／食物繊維 2.4g ／塩分 1.5g

冷やっこの苦瓜添え

清熱瀉火　熱を冷まし、過剰な熱の改善をはかります

寒性の豆腐は清熱解毒・生津潤燥、苦味のある苦瓜は清肝明目・清暑止渇の働きをもち、主に胃と大腸と心の熱を取り除きます。暑い夏の日に嬉しい、体が涼やかになる一品です。

材料

絹ごし豆腐 ……………………… 200g
苦瓜 ……………………………… 1/2本
鰹削り節 ………………………… 適量
白胡麻 …………………………… 小さじ1
昆布醤油
　醤油 …………………………… 100ml
　昆布 …………………………… 5cm
塩 ………………………………… 適量

作り方

1. 醤油に昆布を浸し、1～2日冷蔵庫に置いて昆布醤油を作っておく。
2. 豆腐は半分に切る。
3. 苦瓜は縦半分に切ってワタと種を取り除き、2mm厚さに切る。塩を加えた熱湯でさっとゆで、ざるにとって冷ます。
4. 2と3を器に盛りつけ、削り節をのせ、白胡麻をふり、昆布醤油をかけて食べる。

翠茶蟹粥
すいちゃかに

清肝瀉火　肝熱を冷まし、過剰な熱の改善をはかります

清熱解毒作用のある金銀花、緑茶を使った翠茶に緑豆を加えてお粥を炊き、
寒性で肝経に入る蟹を添えました。陽盛体質の症状であるにきびの改善も期待できます。

材料

粳米	1/2カップ
緑豆	15g
蟹（缶）	30g
昆布	7g
金銀花	4g
緑茶	5g
塩	適量

作り方

1　緑豆はかぶるくらいの水に1時間ほど浸しておく。米は洗って水に30分浸しておく。

2　金銀花と昆布を水4カップに15分浸し、火にかけて沸騰したら弱火にし、3分煎じて火を止める。水1カップを加えて緑茶を入れ、蓋をして6分ほど蒸らし、漉して翠茶を作る。

3　2の翠茶を厚手の深鍋に入れ、1の米と緑豆の水けをきって加え、さっと混ぜて火にかける。沸騰したら蓋をして弱火にし、吹きこぼれないよう注意しながら30分ほど炊く。

4　粥が炊き上がったら、練らないように混ぜて火を止め、きっちり蓋をして10分ほど蒸らす。冷ましてから塩で味を調え、器に盛って蟹をのせる。

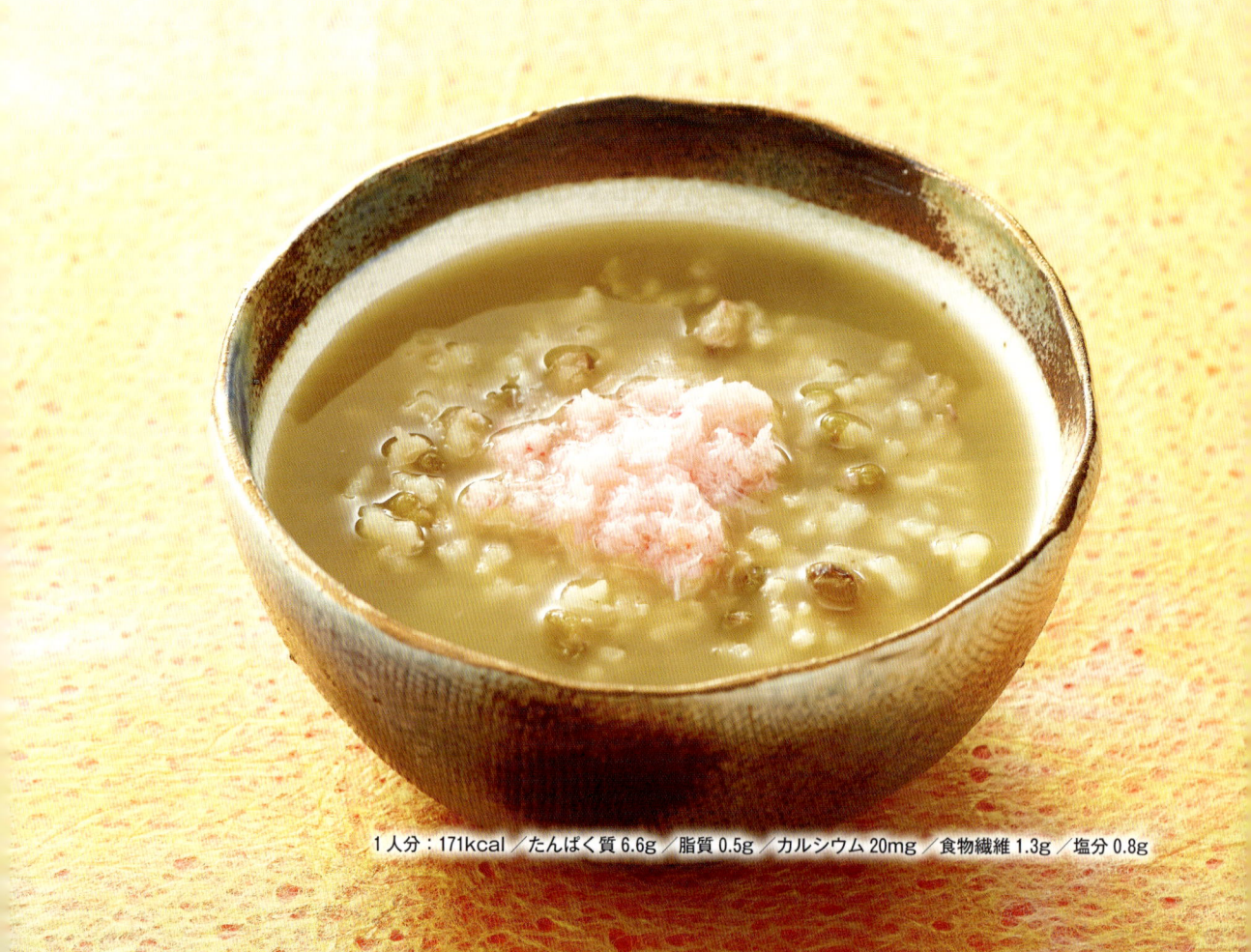

1人分：171kcal／たんぱく質6.6g／脂質0.5g／カルシウム20mg／食物繊維1.3g／塩分0.8g

陽盛

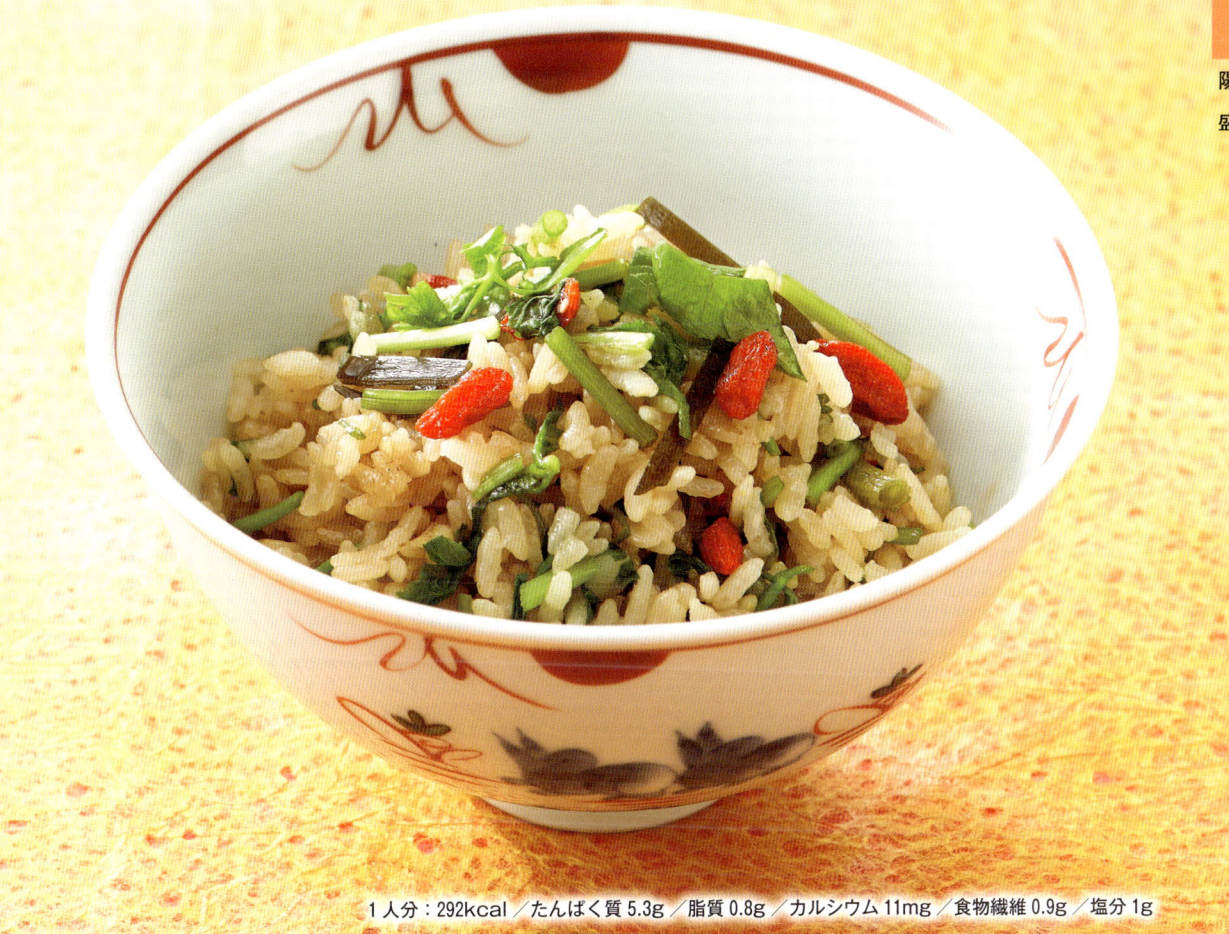

1人分：292kcal／たんぱく質5.3g／脂質0.8g／カルシウム11mg／食物繊維0.9g／塩分1g

決明子入りご飯
（けつめいし）

清肝瀉火通便　肝熱を冷まし、過剰な熱の改善をはかり、便通をよくします

肝熱の症状があるときには、肝経に入る決明子を使い、清熱瀉火をはかると同時に便通を促進します。
決明子の香ばしさとせりのさわやかな風味があいまったほかにはない味わいです。

材　料

粳米	1カップ
決明子	10g
せり	1/2束
枸杞子	6g
昆布	5cm
酒	大さじ1/2
塩	小さじ1/3

作り方

1　決明子は水200mlに30分浸し、フードプロセッサーにかけて粗く砕き*、半量になるまで煎じて濾す。

2　米は洗ってざるにあけておく。

3　せりはゆでて水けをしぼり、細かく刻む。枸杞子は水で戻す。

4　炊飯器の内釜に米、1の煎じ汁、昆布、酒、塩を加えてさっと混ぜ、普通に水加減して炊く。炊き上がったら、3のせり、枸杞子、一緒に炊いた昆布を千切りにして混ぜる。

＊決明子は砕くことで清熱効果が強まります。便秘の症状がない場合は砕かずに使います。

荷葉入りガスパチョそうめん
かよう

清熱瀉火 熱を冷まし、過剰な熱の改善をはかります
生津止渇 津液を生じさせ、渇きを止めます

清熱類の食薬を用い、肝・脾胃・大腸に停留する熱を取り除きます。
ガスパチョはスペインの冷たいスープのことで、とくに暑い夏におすすめです。
スープとして食べるときは、パンを加えてとろみをつけ、オリーブ油を少々たらします。

材料

- そうめん……………………………150 g
- 荷葉…………………………………3 g
- 金銀花………………………………3 g
- 薄荷…………………………………2 g
- トマト………………………大1個（200 g）
- きゅうり……………………………80 g
- 白菜…………………………………70 g
- 玉葱…………………………………30 g
- トマトペースト………………………小さじ2
- レモン汁……………………………小さじ2
- 豆乳…………………………………100 ml
- 蟹の脚（ゆでたものまたは缶）……30 g
- 食用菊花……………………………5個
- 塩……………………………………適量

作り方

1. 荷葉、金銀花、薄荷は水250 mlに15分浸し、200 mlになるまで煎じて濾す。
2. トマト、きゅうり、白菜、玉葱をざく切りにしてフードプロセッサーにかけ、トマトペースト、レモン汁、1の煎じ汁、豆乳を加えてなめらかにして塩で味を調える。
3. 2をボウルに入れ、氷水にあてて冷やす。
4. 菊花は花びらをはずし、さっとゆがいて水けをきっておく。
5. そうめんをゆでて器に盛り、3をかけ、蟹、菊花を飾る。

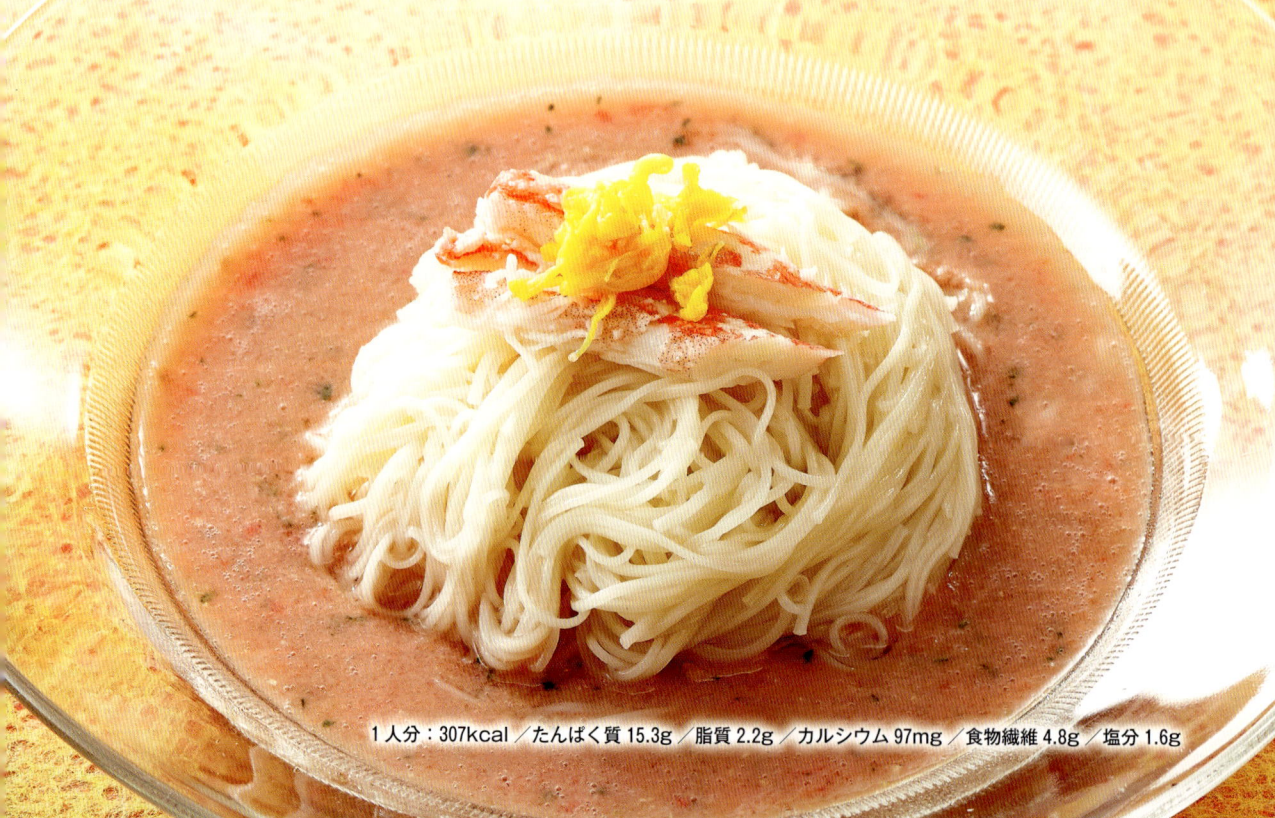

1人分：307kcal／たんぱく質15.3g／脂質2.2g／カルシウム97mg／食物繊維4.8g／塩分1.6g

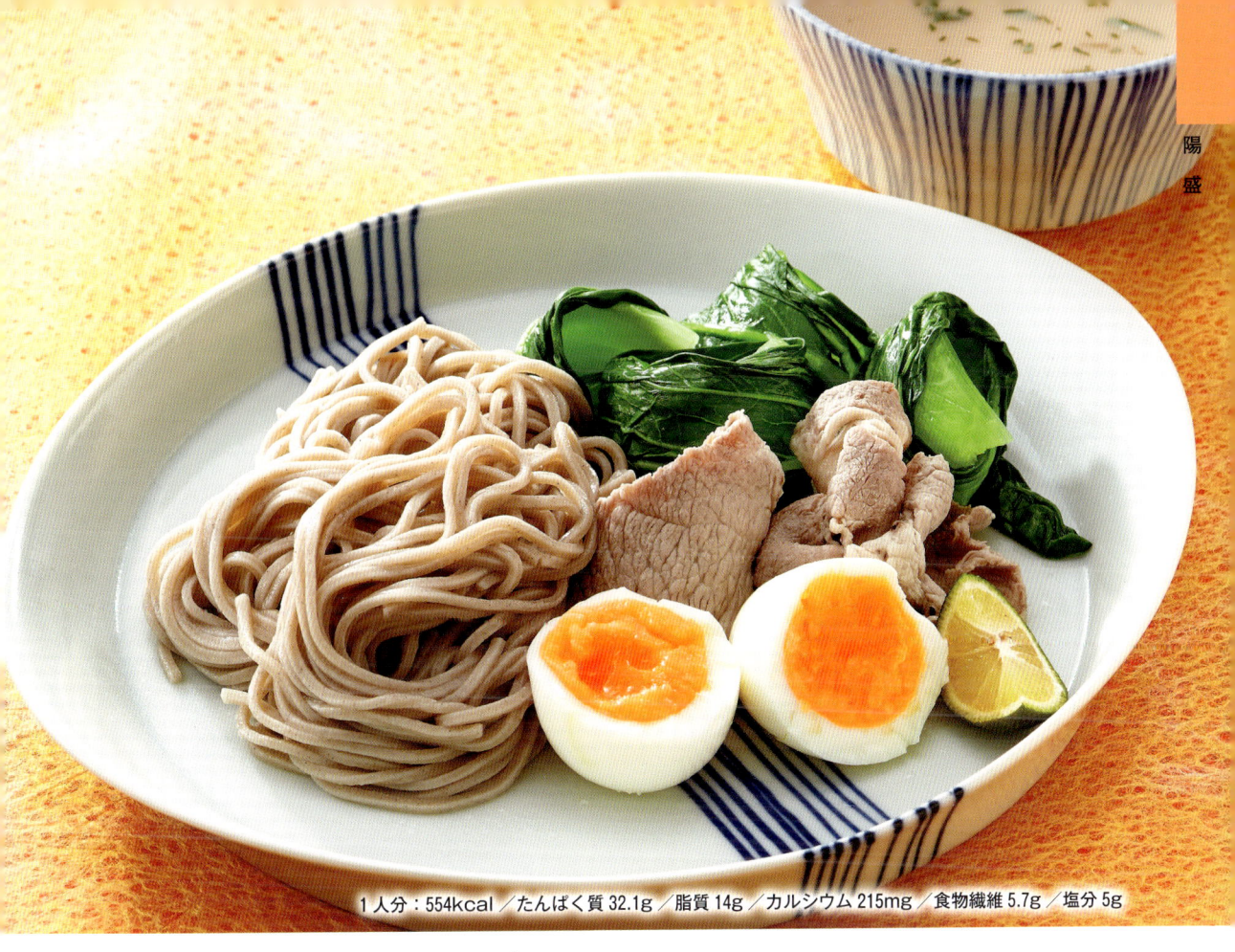

1人分：554kcal／たんぱく質32.1g／脂質14g／カルシウム215mg／食物繊維5.7g／塩分5g

さっぱり蕎麦 五味子(ごみし)入り豆腐つゆだれ

清熱生津　熱を冷まし、津液を生じさせます

寒涼性で熱を取る働きのある蕎麦と豆腐、平性で滋陰作用のある豚肉を用いて、
体を潤し余分な熱を取り除きます。汗をかき過ぎて津液不足になったときにもおすすめです。

材料

蕎麦	200g
青梗菜	2株
豚薄切り肉	100g
卵	2個
五味子入り豆腐つゆだれ	
絹ごし豆腐	120g
五味子	20g
水	250ml
らっきょうの酢漬け	2個
薄荷	6枚
酒	大さじ2
薄口醤油	大さじ3
蜂蜜	小さじ1
すだち	適量

作り方

1 五味子は250mlの水に30分浸し、半量になるまで煎じる。

2 湯を沸かし、葉を1枚ずつはがした青梗菜をゆで、水けをきる。そのあと、豚肉を入れてゆで、ざるにとる。卵は半熟にゆでておく。

3 小鍋に酒を入れて中火にかけ、アルコール分を飛ばして火を止める。らっきょうと薄荷はみじん切りにする。

4 豆腐はペースト状にし、1の煎じ汁、3、薄口醤油、蜂蜜を混ぜ合わせ、五味子入り豆腐つゆだれを作る。

5 蕎麦をゆでて皿に盛り、青梗菜、豚肉、卵、すだちを盛り合わせ、つゆだれを添える。

陽盛

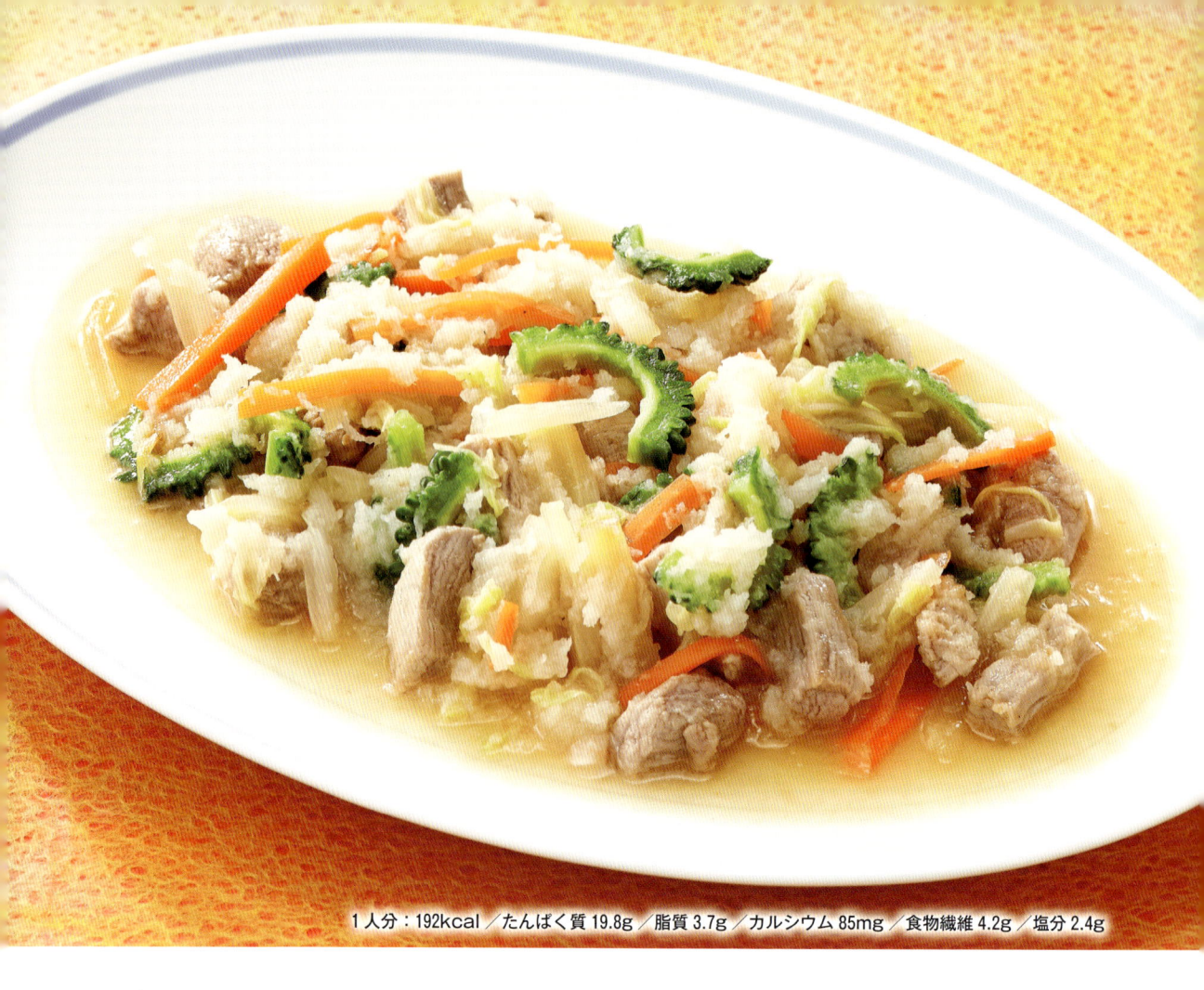

1人分：192kcal ／たんぱく質 19.8g ／脂質 3.7g ／カルシウム 85mg ／食物繊維 4.2g ／塩分 2.4g

白菜苦瓜炒め　大根おろし和え

清熱瀉火　熱を冷まし、過剰な熱の改善をはかります

白菜、苦瓜、大根は胃や大腸の余分な熱を取り、胃と大腸の働きを助け、豚肉とにんじんは体を潤して養います。野菜をたっぷりととることができる、豚肉の旨みの効いた一品です。

材　料

白菜	2枚（160g）
苦瓜	1/4本
大根	300g
豚ヒレ塊肉	150g
にんじん	1/4本
A ┌ 酒	大さじ1
├ 片栗粉	小さじ1
└ 塩、胡椒	各少々
昆布醤油*	大さじ1と1/2
みりん	小さじ2
サラダ油	小さじ1

＊昆布醤油の作り方は p.119 へ。

作り方

1　豚肉は3〜4cm長さ、1cm角の棒状に切り、**A**の調味料をもみ込む。

2　白菜、にんじんは細切りにしてさっと湯通しする。苦瓜は縦半分に切り、ワタと種を取り除いて薄切りにし、塩（分量外）を加えた熱湯でさっとゆで、ざるにとる。大根はすりおろしておく。

3　フライパンに油を熱し、**1**の豚肉を広げ入れて炒める。肉の色が変わったら昆布醤油、みりんを加えて味をつけ、苦瓜、にんじん、白菜の順に加え、強火で炒め合わせる。

4　最後に大根おろしを加え、さっと混ぜて器に盛る。

豆腐ステーキ
夏野菜の味噌ソース添え

清胃瀉火　胃熱を冷まし、過剰な熱の改善をはかります

清熱作用のある豆腐、トマト、ズッキーニ、茄子、味噌により胃の余分な熱を取り除き、豚肉により陰液を補い、陽盛体質の改善をはかります。

材料

木綿豆腐	200g
豚バラ薄切り肉	8枚（200g）
トマト	1個
ズッキーニ	1/2本
茄子	1本
A　味噌（八丁味噌*などの豆味噌）	大さじ1
みりん	大さじ2
酒	大さじ1
塩、胡椒	各少々
サラダ油	適量

＊米麹や麦麹を用いず、大豆と食塩が主原料の豆味噌のこと。熟成期間が長いため色が濃く、中京地方を中心に作られます。手に入らない場合は、好みの味噌を使い、Aの調味料を加減します。

作り方

1　豆腐は細長くなるように8等分に切る。トマト、ズッキーニ、茄子は2cm角に切る。Aは合わせておく。

2　豚肉を1枚ずつまな板の上に広げ、豆腐を置いて手前から巻く。油を熱したフライパンに入れ、表面にこんがり焼き色をつける。

3　2にズッキーニ、茄子を加えて塩、胡椒をふり、50mlの水を加え、蓋をして蒸し焼きする。火が通ったら、豆腐ステーキを取り出して皿に並べておく。

4　3のフライパンにAを入れて混ぜ、味がからんだらトマトを加えてさっと混ぜ合わせ、豆腐ステーキにかける。

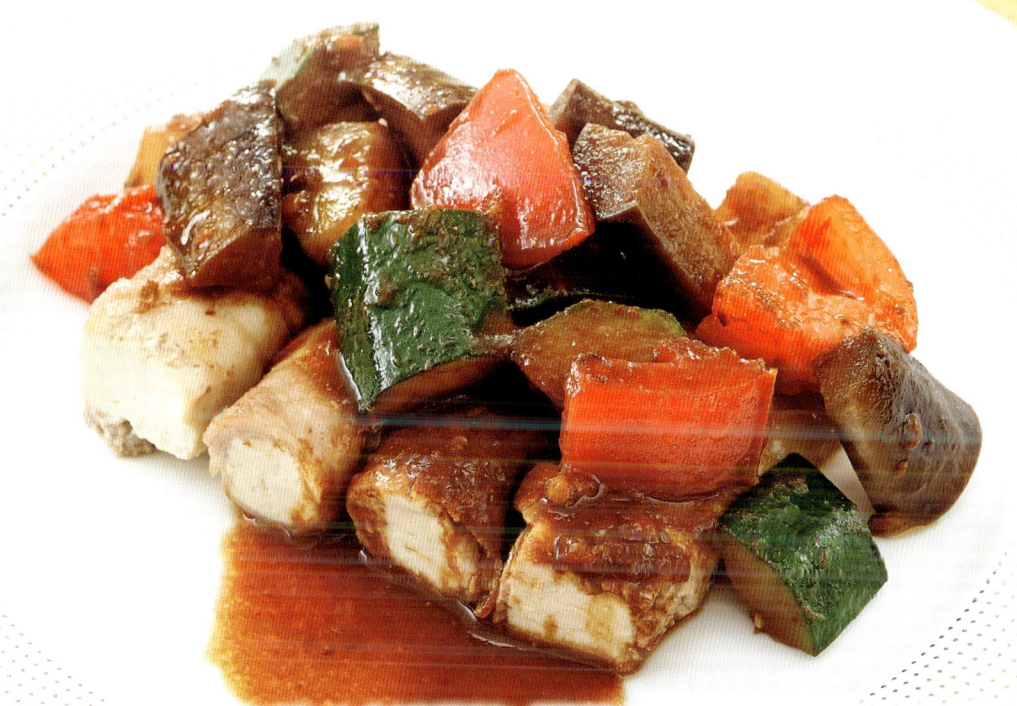

陽盛

1人分：462kcal／たんぱく質18.3g／脂質32.5g／カルシウム159mg／食物繊維3.3g／塩分1.4g

1人分：62kcal／たんぱく質4.8g／脂質1.3g／カルシウム52mg／食物繊維2.3g／塩分1g

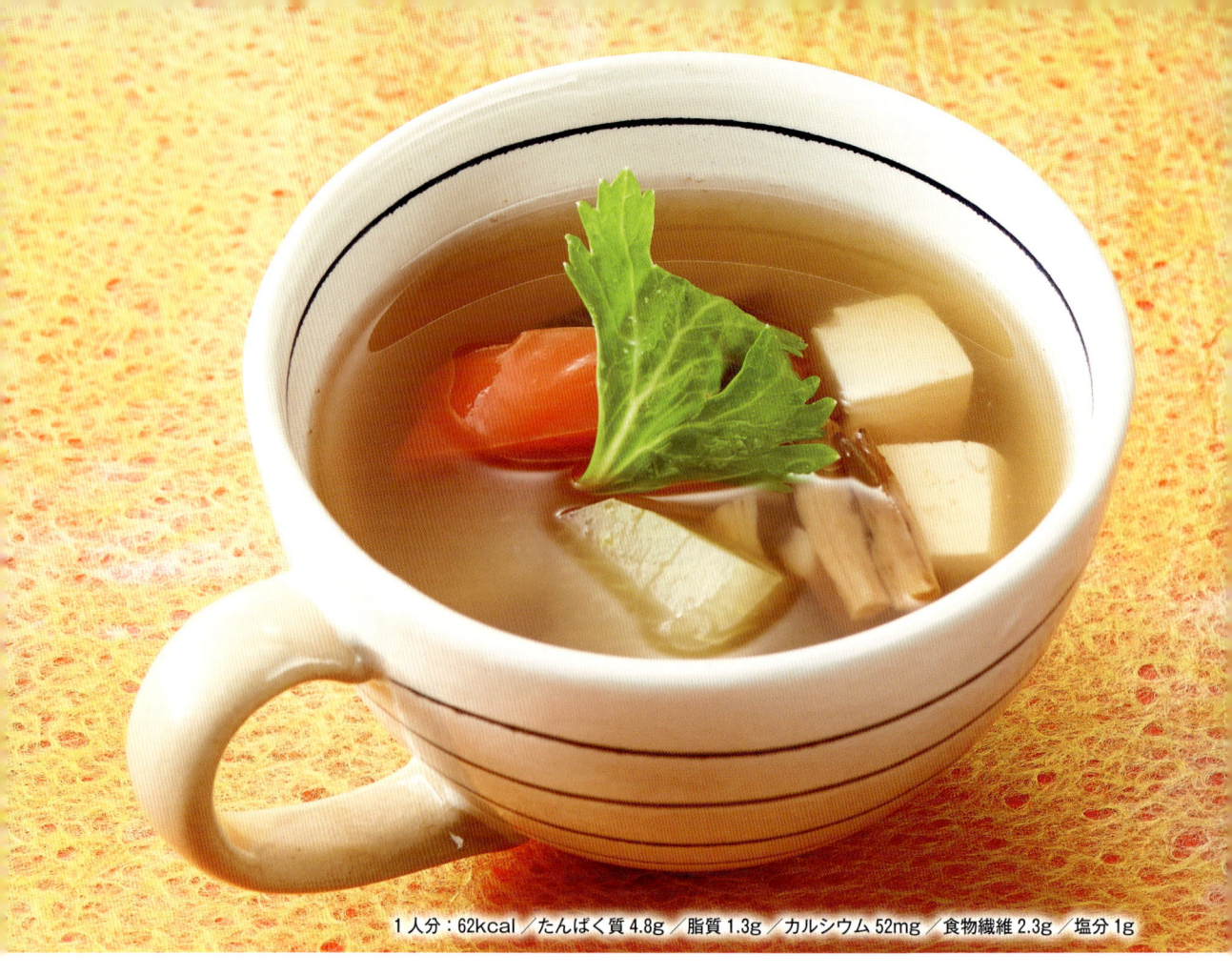

冬瓜と豆腐のスープ

清熱生津　　熱を冷まし、津液を生じさせます

冬瓜、金針菜は体内の余分な熱と湿を排出させ、
豆腐とトマトは体の熱を鎮めながら必要な津液を生じさせて脾胃の働きを整えます。
冬瓜は皮とワタと種を煎じてスープに使い、その効能を活かしきります。

材料

冬瓜	100g
豆腐	50g
トマト	大1/2個
金針菜	2g
干し貝柱	1個
干し椎茸	1枚
セロリまたはせりの葉	適量
紹興酒	大さじ1
塩	適量

作り方

1　冬瓜は皮をむいてワタと種を取り除き、表面に7mmくらいの深さで網状に包丁を入れ、ひと口大に切る。冬瓜の皮、ワタと種は水600mlで20分煎じて濾す。

2　金針菜、干し貝柱、干し椎茸はそれぞれひたひたの水に浸して戻す。金針菜はかたいところは切り取り、干し椎茸は半分にそぎ切る。戻し汁はそれぞれ取り置く。

3　豆腐は2cm角に切る。トマトはくし形に切る。

4　鍋に1の煎じ汁、冬瓜、2の干し貝柱、干し椎茸、それぞれの戻し汁、紹興酒を加えて火にかけ、冬瓜がやわらかくなるまで煮る。

5　4に豆腐、トマト、金針菜を加えて温め、塩で味を調える。器に盛り、セロリやせりの葉を飾る。

抹茶葛豆腐

清熱通便 熱を冷まし、便通をよくします

涼性の葛粉と茶葉、寒性の蓮根粉、生津潤腸の牛乳を合わせて清熱効果をねらいます。
抹茶の風味が香る、のどごしがよくて目にも涼しいデザートです。

陽盛

材料

葛粉	20g
蓮根粉	10g
抹茶	小さじ2
牛乳	300ml
氷砂糖	15g
食用菊花	適量

作り方

1 鍋に蓮根粉を入れ、牛乳を分量から少量取って加え、よく混ぜる。きれいに溶けたら菊花以外の材料をすべて加え、混ぜ合わせる。
2 1の鍋を弱めの中火にかけ、木べらを使って鍋底からしっかり混ぜながら火を通す。
3 もったりとして透明感が出たらバットや流し箱などに取り出す。
4 固まったら冷蔵庫で冷まし、食べやすい大きさに切って器に盛り、菊花を散らす。

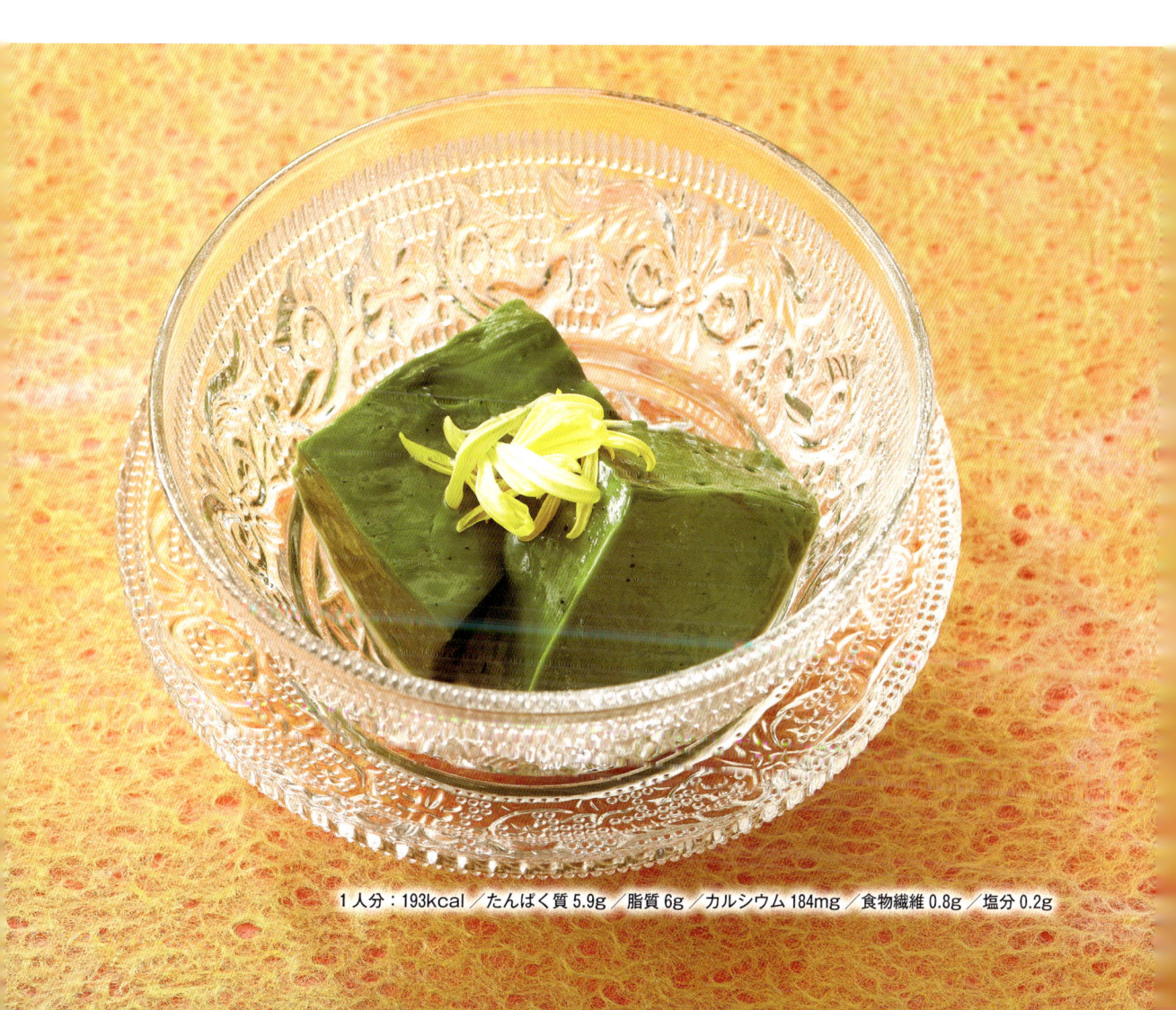

1人分：193kcal／たんぱく質5.9g／脂質6g／カルシウム184mg／食物繊維0.8g／塩分0.2g

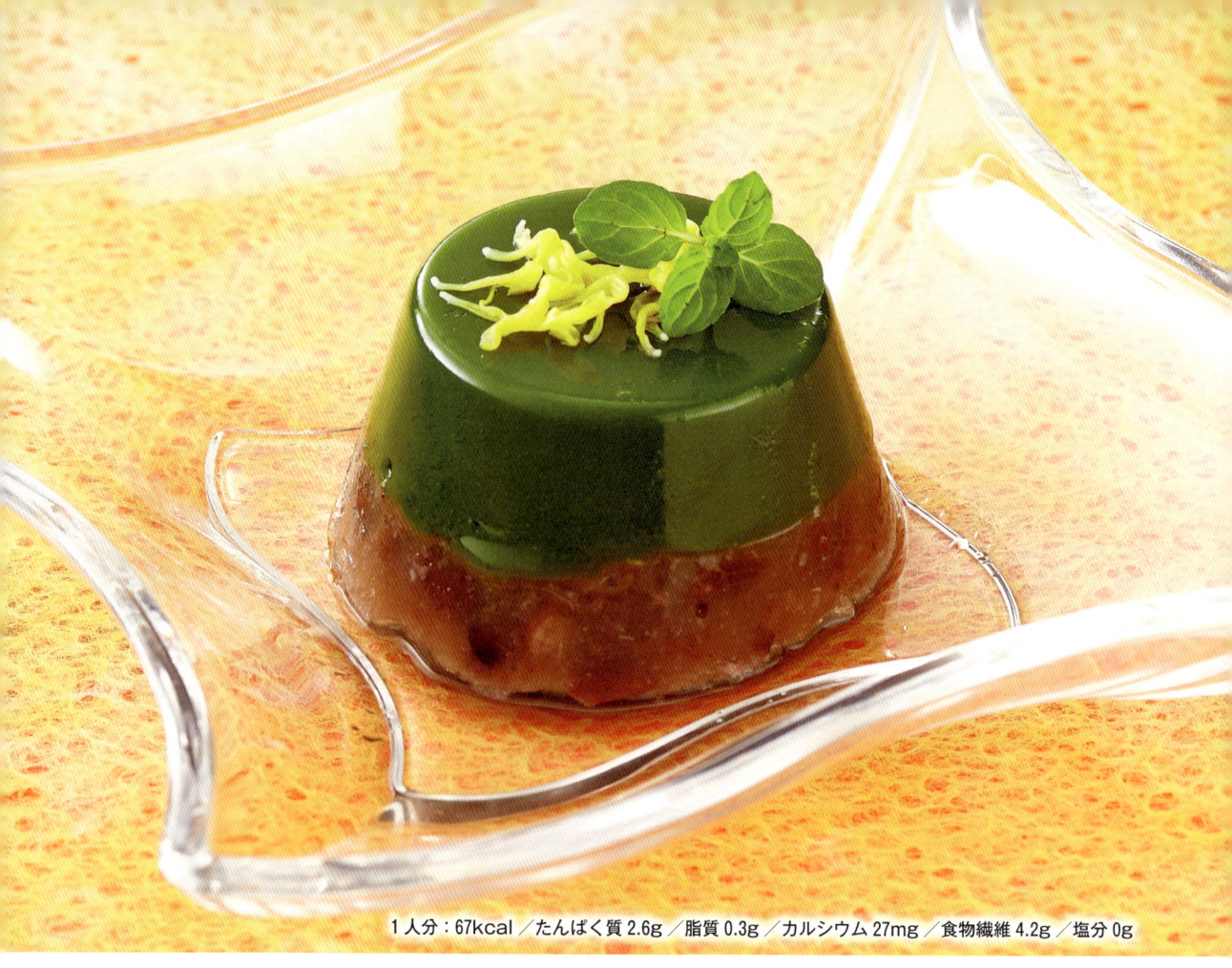

1人分：67kcal ／たんぱく質 2.6g ／脂質 0.3g ／カルシウム 27mg ／食物繊維 4.2g ／塩分 0g

抹茶と小豆の二色羹（にしょくかん）

清熱利尿　熱を冷まし、熱と余分な水分を尿として排出します

涼性・苦味の茶葉、寒性の寒天（海藻）で熱を取り、小豆の利尿作用によって尿から熱を排泄させます。凝っているように見えますが、作り方は意外に簡単です。

材料　プリン型2個分

- 抹茶 ………………………… 小さじ1
- 小豆（水煮） ………………… 50g
- 粉寒天 ………………………… 2g
- メープルシロップ …………… 20g
- 食用菊花 ……………………… 適量
- 薄荷 …………………………… 適量

作り方

1. 抹茶は水小さじ2で溶いておく。
2. 鍋に水200ml、粉寒天を入れて5分くらい置いてから火にかけ、よく混ぜながら煮立て、メープルシロップを加える。
3. 2の液の半分に1を加え混ぜて抹茶液を作り、残り半分に小豆を加え混ぜ、小豆液を作る。
4. 抹茶液を先に型に流し、固まりかけたら、上に小豆液を流し固める。
5. 冷蔵庫で冷やし、型からはずして器に盛り、さっとゆがいた菊花、薄荷を飾る。

杏仁入り洋梨ヨーグルトゼリー 苺ソース

きょうにん

陽盛

清熱生津　熱を冷まし、津液を生じさせます

熱を鎮めて潤す梨、潤肺去痰止咳作用のある杏仁霜、滋陰の苺、ヨーグルト、牛乳を使い、熱によって消耗される津液を補います。生津潤喉・去暑（熱）作用のあるレモンを効かせました。

材料

洋梨（缶）	120 g
洋梨缶のシロップ	大さじ1
杏仁霜	20 g
プレーンヨーグルト	40 g
牛乳	60 ml
粉ゼラチン	2.5 g
苺	70 g
レモン汁	大さじ1と3/4
レモンの皮（すりおろし）	1/3個分
蜂蜜	大さじ1
砂糖	14 g

作り方

1. 洋梨は小さめのさいの目切りにして、レモン汁大さじ1/2をふりかけておく。苺を裏漉しする。
2. 杏仁霜と砂糖を合わせてふるう。ゼラチンは水30mlでふやかし、湯煎にかけて溶かす。ヨーグルトはなめらかに混ぜておく。
3. 小鍋に牛乳を入れて弱火で温め、2の杏仁霜と砂糖、ゼラチンを順に加えて混ぜ、ゼラチンをきれいに溶かす。
4. 3の粗熱が取れたらヨーグルトを加えてなめらかに混ぜ、レモン汁大さじ1/2、レモンの皮を加える。とろみがつきかけたら、1の洋梨100g（残りは飾り用に取り置く）を加えて混ぜる。
5. 4を水でぬらしたガラス容器に流し、冷し固める。
6. 小鍋に洋梨缶のシロップと蜂蜜、1の苺を入れて温め、レモン汁大さじ3/4を混ぜて苺ソースを作る。冷めたら5のゼリーの上に流し入れ、飾り用の洋梨を飾る。

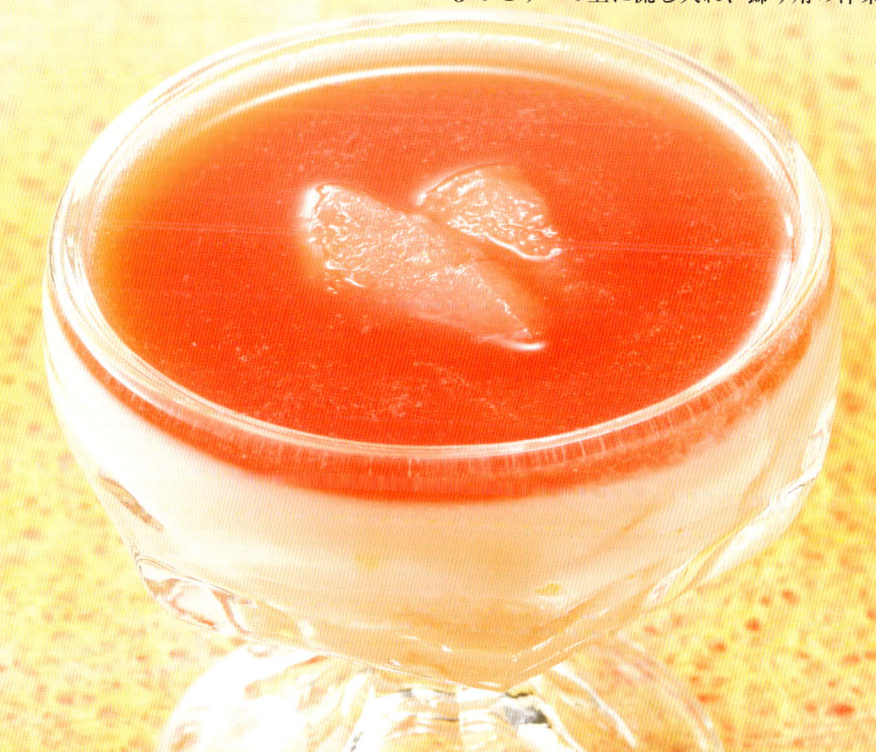

1人分：177kcal ／たんぱく質 3.4g ／脂質 2g ／カルシウム 70mg ／食物繊維 1.3g ／塩分 0.1g

1人分：138kcal ／たんぱく質 4.3g ／脂質 3.1g ／カルシウム 126mg ／食物繊維 0.7g ／塩分 0.1g

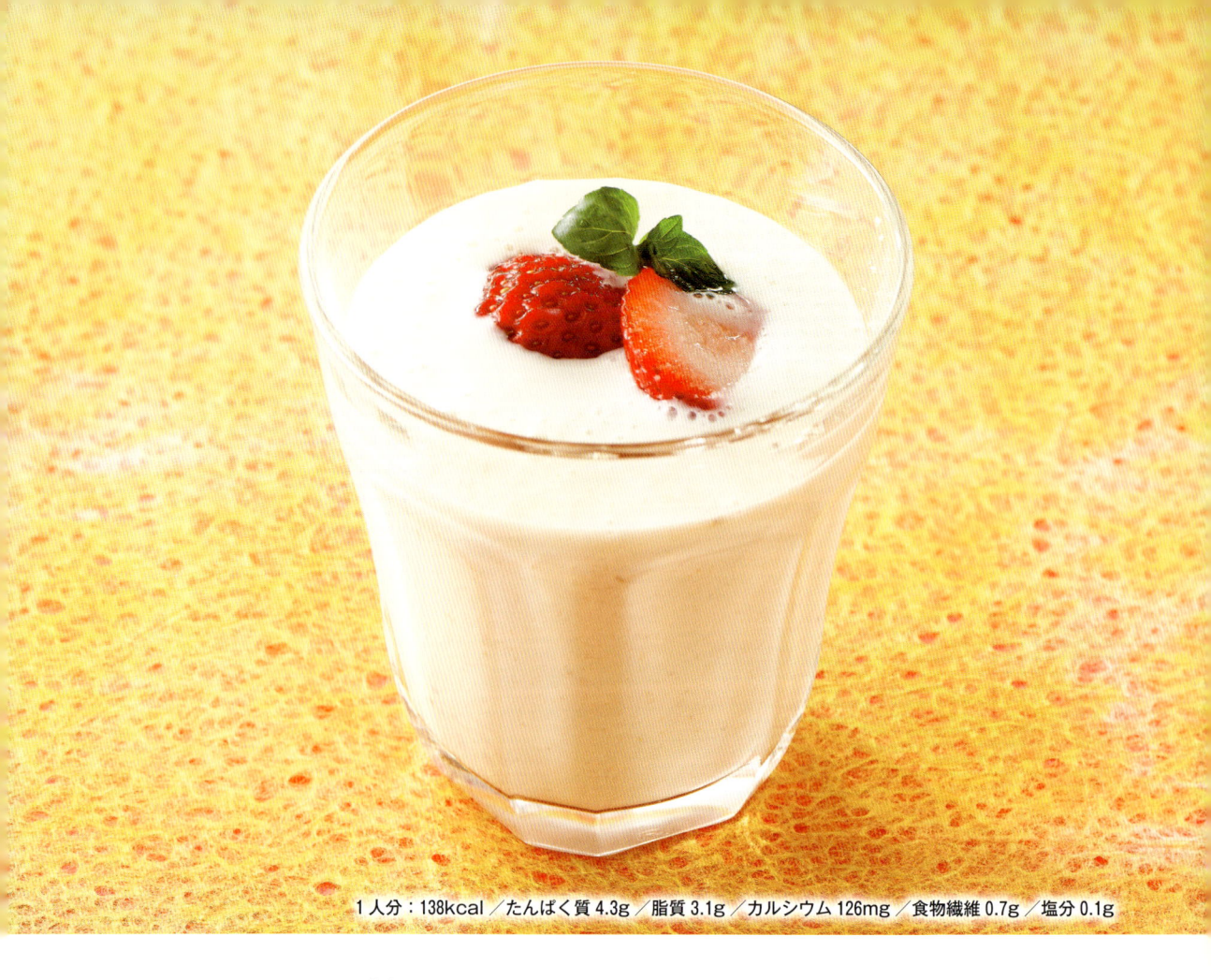

バナナと苺のヨーグルトドリンク

清熱瀉火通便　熱を冷まし、過剰な熱の改善をはかり、便通をよくします

胃・大腸経に入るバナナを使い、胃と大腸の熱を取り、便通を促進します。
ミキサーで手軽に陽盛体質の改善に取り組むことができます。

材料

バナナ	1本
ヨーグルト	200ml
苺	2個
蜂蜜	大さじ1
薄荷	適量

作り方

1　バナナは1〜2cmに切る。
2　**1**、ヨーグルト、蜂蜜をミキサーにかける。
3　カップに注ぎ、小さく切った苺、薄荷を飾る。

6
痰湿体質

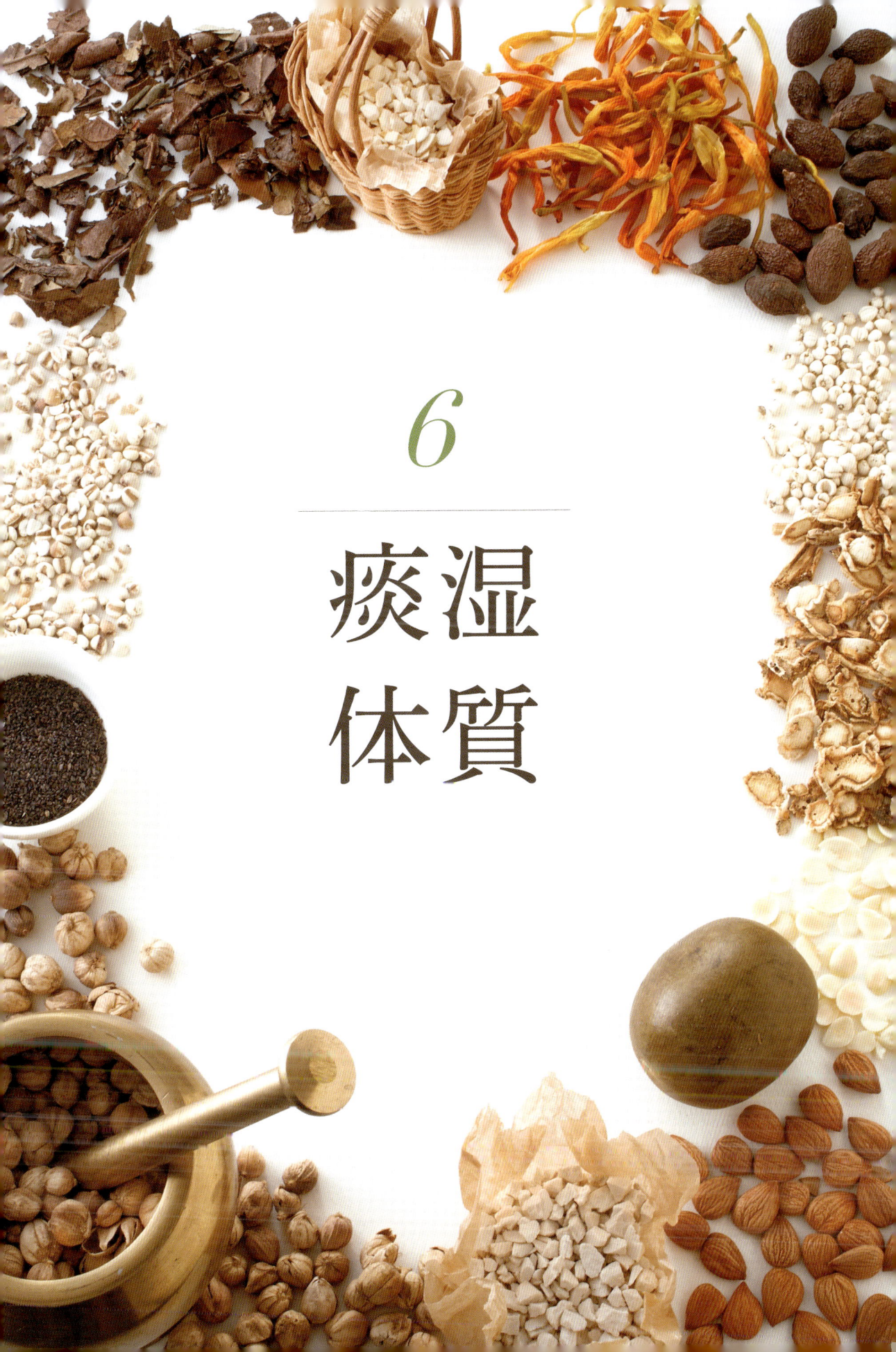

痰湿体質とは？

代謝機能が低下することにより、
水の流れが滞り、
水が体内に溜まりやすい体質です。

体質を知る
痰湿体質の特徴

まずは、痰湿体質の代表的な特徴を知りましょう。

症状	顔色が黄色っぽい、皮脂が多い、汗をかきやすい、体が重だるい、むくみ、胸がつかえる、脂っこいものや甘いものを好む、痰が多い、口のなかが粘る、めまい、眠気、倦怠感、下痢しやすい、尿の量は正常または少ない・色が濁る	生理等（女性の場合）	周期が遅れる、生理痛、閉経、不妊症
舌	舌質淡（色が淡い）、舌体胖大（分厚くて大きい）、舌辺歯痕（縁に歯痕がある）、舌苔は白膩（白くてきめが細かい）	脈	濡（軽く触れて脈がとれる、拍動がやわらかく糸のように細い）、緩（とてもゆっくりとしている）、滑（球が転がるようになめらか）

不調はどこから？
痰湿体質の分析

体質の特徴には、五臓六腑の状態が大きく関連しています。
痰湿体質にとくに関係の深い、「脾」「胃」「肺」についてみていきましょう。

脾　脾気が虚弱になり、脾が司る、飲食物を消化し営養へ変化させ、全身に運ぶ運化の働きが低下することによって、水が溜まり痰湿（水液代謝の異常により生じた痰やむくみのこと）が生じます。また、生成された痰湿が脾の気を滞らせると、水の運化と排泄が滞り、下痢やむくみの症状が出やすくなります。さらに水穀精微の生成不足によって筋肉を養うことができず、筋力が低下します。

胃　痰湿が胃の気を滞らせると、胃気が通降できず胸のつかえ、膨満感、食欲不振などの症状が現れます。

肺　痰湿が宣発（呼気のように気を出す）と粛降（吸気のように気を吸い込む）といった肺の呼吸機能を滞らせると、津液の分散が滞り、さらに痰湿の生成が盛んになり、咳、痰が多い、胸がつかえるといった症状が現れます。

体質改善を目指す
痰湿体質の薬膳処方

痰湿体質を改善するための基本的な薬膳処方を紹介します。体質の分析と薬膳処方をもとに食薬を選びます。

去湿化痰（きょしつかたん）
水分を排泄し、痰を取り除く。

水液代謝を調節し、余分な水湿を取り除く「去湿類」の食薬を選びます。痰や咳などの症状の改善をはかる「化痰止咳平喘類（しがいへいぜい）」の食薬を加えます。

痰湿のもとは気虚のため、気虚を改善する「補気類」、気虚に加えると効果が高まり気の巡りを調整する「理気類」も効果的です。消化不良による痰湿を生じることもあるため、「消食類」を加えることもあります。また、痰が溜まり時間が経って熱に変化した場合は、「清熱化痰類」もよいでしょう。

食薬の性質は、温性・平性／辛味・鹹味・苦味、香りのよいものがおすすめです。

▶去湿類の食薬はp.134、化痰止咳平喘類の食薬はp.135、補気類の食薬はp.26、理気類、消食類の食薬はp.156。

体質改善を実践
痰湿体質の立膳

薬膳処方にもとづき、食薬を組み合わせて作った薬膳料理の具体的な治療の方法を「立膳（りつぜん）」といいます。本書では、レシピ名の下にそれぞれの立膳を記載しています。ここでは、痰湿体質におすすめの立膳の内容を解説します。

化痰去湿の「化痰」は痰を取り除くこと、「去湿」は体に溜まった余分な水分を取り除くこと。

健脾去湿、健脾化痰の「健脾」は脾の働き（運化機能）を高めることです。**健脾理気、健脾理気去湿、理気去痰**の「理気」は気の巡りを整え、**補気健脾去痰、補気健脾去湿**の「補気」は気を補います。いずれも水の流れをよくするのに効果的です。「去痰」は「化痰」と同様に痰を取り去ることです。

潤肺去痰の「潤肺」とは肺を潤す意味であり、肺が乾燥し、津液が不足することで生じる痰を取り除きます。

清熱化痰、清熱去湿の「清熱」は熱を冷ますこと。とくに熱と痰が結びついて起こる熱痰や黄痰などの症状におすすめです。**清熱下気化痰**の「下気」は気を降ろすことです。

補脾去湿、益気補脾去湿の「補脾」は脾を補い、働きを高めることを表します。「益気」は「補気」と同様に気を補うことを指しています。

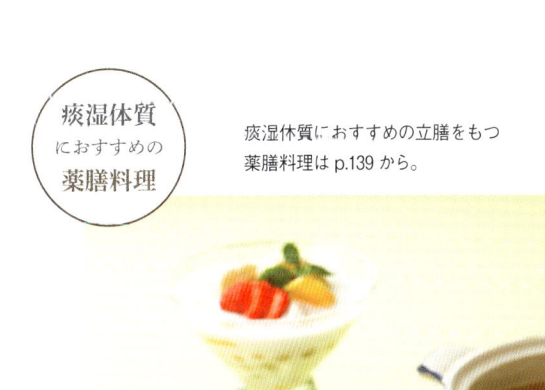

痰湿体質におすすめの薬膳料理

痰湿体質におすすめの立膳をもつ薬膳料理はp.139から。

痰湿体質におすすめの食薬

(本ページの見方は p.9 を、体質の概要は p.132 を参照してください。)

余分な水湿を取り除く
去湿類の食材

はと麦
性味 微寒 / 甘・淡
帰経 脾・胃・肺
期待される効能
利水滲湿：排尿作用により余分な水湿を排泄させる。
健脾除痺：脾の働きを高め、水湿停留による筋肉・関節の重痛を改善する。
清熱排膿：熱を取り除き、膿を排泄する。

とうもろこし
性味 平 / 甘　**帰経** 脾・肝・腎
期待される効能
清熱利水：熱を取り除き、排尿作用により余分な水湿を排泄する。
健脾益肺：脾の働きを高め、肺を補益する。

[とうもろこしのひげ]
性味 平 / 甘
帰経 肝・腎・膀胱・小腸・膀胱
期待される効能
利水消腫：排尿作用により余分な水湿を排泄させ、むくみを取り除く。
利湿退黄：余分な湿を排泄させ、黄疸症状を改善する。

とうがん
冬瓜
性味 涼 / 甘・淡
帰経 肺・大腸・小腸・膀胱
期待される効能
清熱解毒：熱を取り除き、体に害となる毒を取り除く。
利尿：排尿作用により余分な水湿を排泄させる。

[冬瓜の皮]
性味 微寒 / 甘　**帰経** 肺・小腸
期待される効能
利水消腫：排尿作用により余分な水湿を排泄させ、むくみを取り除く。

あずき
小豆
性味 平 / 甘・酸
帰経 心・小腸
期待される効能
利水除湿：排尿作用により余分な水湿を排泄させ、湿邪を取り除く。
解毒排膿：膿を出し、体に害となる毒を取り除く。

大豆、枝豆
性味 平 / 甘
帰経 脾・胃・大腸
期待される効能
健脾利尿：脾の働きを高め、排尿作用により余分な水湿を排泄させる。
益胃潤燥：胃の働きを補益し、体を滋潤する。

そら豆
性味 平 / 甘　**帰経** 脾・胃
健脾利湿：脾の働きを高め、排尿作用により余分な水湿を排泄させる。
補中益気：中焦に属する脾胃の気を補益する。

黒豆
性味 平 / 甘　**帰経** 脾・腎
期待される効能
去風利水：風邪を取り除き、排尿作用により余分な水湿を排泄させる。
活血解毒：血流を改善し、瘀血が原因の、体に害となる毒を取り除く。
滋陰補血：陰液を滋養し、血を補う。

しらうお
白魚
性味 平 / 甘　**帰経** 脾・胃・肺
期待される効能
補脾利水：脾を補い、排尿作用により余分な水湿を排泄させる。
潤肺：肺を潤す。

こい
鯉
性味 平 / 甘　**帰経** 脾・腎
期待される効能
利水消腫：排尿作用により余分な水湿を排泄させ、むくみを取り除く。
下気通乳：胃気を下降させ、母乳の出をよくする。

去湿類と化痰止咳平喘類の食材

1：昆布
2：わかめ
3：蛤
4：冬瓜
5：小豆
6：黒豆
7：クラゲ
8：大豆
9：とうもろこし
10：里芋
11：豆乳

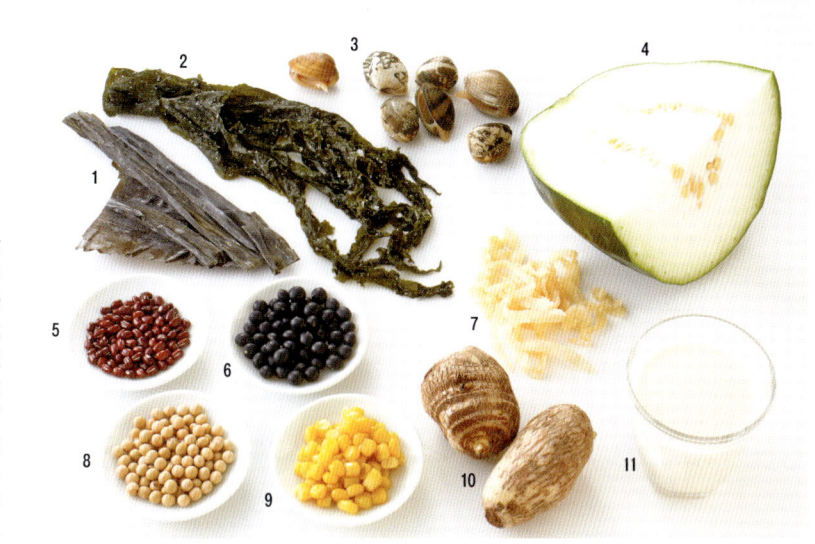

蛤（はまぐり）

性味 寒／甘・鹹
帰経 肺・胃・肝
期待される効能
滋陰利水：陰液を滋養し、排尿作用により余分な水湿を排泄させる。
化痰軟堅散結：痰による固まりを取り除く、あるいは軟化させて消散させる。

さらに……
薺菜、萵苣、菊芋、白瓜、鮒、鱧、河豚、李、とんぶりなど。

「痰」「咳」の改善をはかる
化痰止咳平喘類の食材

里芋

性味 平／甘・辛　**帰経** 腸・胃
期待される効能
化痰軟堅：痰による固まりを軟化させ、取り除く。
消腫散結：腫塊を消散させる。

筍（たけのこ）

性味 寒／甘　**帰経** 胃・大腸
期待される効能
清熱化痰：熱を取り、痰を取り除く。
解毒透疹：発疹させ、体に害となる毒を取り除く。
滑腸通便：腸を潤し、便通を改善する。

春菊

性味 平／辛・甘　**帰経** 肺・胃
期待される効能
清肺化痰：肺の熱を取り、痰を取り除く。
疏肝和胃：肝気を疏通、発散させ、胃の働きを調和して整える。

芥子菜（からしな）

性味 温／辛　**帰経** 肺・胃
期待される効能
宣肺豁痰：肺の呼吸機能を改善し、痰を取り除く。
利膈開胃：消化不良による胸腹部のつかえを取り除き、食欲を増進する。

糸瓜（へちま）

性味 涼／甘　**帰経** 肝・胃
期待される効能
清熱化痰：熱を取り、痰を取り除く。
涼血：血熱を取り除く。
通乳：母乳の出をよくする。

昆布

性味 寒／鹹　**帰経** 肝・胃・腎
期待される効能
消痰軟堅：痰による固まりを軟化させ、消散させる。
利水消腫：排尿作用により余分な水湿を排泄させ、むくみを取り除く。

痰湿

海苔
性味 寒／甘・鹹　帰経 肺
期待される効能
化痰軟堅：痰による固まりを軟化させ、取り除く。
清熱利尿：熱を取り除き、排尿作用により余分な水湿を排泄させる。

あさり
性味 寒／甘・鹹
帰経 肝・腎・脾・胃
期待される効能
清熱化痰：熱を取り、痰を取り除く。
潤燥止渇：体を滋潤し、口渇を止める。

クラゲ
性味 平／鹹　帰経 肝・腎
期待される効能
清熱化痰：熱を取り、痰を取り除く。
消積潤腸：胃腸に停滞する飲食物の消化促進をはかり、腸を潤す。

豆乳
性味 平／甘
帰経 肺・大腸・膀胱
期待される効能
潤肺化痰平喘：肺の乾燥を潤して痰を排出しやすくし、喘息症状を改善する。
利尿：排尿作用により余分な水湿を排泄させる。
通便：便通を改善する。

柿
性味 寒／甘・渋
帰経 心・肺・大腸
期待される効能
清熱潤肺：熱を取り除き、肺を潤す。
生津止渇：津液を生じさせ、口渇を止める。

梨
性味 涼／甘・微酸
帰経 肺・胃
期待される効能
清熱化痰：熱を取り、痰を取り除く。
生津潤燥：津液を生じさせ、体を滋潤する。

枇杷（びわ）
性味 涼／甘・酸　帰経 肺・胃
期待される効能
潤肺止咳：肺を潤し、咳を止める。
生津止渇：津液を生じさせ、口渇を止める。
下気止嘔：胃気を下降させ、嘔吐を止める。

銀杏（ぎんなん）
性味 平／甘・苦・渋
帰経 肺・腎
期待される効能
斂肺化痰定喘：肺気を収斂させて痰を排出し、喘息症状を改善する。
止帯縮尿：収斂させておりもの、排尿異常を改善する。

さらに……
海藻、黒慈姑（くろぐわい）、冬瓜子（とうがんし）など。

去湿類と化痰止咳平喘類の中薬

1：甜杏仁（皮つき）
2：枇杷葉
3：金針菜
4：白豆蔲
5：胖大海
6：羅漢果
7：浙貝母（浙江省産の貝母）
8：茯苓
9：車前子
10：甜杏仁（皮なし）
11：川貝母（四川省産の貝母）
12：桔梗

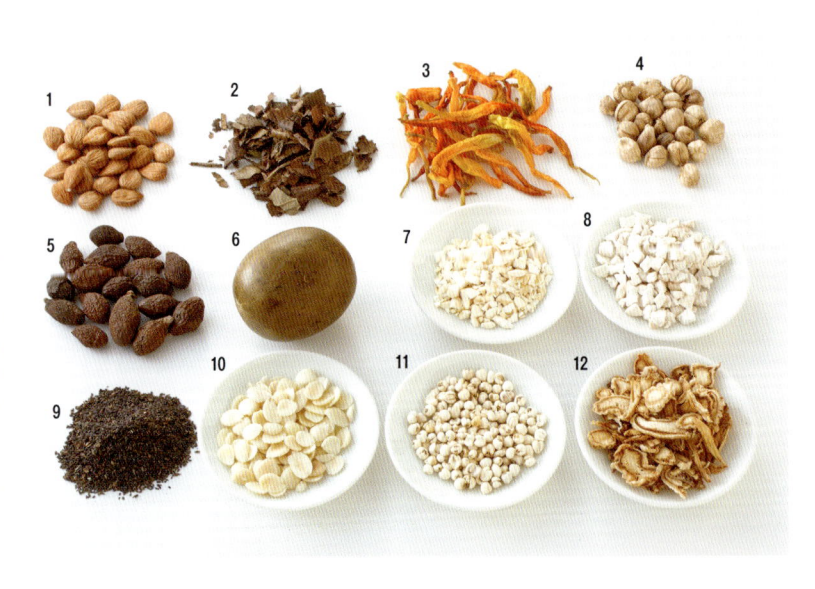

去湿類の中薬

金針菜（きんしんさい）
性味　涼 / 甘　　帰経　肝・腎
期待される効能
清熱利水：熱を取り除き、排尿作用により余分な水湿を排泄させる。
涼血解毒：血熱を取り除き、体に害となる毒を取り除く。
通乳：母乳の出をよくする。

薏苡仁（よくいにん）
性味・帰経・期待される効能は、去湿類の食材の「はと麦」を参照。

茯苓（ぶくりょう）
性味　平 / 甘・淡
帰経　心・脾・腎
期待される効能
利水滲湿：排尿作用により余分な水湿を排泄させる。
健脾：脾の働きを高める。
安神：精神を安定させる。

白豆蔻（びゃくずく）
性味　温 / 辛　　帰経　脾・胃
期待される効能
化湿行気：湿を乾燥させて取り除き、気の巡りを促進する。
温中止嘔：脾胃を温め、嘔吐を止める。

草果（そうか）
性味　温 / 辛　　帰経　脾・胃
期待される効能
燥湿温中：脾胃を温め、湿を乾燥させて取り除く。
除痰：痰を取り除く。

さらに……
車前子、葫蘆、茵陳蒿、通草、灯心草、金銭草、海金沙、藿香、佩蘭、砂仁、草豆蔻など。

化痰止咳平喘類の中薬

白芥子（はくがいし）（白がらし）
性味　温 / 辛　　帰経　肺
期待される効能
温肺去寒：肺を温め、寒邪を取り除く。
利気散結：気機の運行の改善をはかり、固まりを消散させる。
通絡止痛：経絡の気血の通りの改善をはかり、疼痛を緩和する。

桔梗（ききょう）
性味　平 / 苦・辛　　帰経　肺
期待される効能
開宣肺気：肺気を発散させ、肺の宣発機能を高める。
去痰排膿：痰を取り除き、膿を排除する。

甜杏仁（てんきょうにん）
性味　微温 / 苦　　帰経　肺・大腸
期待される効能
潤肺去痰：肺を潤し、痰を取り除く。
止咳平喘：咳を止め、喘息症状を改善する。
潤腸通便：腸を潤し、便通を改善する。

枇杷葉（びわよう）
性味　平 / 苦　　帰経　肺・胃
期待される効能
清肺化痰止咳：肺の熱を取り除いて痰を排出し、咳を止める。
和胃降逆：胃の働きを調和し、上逆した胃気を下降させる。

貝母（ばいも）（川貝母（せんばいも））
性味　微寒 / 苦・甘
帰経　肺・心
期待される効能
化痰止咳：痰を取り除き、咳を止める。
清熱散結：熱を取り除き、固まりを消散させる。
＊浙貝母は、苦、寒、清熱散結の作用が強い。

さらに……
羅漢果、旋復花、栝楼、竹茹、海蛤殻、瓦楞子、胖大海、海浮石、紫蘇子など。

痰湿

大根とあさりとはと麦の豆乳リゾット

清熱化痰　熱を冷まし、痰を取り除きます

理気、清熱、健脾、化痰の働きのある食材を組み合わせ、昆布だしで和風に仕上げたリゾット。
熱を取り、痰を排出させるのを助けます。

材　料

大根	150 g
あさり	200 g
はと麦	大さじ2
豆乳	200 ml
とろろ昆布	8 g
枝豆（さやつき）	80 g
ご飯（かために炊いたもの）	1杯分
昆布のだし汁	250 ml
玉葱（みじん切り）	大さじ3
にんにく（みじん切り）	小さじ1
白ワイン	1/4カップ
塩、黒胡椒	各少々
オリーブ油	大さじ1/2

作り方

1 はと麦はたっぷりの水にひと晩浸してやわらかくゆでる。あさりは砂抜きし、殻をこすり洗いする。枝豆は塩ゆでしてさやから出す。

2 大根は皮をむいて7～8mmの角切りにし、昆布のだし汁でほどよい固さになるまで煮る。

3 鍋にオリーブ油を熱し、玉葱とにんにくを炒め、香りが立ったらあさりと白ワインを加えて蓋をし、あさりの口が開いたらすぐに取り出しておく。

4 3の鍋に、1のはと麦、2の大根と煮汁150 mlを加えて4～5分煮る。ご飯と豆乳を加えて混ぜ、刻んだとろろ昆布をほぐしながら入れ、塩、黒胡椒で調味する。

5 4に3を戻し入れて軽く混ぜ、皿に盛りつけて枝豆を散らし、とろろ昆布（分量外）をのせる。

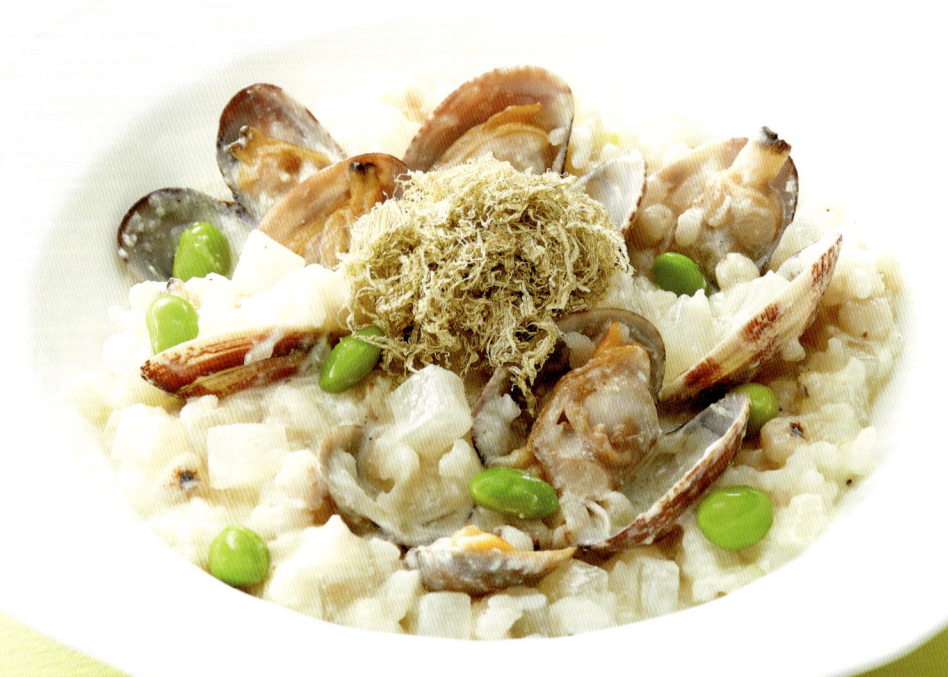

1人分：317kcal／たんぱく質12.5g／脂質6.8g／カルシウム112mg／食物繊維3.8g／塩分1.7g

痰湿

1人分：69kcal／たんぱく質 1.6g／脂質 4.6g／カルシウム 34mg／食物繊維 2.8g／塩分 1.7g

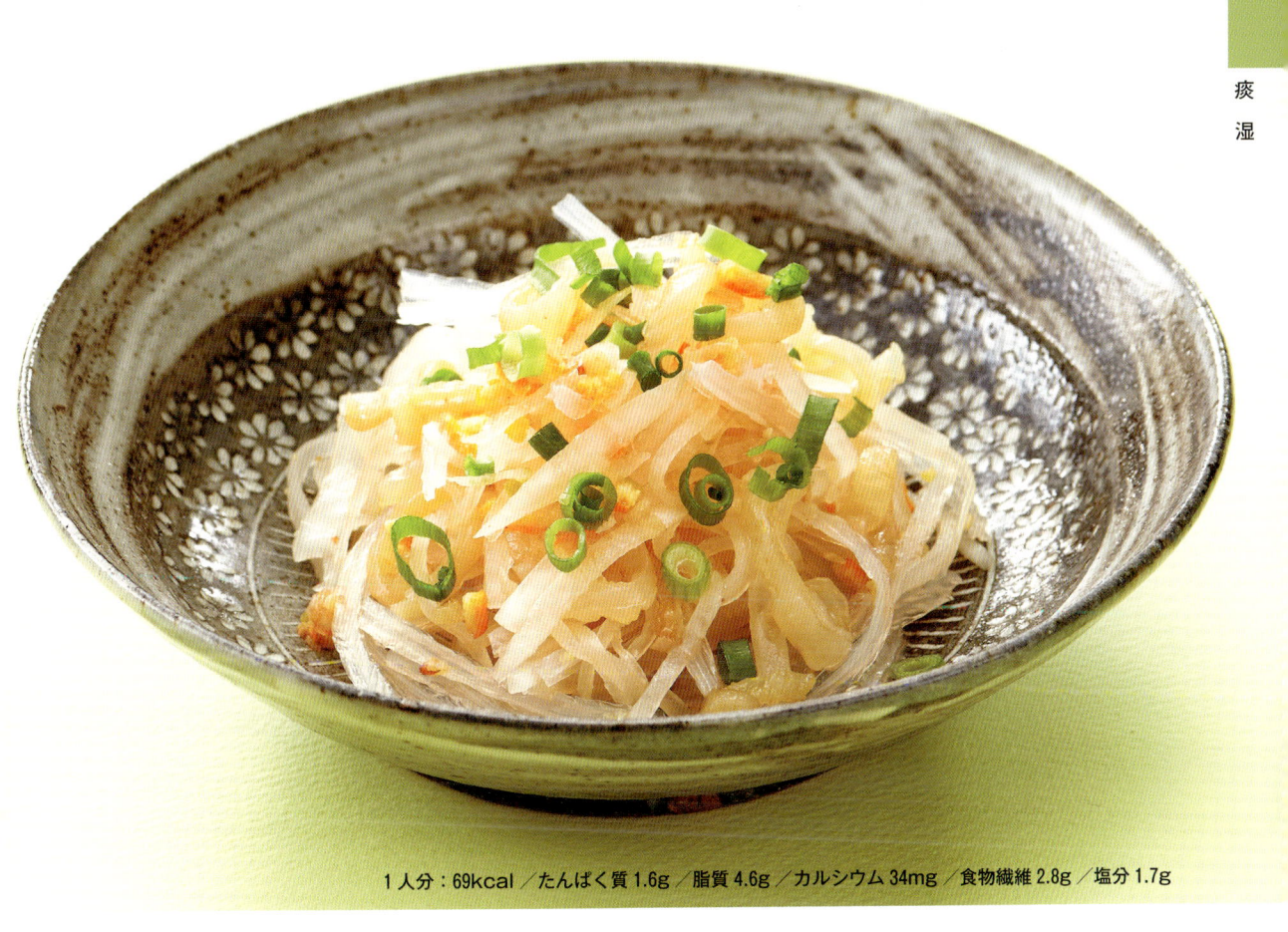

陳皮入り大根とクラゲの辛味和え
ちんぴ

理気去痰　気の巡りを整え、痰を取り除きます

理気化痰去湿の陳皮と大根、化痰消積のクラゲを合わせ、
涼性の大根と温性の陳皮を併用して痰湿の改善をはかります。
大根とクラゲの食感が楽しめる、さっぱりとした和え物です。

材　料

陳皮	3g
大根	140g
クラゲ（塩蔵）	45g
糸寒天	4g
長葱（白い部分）	12g
生姜	4g
細葱	適量
胡麻油	大さじ 3/4
豆板醤	小さじ 1/4
塩	小さじ 1/2
砂糖	ひとつまみ

作り方

1 クラゲは水でよくもみ洗いして湯通しし、水に浸けて塩抜きしてから*、食べやすい長さに切る。糸寒天はぬるま湯で戻して長さをそろえて切り、水を数回取り替える。陳皮は水で戻す。

2 大根は薄い輪切りにしてから千切りにし、塩（分量外）をふる。しんなりしたら糸寒天と一緒に浸し、水けをしぼり、みじん切りにした陳皮と混ぜ合わせる。

3 フライパンに胡麻油を入れ、豆板醤、長葱と生姜のみじん切りを炒める。香りが立ったらボウルに入れて冷まし、塩、砂糖で調味する。

4 クラゲの水けをきって3に入れ、2を加えてよく和える。皿に盛って小口切りにした細葱を散らす。

＊クラゲの塩抜き方法は、袋の表示も確認してください。

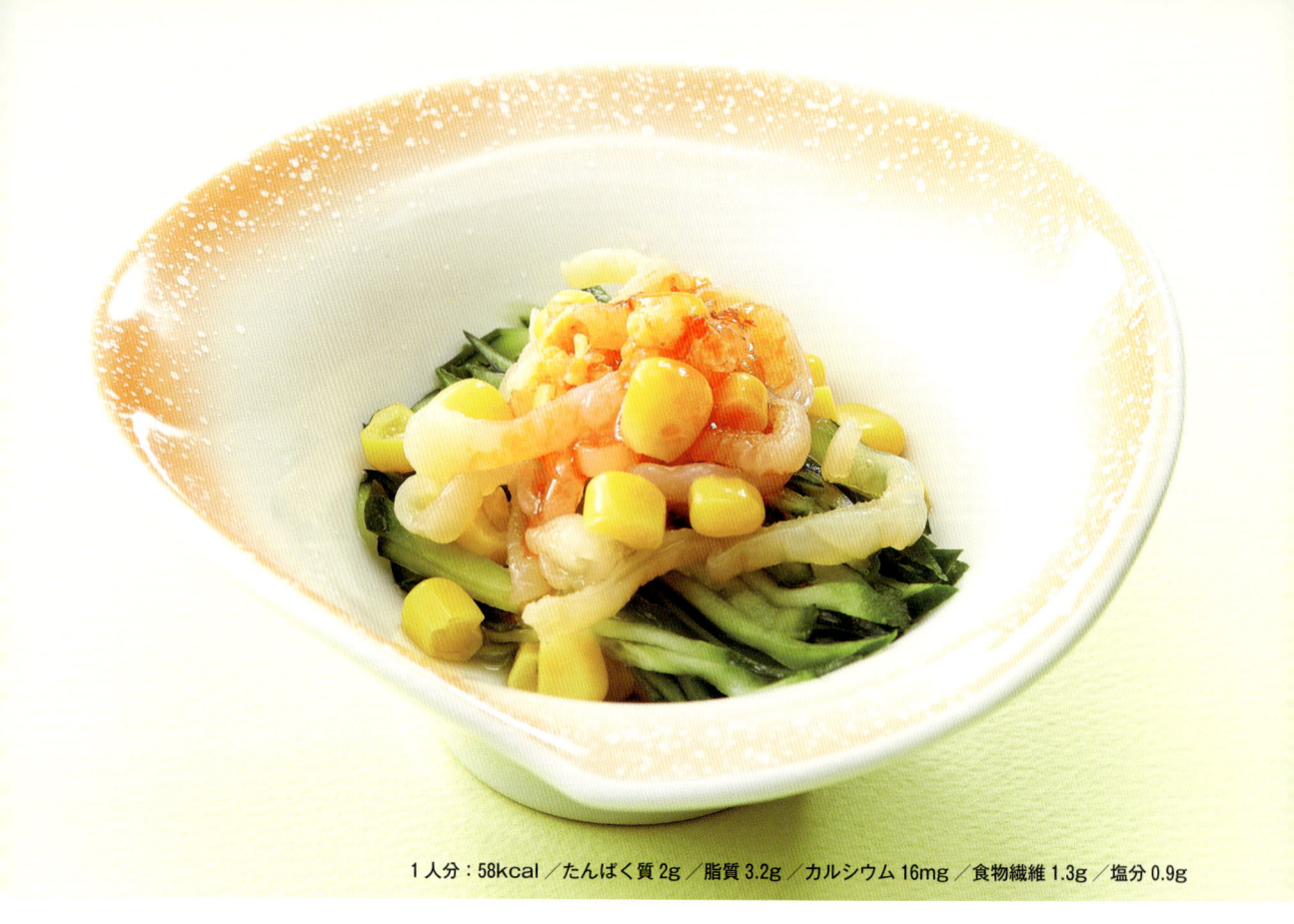

1人分：58kcal／たんぱく質2g／脂質3.2g／カルシウム16mg／食物繊維1.3g／塩分0.9g

クラゲときゅうりの甘辛酢和え

清熱去湿 熱を冷まし、余分な水湿を取り除きます
健脾化痰 脾の働きを高め、痰を取り除きます

清熱化痰のクラゲと清熱のきゅうりで痰熱を、利水健脾のとうもろこしで水湿を、
理気化痰の陳皮で痰湿をそれぞれ取り除きます。彩りもよく、箸休めにぴったりです。

材 料

クラゲ（塩蔵）	40g
きゅうり	1本
とうもろこし（ホール缶）	大さじ2
陳皮	3g
A 豆板醤	小さじ1/2
砂糖	小さじ1/2
塩	少々
酢	小さじ1
胡麻油	大さじ1/2
塩	適量

作り方

1 クラゲは水でよくもみ洗いして湯通しし、水に浸けて塩抜きしてから＊、5〜6cm長さに切る。

2 きゅうりはまな板に置き、塩をふって両手でごろごろと転がし、6〜7cm長さの斜め千切りにする。塩少々をふってなじませる。

3 Aを合わせておく。陳皮は水で戻し、みじん切りにする。

4 2のきゅうりの水けをしぼって器に盛りつけ、クラゲ、とうもろこしの順にのせ、合わせたAをかけ、陳皮を散らす。

＊クラゲの塩抜き方法は、袋の表示も確認してください。

鶏ささ身の昆布巻き からし白朮(びゃくじゅつ)ソース

痰湿

益気補脾去湿 気を補い、脾の働きを高め、余分な水湿を取り除きます

鶏肉と白朮により気を補い、運化水湿の働きを高め、痰湿の症状を取り除くのを助けます。
昆布の寒性を温性のからしを使うことで緩和しています。

材料

鶏ささ身	4本（240g）
とろろ昆布	5g
春菊	60g
塩	少々
みりん	大さじ1

からし白朮ソース

白朮	5g
粉からし	小さじ1/2
塩麹	小さじ2
片栗粉	小さじ1/6

作り方

1. 白朮は水100mlに30分浸して火にかけ、沸騰したら弱火にして10分煎じて濾す。煎じ汁に粉からしと塩麹、片栗粉を加えてよく混ぜ、湯せんにかけてとろみを出し、からし白朮ソースを作る。
2. 春菊はゆでて固くしぼり、5cm長さに切る。
3. ささ身はすじを取り、縦方向に包丁を入れて開き、たたいて薄く広げる。
4. まな板の上にラップを敷き、3のささ身を縦長に置く。軽く塩をふり、みりんを塗ってとろろ昆布をまんべんなくのせる。手前に2の春菊を均等にのせ、しっかり巻いてラップで包み、両端を輪ゴムなどで止める。
5. 蒸気の上がった蒸し器に入れ、強火で約20分ほど蒸す。
6. 5をそれぞれ半分に切り、1のソースを敷いた皿の上に盛りつける。

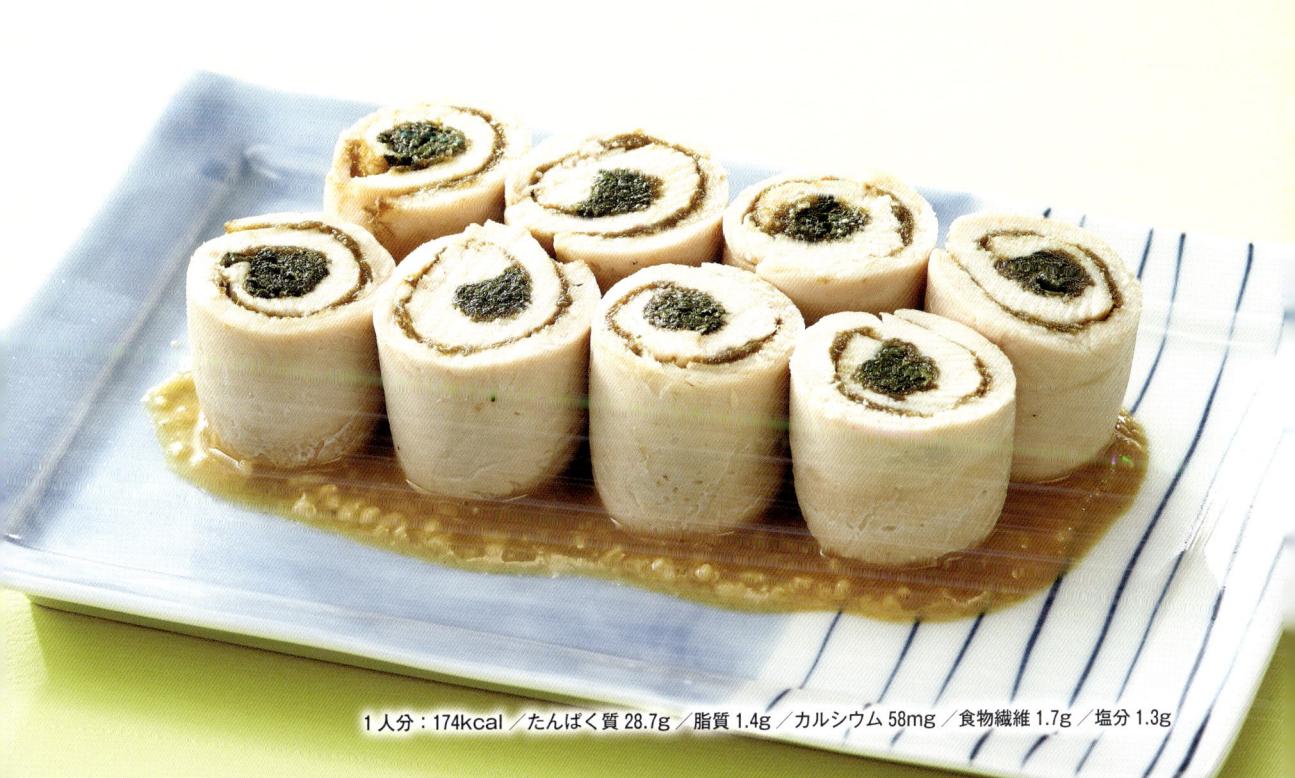

1人分：174kcal／たんぱく質28.7g／脂質1.4g／カルシウム58mg／食物繊維1.7g／塩分1.3g

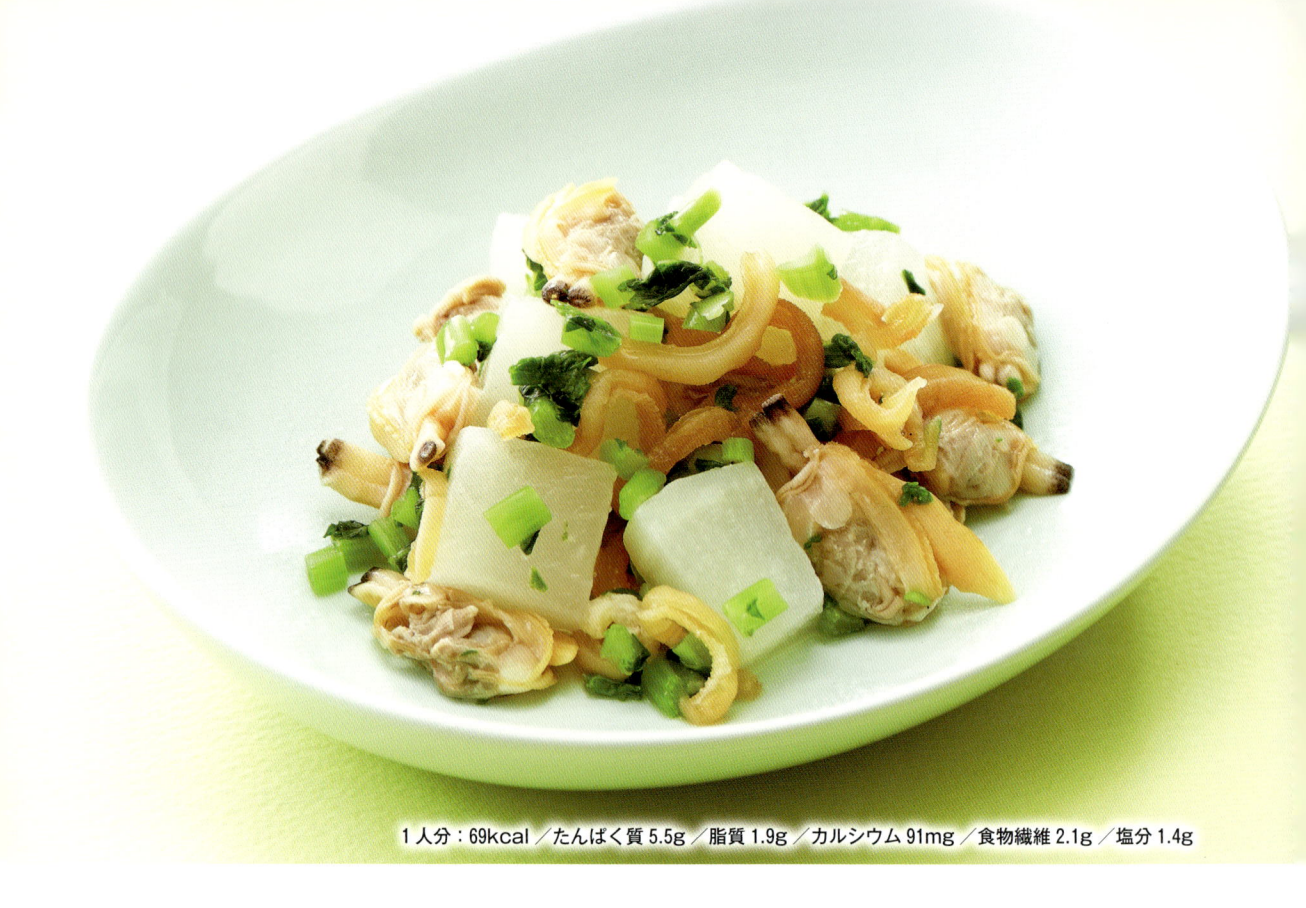

1人分：69kcal／たんぱく質 5.5g／脂質 1.9g／カルシウム 91mg／食物繊維 2.1g／塩分 1.4g

あさりとクラゲの蒸し煮

清熱下気化痰　熱を冷まし、気を降ろして痰を取り除きます

寒性のあさり、涼性の大根、平性のクラゲはともに体の熱を取り、
気を降ろし熱による痰湿を排出させるのを助けます。ひんやりと冷やしてもおいしくいただけます。

材　料

あさり（殻つき）	250 g
クラゲ（塩蔵）	50 g
大根	200 g
大根の葉	30 g
にんにく	10 g
白ワイン	大さじ1
醤油	適宜
サラダ油	小さじ1

作り方

1　あさりは砂抜きし、殻をこすり洗いする。クラゲは水でよくもみ洗いして湯通しし、水に浸けて塩抜きしてから*、食べやすい長さに切る。

2　大根は皮をむき、1.5cmくらいの角切りにする。葉は塩ゆでし、細かく刻む。

3　鍋に油とみじん切りにしたにんにくを入れて火にかける。香りが立ったらあさりを加えて軽く炒め、水100mlと白ワインを加え、蓋をして蒸す。あさりの口が開いたらいったん取り出し、殻から身を取り出しておく。

4　3の鍋に、角切りにした大根、ひたひたの水を加えて煮る。大根がやわらかく煮えたら味をみて、薄ければ醤油を加えて味を調える。1のクラゲを加え、さっと混ぜて火を止める。

5　4にあさりの身、大根の葉を加えて混ぜる。

＊クラゲの塩抜き方法は、袋の表示も確認してください。

じゃが芋とそら豆のことこと煮

痰湿

健脾理気去湿　脾の働きを高め、気の巡りを整え、余分な水湿を取り除きます

健脾利湿作用のあるそら豆で、痰の原因と考えられる脾の働きの不調の改善をはかります。
また、長葱とにんにくの辛味で気の巡りを促進します。
ことこと煮るうちにじゃが芋とそら豆にあさりのだしがしみこみ、そら豆の皮もやわらかく食べやすくなります。

材料

- じゃが芋　　　　　　　　　　　　1個
- そら豆（さやから出したもの）　　120g
- あさり（殻つき）　　　　　　　　120g
- 長葱（白い部分）　　　　　　　　15g
- にんにく　　　　　　　　　　　　7g
- ローリエ　　　　　　　　　　　　1枚
- 酒　　　　　　　　　　　　　大さじ2
- 塩、胡椒　　　　　　　　　　　各少々
- サラダ油　　　　　　　　　　大さじ1

作り方

1. あさりは砂抜きし、殻をこすり洗いする。
2. じゃが芋は皮つきのまま8つに切る。そら豆は皮つきのまま、さっとゆでておく。
3. フライパンに油大さじ1/2とみじん切りにしたにんにくを入れて火にかける。香りが立ったらあさりを加えて炒め、酒をふり入れ、蓋をしてあさりの口が開くまで火にかける。
4. 別の鍋に残りの油を熱し、みじん切りにした葱を入れて炒め、2のじゃが芋を入れてさっと混ぜ、水100mlを加える。沸騰したら、そら豆、ローリエ、3のあさりを汁ごと加え、蓋をして火を弱めて煮る。
5. じゃが芋に火が通ったら、味をみて塩、胡椒で調味する。

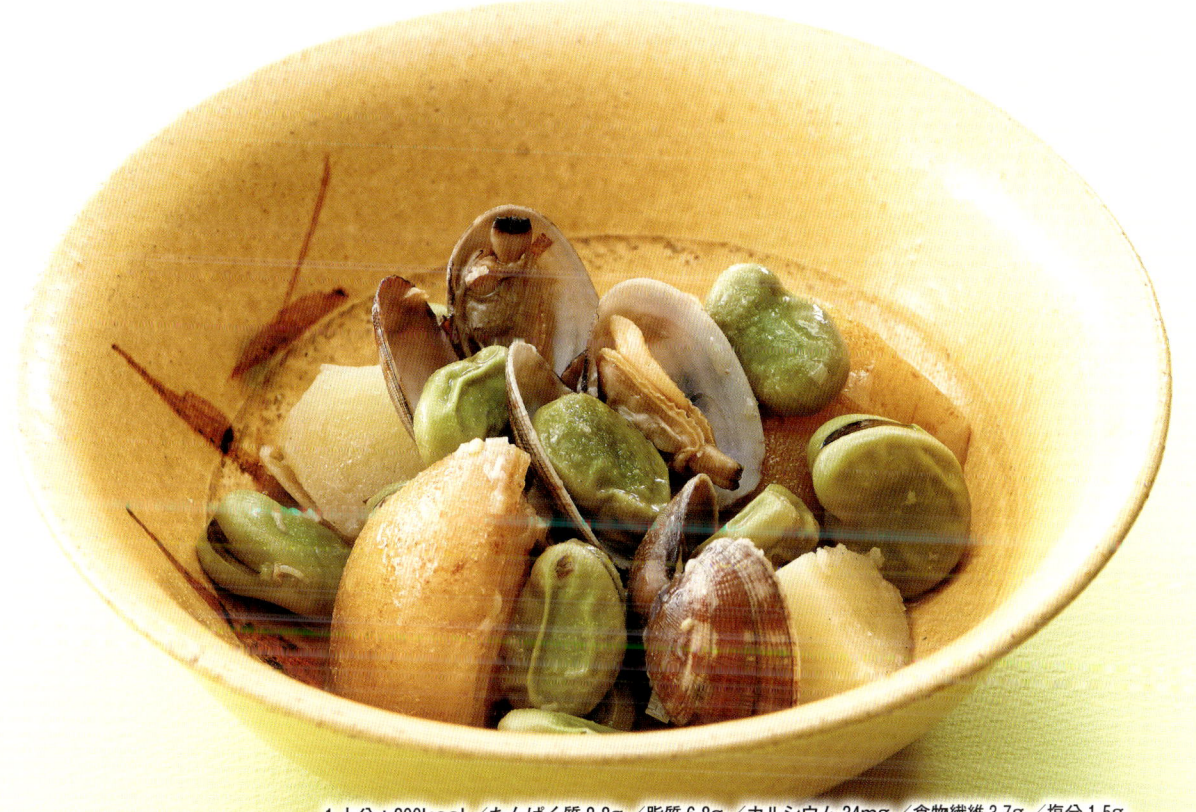

1人分：200kcal／たんぱく質8.8g／脂質6.8g／カルシウム34mg／食物繊維3.7g／塩分1.5g

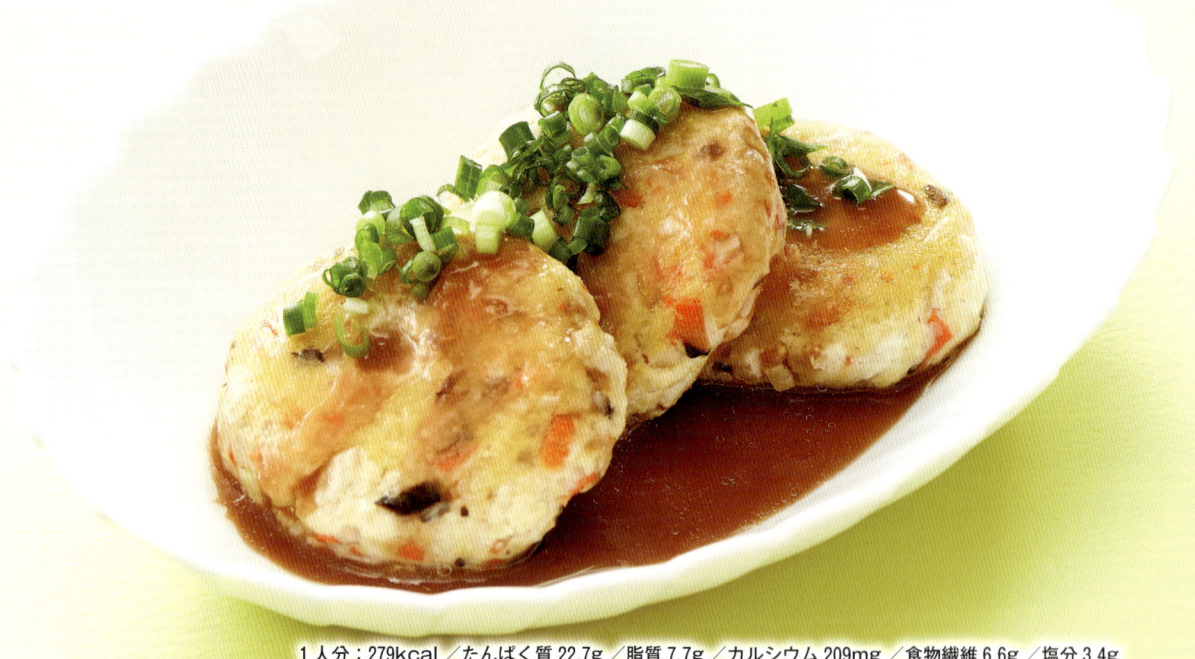

1人分：279kcal ／たんぱく質 22.7g ／脂質 7.7g ／カルシウム 209mg ／食物繊維 6.6g ／塩分 3.4g

吉林人参入り焼きがんもどき
（きつりんにんじん）

補気健脾去痰　気を補い、脾の働きを高め、痰を取り除きます

吉林人参、鶏肉、椎茸など補気の食材を使って脾の不調の改善をはかり、水を運化し、痰湿を取り除く力を高めます。去湿類の茯苓は利尿作用により痰湿を取り除くのを助けます。

材料

鶏ささ身	50g
椎茸	大1枚
大和芋*1	30g
吉林人参粉	3g
茯苓粉	4g
木綿豆腐	1丁（300g）
にんじん	20g
ゆで筍	25g
塩	小さじ1
酒	小さじ1
たれ	
小豆	50g
水	400ml
A 醤油、みりん	各小さじ1
生姜（すりおろし）	小さじ1/2
片栗粉	大さじ1
細葱	1本
サラダ油	少量

*1 すりおろすと粘り気が強いやまのいも。

作り方

1. 小豆は水400mlに3～4時間浸し、半量になるまで煎じて濾す*2。途中出たアクは取る。
2. 豆腐は布巾などに包んで軽く重しをし、しっかり水きりして200gくらいの重さにする。
3. 椎茸、にんじんは細かく切ってさっとゆで、ざるにあけておく。筍、ささ身は細かく切って熱湯にさっと通す。
4. 2の豆腐、吉林人参粉、茯苓粉、すりおろした大和芋、塩、酒をフードプロセッサーにかける（フードプロセッサーがない場合は、すり鉢で全体をよく混ぜる）。
5. 4に3を混ぜ合わせて6等分し、楕円形にまとめ、少量の油で両面こんがりと中に火が通るまで焼く。
6. 鍋に1の煎じ汁、Aを合わせて温め、同量の水で溶いた片栗粉を加えてとろみをつけ、たれを作る。
7. 器に5を盛り、6のたれをかけ、小口切りにした細葱を散らす。

*2 残った小豆は、米と一緒に炊くとおいしく食べられます。

コーンバーグ 海苔茯苓ソース

痰湿

補気健脾去湿　気を補い、脾の働きを高め、余分な水湿を取り除きます

鶏肉の補気作用により脾の働きを高め、痰湿の解消に役立てます。
とうもろこしと茯苓は利尿作用により痰湿を、筍と海苔と冬瓜は化痰作用により痰を取り除きます。

材　料

鶏ひき肉	200 g
とうもろこし（ホール缶）	大さじ4
ゆで筍	60 g
A　長葱（みじん切り）	30 g
生姜（みじん切り）	3 g
塩	ひとつまみ
酒	小さじ1
胡椒	少々
海苔茯苓ソース	
海苔	2枚
冬瓜	200 g
茯苓粉	10 g
あさり（殻つき）	200 g
水	600 ml
湯	大さじ2
酒	小さじ1
塩	小さじ1/4
醤油	小さじ1
片栗粉	大さじ1
陳皮	3 g
サラダ油	適量

作り方

1　冬瓜は皮をむいてワタと種を取り、細かく切る。冬瓜の皮、ワタと種は水600 mlで20分煎じて漉す。陳皮は水で戻す。

2　ボウルに海苔を細かくちぎりながら入れ、お湯大さじ2を加え混ぜておく。

3　1の煎じ汁を鍋に入れ、砂抜きしたあさり、酒を加えて火にかけ、あさりの口が開いたら取り出し、身を取り出しておく。

4　3に細かく切った冬瓜を入れて弱火にかけ、やわらかくなったら茯苓粉を加えてよく混ぜる。少し煮たら2、3のあさりの身を混ぜ、塩、醤油を加えて味を調える。同量の水で溶いた片栗粉を加えて煮立て、海苔茯苓ソースを作る。

5　ボウルにひき肉、とうもろこし、Aを加えてよく混ぜ、4等分にしてハンバーグ型に成形する。フライパンに少量の油を熱し、中まで火が入るよう両面をこんがりと焼く。フライパンの空いたところで薄く切った筍も焼く。

6　皿に4のソースを敷き、5のハンバーグ、筍を盛りつけ、みじん切りにした陳皮を散らす。

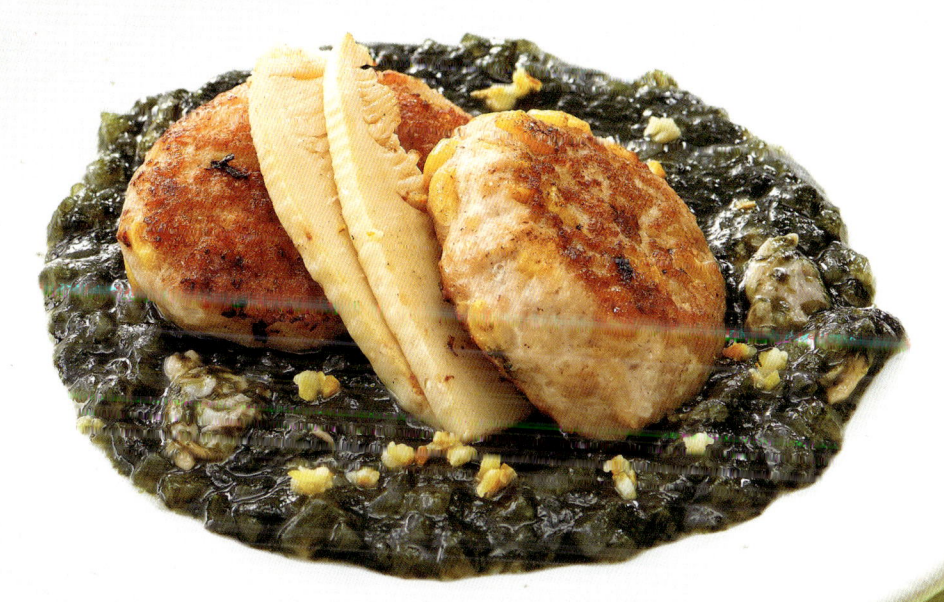

1人分：273kcal ／たんぱく質 27.3g ／脂質 9.9g ／カルシウム 82mg ／食物繊維 5.1g ／塩分 2.7g

1人分：237kcal ／たんぱく質 11.7g ／脂質 4.4g ／カルシウム 122mg ／食物繊維 4.7g ／塩分 3.5g

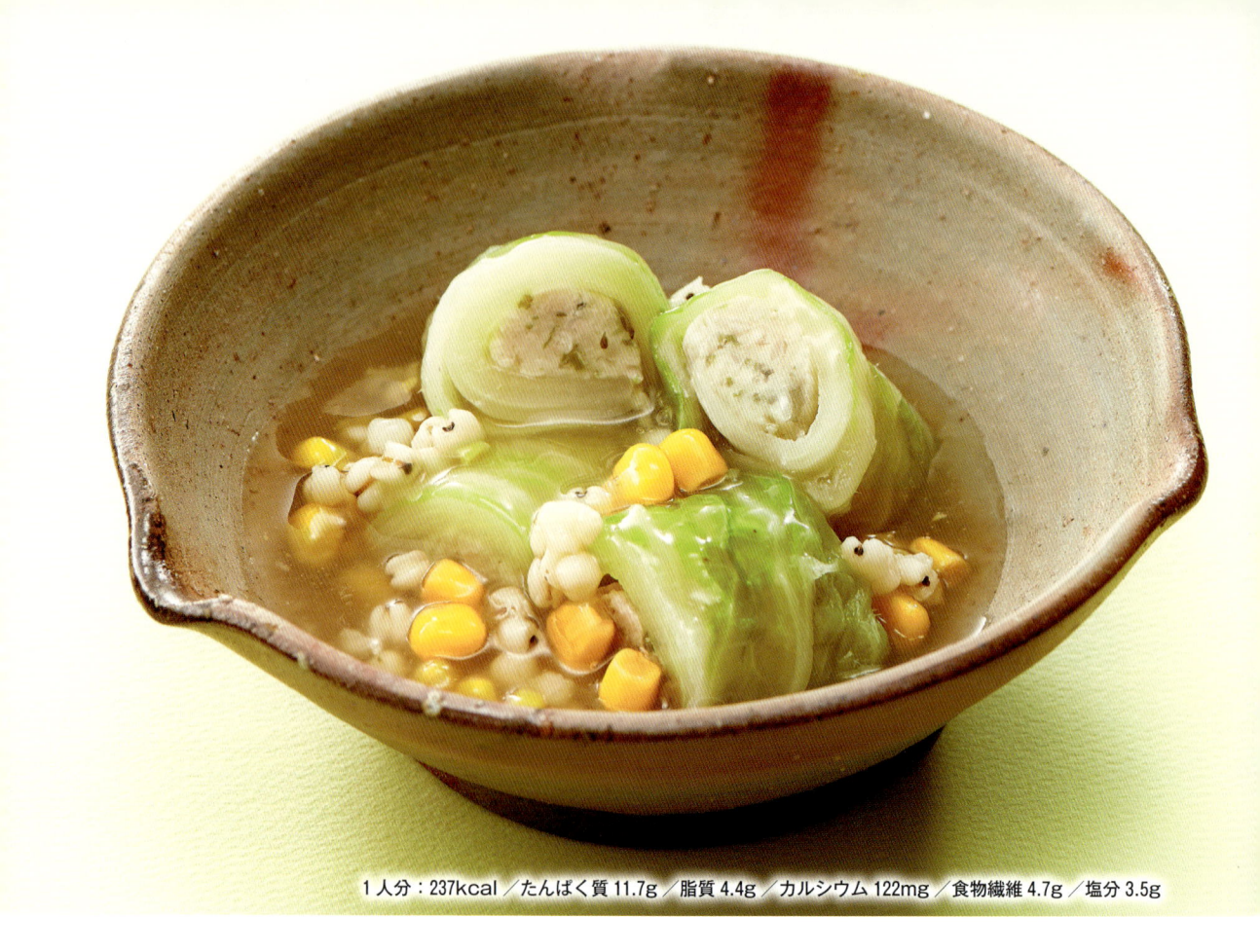

はと麦あんかけロール白菜

健脾去湿　脾の働きを高め、余分な水湿を取り除きます

脾の不調による痰湿の停滞に、補気の鶏肉と利水健脾のとうもろこしを合わせました。
さらに、通便作用のある白菜と利尿作用のあるはと麦で痰湿を排泄させます。

材料

鶏ひき肉	50g
とうもろこし（ホール缶）	大さじ2
白菜	大4枚*
はと麦	大さじ2
昆布のだし汁	400ml
玉葱	1/2個
めかぶ	大さじ1
パン粉	1/2カップ
塩	小さじ1/2
醤油	大さじ1
柚子胡椒	小さじ1/2
葛粉	大さじ2
サラダ油	小さじ1/2

*白菜の大きい葉が手に入らない場合は、小ぶりの葉を2枚ずつ少しずらして重ねて使います。

作り方

1. はと麦はたっぷりの水にひと晩浸してやわらかくゆでる。
2. 白菜は軸の厚いところをそぎ切りし、さっとゆでる。玉葱はみじん切りにして油で炒める。
3. ひき肉に2の玉葱、めかぶ、パン粉を加えてよく混ぜ、4等分にしてまとめる。2の白菜の上にのせ、しっかり包む。
4. 鍋に3のロール白菜、1のはと麦、昆布のだし汁、塩を入れ、中火にかける。沸騰したら弱めの中火で20分ほど煮て、ロール白菜を取り出す。
5. 4にとうもろこし、醤油、柚子胡椒を加えて混ぜ、同量の水で溶いた葛粉を加えてひと煮立ちさせる。
6. 4のロール白菜を半分に切って器に盛りつけ、5をかける。

里芋と冬瓜の香り味噌おでん

健脾理気 脾の働きを高め、気の巡りを整えます
清熱去湿 熱を冷まし、余分な水湿を取り除きます

痰湿体質の原因の根本である脾気虚に効果的な健脾の食材と化痰清熱除湿の食材を合わせました。大葉と柚子を使った味噌がさわやかな味わいです。

材料

里芋	小4個
冬瓜	200g
大根	120g
干し椎茸	2～3枚
昆布	10cm×2枚
いんげん	4本
にんじん	30g
ゆではと麦*	大さじ2
結び昆布	4個
湯葉（乾）	40g
かんぴょう（乾）	10cm×4本
赤味噌だれ	
赤味噌	大さじ2
みりん	大さじ1
大葉（みじん切り）	5枚
白味噌だれ	
白味噌	大さじ2
みりん	大さじ1
柚子皮（すりおろし）	1/2個分

＊はと麦はたっぷりの水にひと晩浸してやわらかくゆでます。

作り方

1 干し椎茸は400mlの水に浸して戻す（戻し汁は椎茸だしとして使う）。昆布は400mlの水にひと晩浸して昆布だしを作る。
2 湯葉、かんぴょうは水で戻す。
3 里芋は皮をむいて下ゆでする。大根、冬瓜はひと口大に切って面取りし、下ゆでする。
4 いんげんはヘタを取り、にんじんは5mm角の棒状に切ってどちらも軽くゆでる。干し椎茸は1cm幅の細切りにする。
5 湯葉を広げ、手前に4を等分に並べ置き、端から巻いてかんぴょうで結ぶ。
6 鍋に1の椎茸だしと昆布だしを入れ、3、5、ゆではと麦、結び昆布を加え、弱火で15分ほど煮る。
7 味噌だれは、味噌とみりんをそれぞれ合わせてよく練り、赤味噌には大葉、白味噌には柚子皮を加えて混ぜ合わせ、おでんに添える。

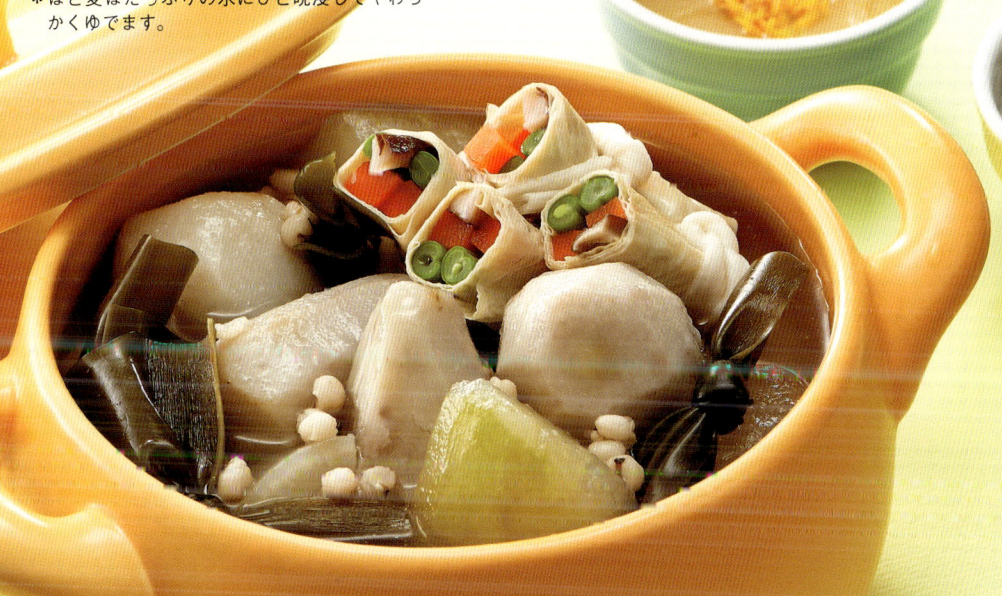

痰湿

1人分：335kcal／たんぱく質18.6g／脂質8.5g／カルシウム247mg／食物繊維13.3g／塩分4.5g

みかんの皮入り大根と牛肉のスープ煮

理気去痰　気の巡りを整え、痰を取り除きます

行気去痰作用のある大根に陳皮を使って理気化痰をはかり、
清熱去痰のわかめを加えて白痰、熱痰を取り除きます。

材料

大根	150 g
みかんの皮	6 g
牛赤身薄切り肉	60 g
A　はと麦粉＊	10 g
醤油	小さじ2
胡麻油	小さじ1
乾燥カットわかめ	2 g
長葱	20 g
にんにく	5 g
昆布のだし汁	500 ml
胡麻油	小さじ1
塩	適量

＊はと麦粉が手に入らない場合は、はと麦をフードプロセッサーで3〜4分粉砕して使います。

作り方

1　大根は千切りにする。

2　牛肉は細切りにし、Aをよくもみ込む。長葱は芯をみじん切り、白い部分を5cm長さの千切りにする。にんにくは薄切りにする。

3　鍋に胡麻油小さじ1と大根を入れて火にかけ、油が全体にまわったらみじん切りの長葱、にんにく、牛肉を加え、焦げつかないように炒める。

4　3に昆布のだし汁を入れ、ひと煮立ちしたらアクを取り、5分ほど煮る。塩で味を調え、火を止める寸前にわかめを入れ、ひと混ぜして器に盛り、長葱の千切り、みじん切りにしたみかんの皮をのせる。

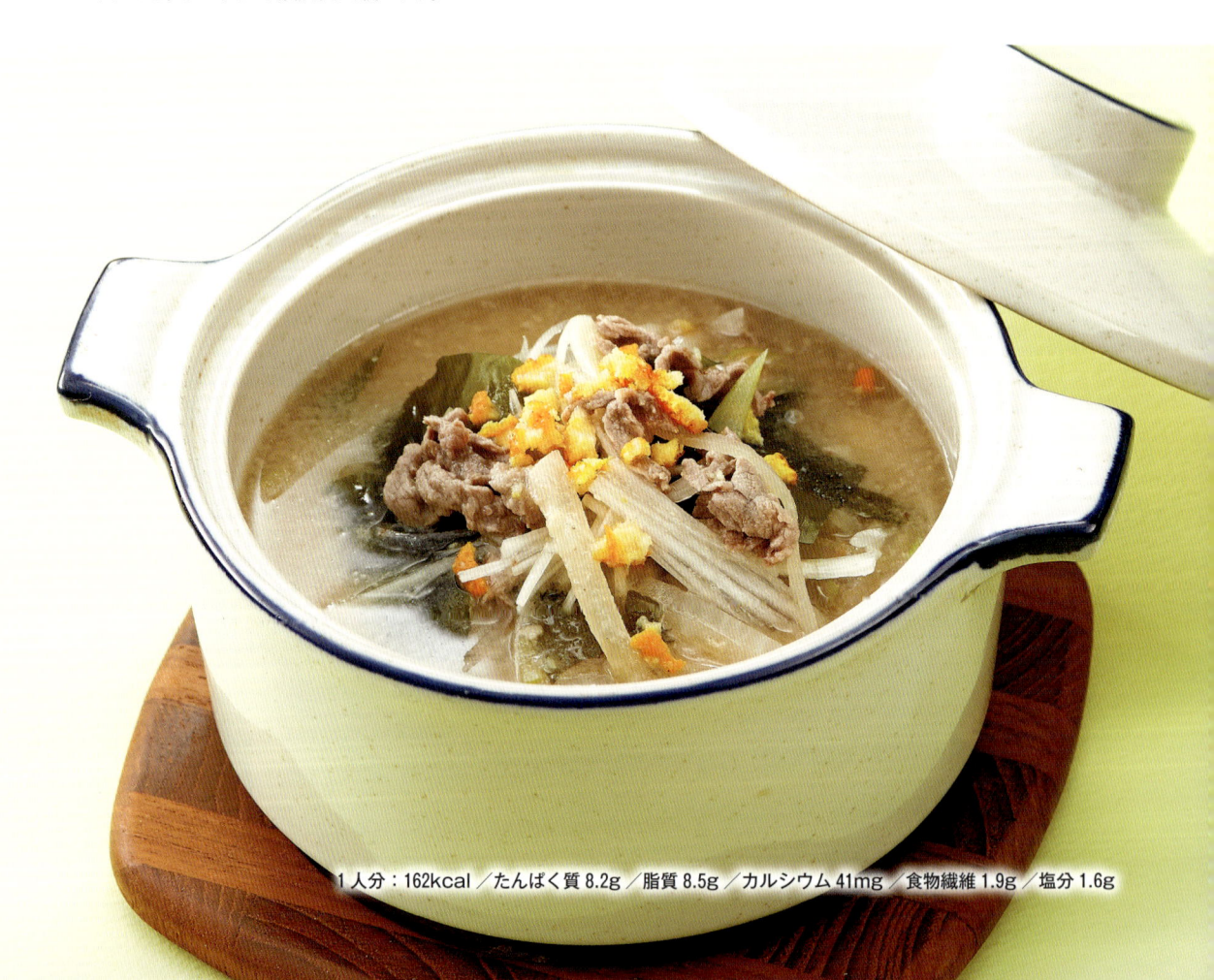

1人分：162kcal／たんぱく質8.2g／脂質8.5g／カルシウム41mg／食物繊維1.9g／塩分1.6g

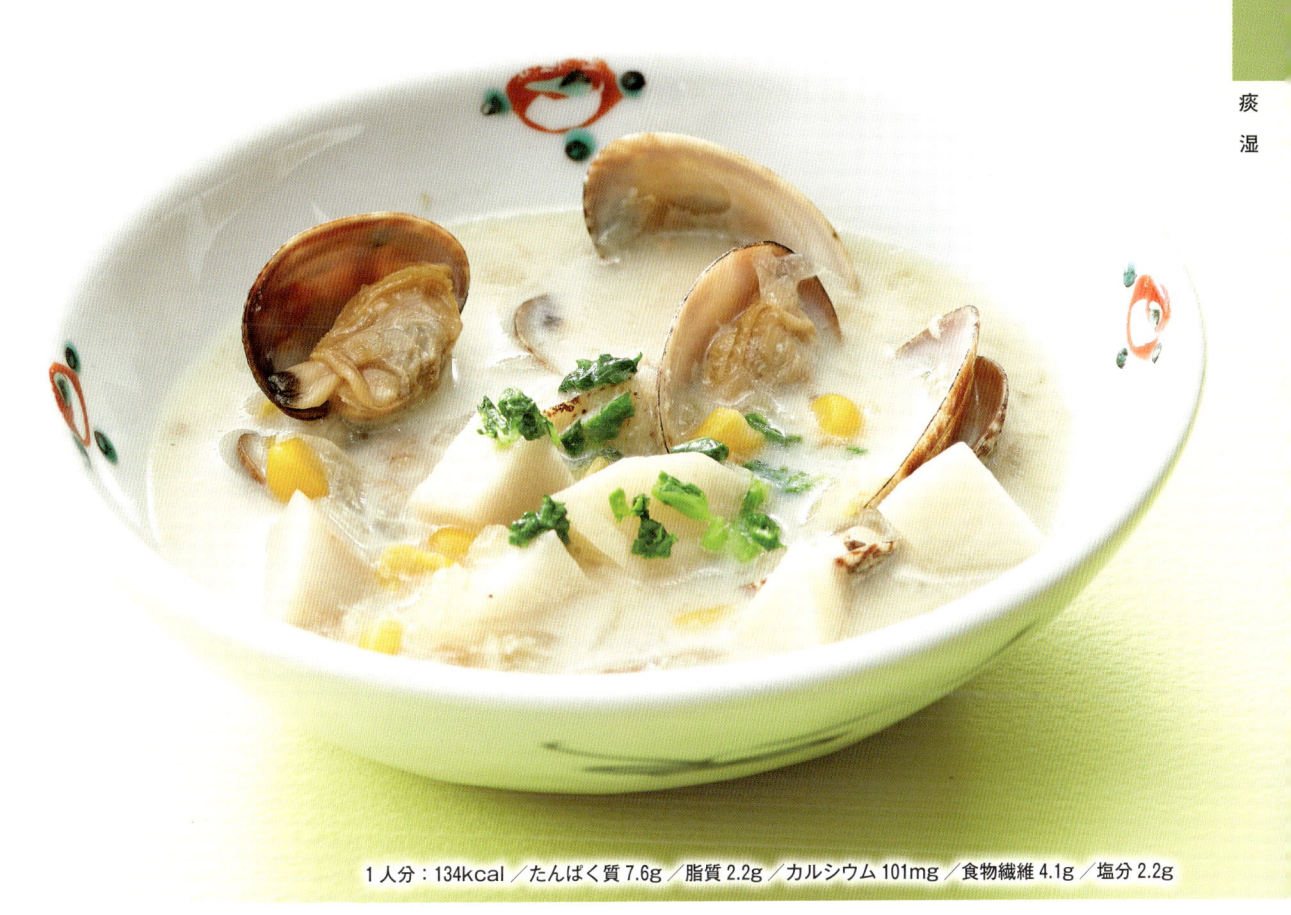

1人分：134kcal／たんぱく質7.6g／脂質2.2g／カルシウム101mg／食物繊維4.1g／塩分2.2g

里芋入り豆乳スープ

健脾去湿　脾の働きを高め、余分な水湿を取り除きます

化痰類の昆布と豆乳をスープに使うと、クラムチャウダーを作るのも簡単です。
具には、化痰作用のある里芋、あさり、健脾作用のあるとうもろこしを入れました。
食欲がなくても食べやすいよう、あっさりと和風に仕上げています。

材料

里芋	2個（100g）
あさり	200g
豆乳	100ml
玉葱	1/2個
とうもろこし（ホール缶）	大さじ2
昆布のだし汁	400ml
春菊	2本
白味噌	大さじ1
生姜（すりおろし）	小さじ1/2
塩	適量
サラダ油	少々

作り方

1. あさりは砂抜きし、殻をこすり洗いする。里芋は1cm角に切り、玉葱はみじん切りにする。
2. 鍋に油を熱して玉葱を炒め、1の里芋を加えて炒める。全体に油がまわったら、あさりを加えてさっと炒め、昆布のだし汁、とうもろこしを加える。
3. 里芋に火が通ったら、豆乳、白味噌、生姜を入れて混ぜ、塩で味を調え、沸騰直前に火を止める。
4. 器に盛り、さっとゆでた春菊を細かく切って飾る。

痰湿

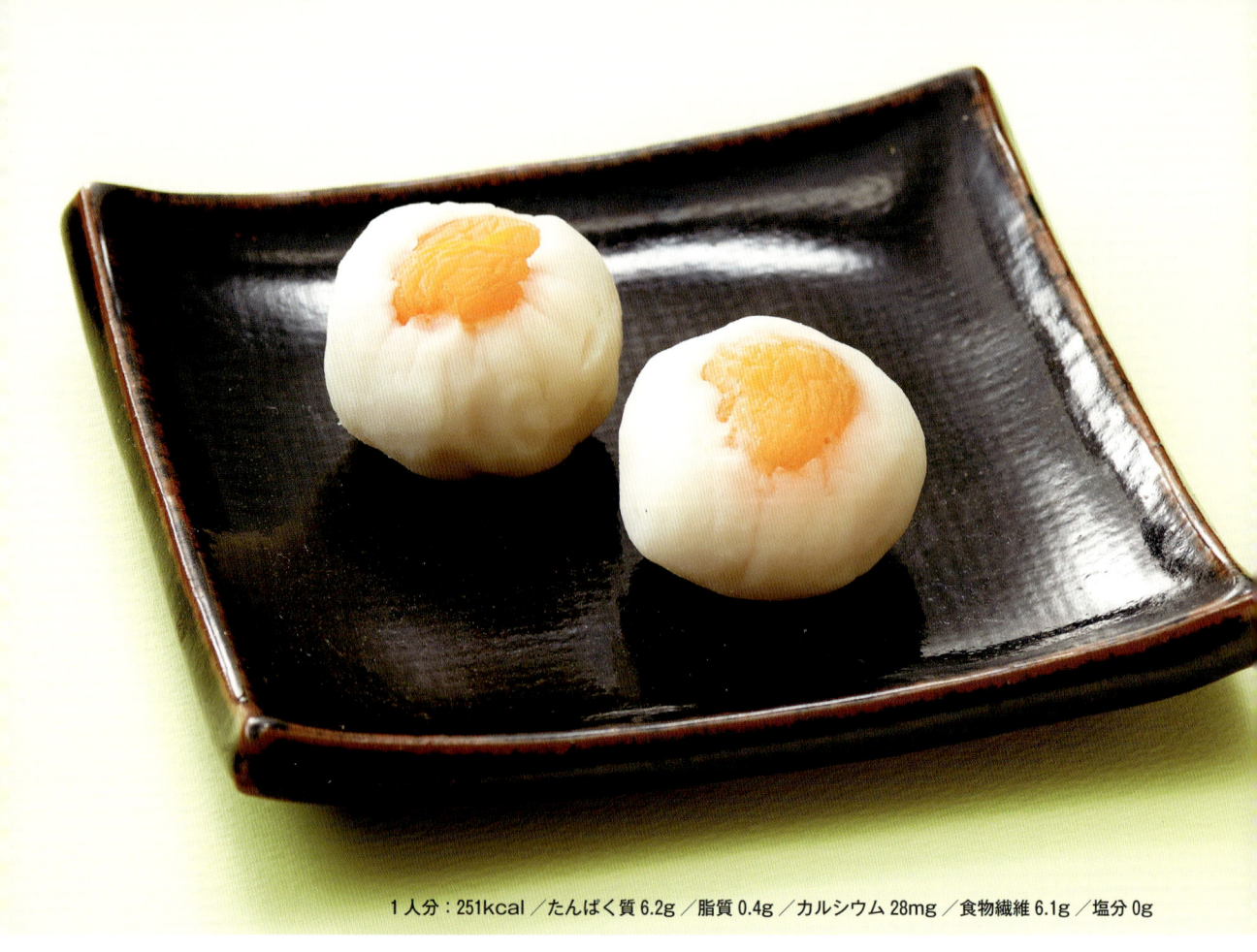

1人分：251kcal ／たんぱく質 6.2g ／脂質 0.4g ／カルシウム 28mg ／食物繊維 6.1g ／塩分 0g

杏入り百合根茶巾
あんず

潤肺去痰　肺を滋潤し、痰を取り除きます

肺を潤す百合根を使い、補気の山芋と合わせ、乾燥による肺の津液不布の燥痰の改善をはかります。和菓子をおいしく食べながら、体質改善を目指します。

材　料　6個分

杏の水煮[*1]	6個
百合根	1個（100g）
大和芋[*2]	100g
蜂蜜	大さじ2

*1 干し杏を水でさっと煮たもの。
*2 大和芋については p.144 へ。

作り方

1　百合根は1片ずつほぐし、汚れた部分を取り除いて洗い、ざるにとる。

2　大和芋は1cmくらいの輪切りにして皮をむく。

3　蒸気の上がった蒸し器に1と2を並べて15分ほど蒸し、熱いうちにつぶして蜂蜜を加え、混ぜておく。

4　3を6等分にし、さらしかラップの上にのせて丸くまとめる。上に水切りした杏をのせ、杏のまわりを包むように形を整える。同様に6個作る。

豆入り金柑ヨーグルト

補脾去湿 脾の働きを高め、余分な水湿を取り除きます

黄耆は補脾、小豆と黒豆と大豆は除湿利水、陳皮は理気の作用があり、痰とむくみの解消をはかります。金柑を加えることでさわやかな味わいになっています。

材料

- 黄耆……………………………… 5g
- 小豆（水煮）…………………… 30g
- 黒豆（水煮）…………………… 30g
- 大豆（水煮）…………………… 30g
- 豆乳ヨーグルト*……………… 100g
- 陳皮……………………………… 2g
- 蜂蜜……………………………… 適宜
- 金柑シロップ漬け
  - 金柑………………………… 200g
  - 砂糖………………………… 15g

*豆乳ヨーグルトが手に入らない場合は、一般的な乳のヨーグルトを使います。

作り方

1. 黄耆は水200mlに30分浸す。黒豆、大豆、小豆を加えて火にかけ、水分がほとんどなくなるまで煮る。黄耆は取り出す。
2. 金柑はヘタを取り、たっぷりの水にしばらく浸けてから火にかけ、沸騰したら一度ゆでこぼす。
3. 2に、水200ml、砂糖を加えて火にかけ、沸騰したら火を止め、そのまま冷まして、金柑シロップ漬けを作る。冷めたら冷蔵庫で保存する。
4. 器に1の豆と常温のヨーグルトを盛りつけ、3の金柑、水で戻して刻んだ陳皮をのせ、好みで蜂蜜をかける。

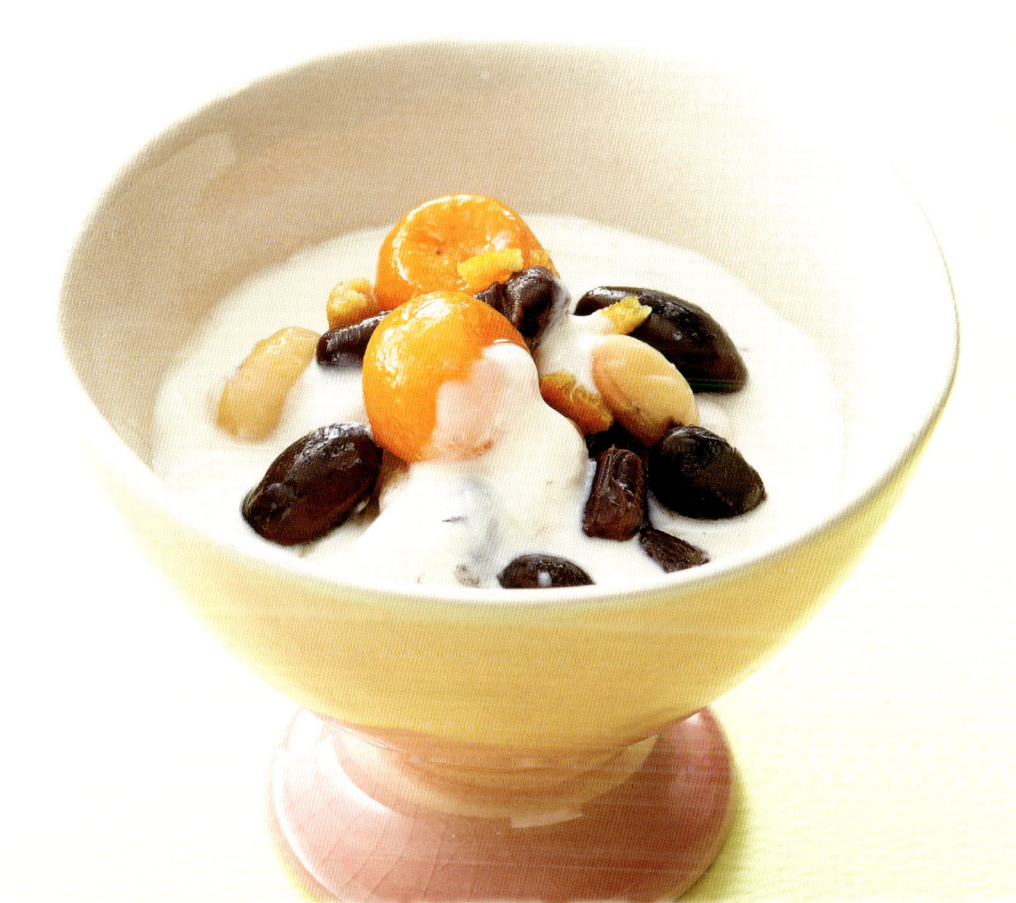

痰湿

1人分：228kcal ／たんぱく質8.5g ／脂質5g ／カルシウム165mg ／食物繊維8.5g ／塩分0.1g

里芋のトロピカル風ココナッツミルク

化痰去湿　痰、余分な水湿を取り除きます

里芋はゆで汁も利用し、燥痰を取り除く力を強めます。
苺、牛乳は肺を潤し、バナナ、オレンジ、ココナッツは熱を取り除く働きがあります。

材料

- 里芋 ………………………… 大1個（80g）
- オレンジ ………………………… 1/2個
- バナナ ………………………… 1/2本
- 苺 ………………………… 2個
- ココナッツミルク（缶）………… 50ml
- 牛乳 ………………………… 50ml
- タピオカ ………………………… 10g
- 薄荷 ………………………… 適量
- A
  - 砂糖 ………………………… 大さじ1/2
  - 蜂蜜 ………………………… 大さじ1/2
  - 塩 ………………………… 少々

作り方

1. 里芋は皮をむいてひと口大に切り、やわらかめにゆで、ゆで汁50mlをとっておく。タピオカは袋の表示通りにゆでて水に浸しておく。
2. オレンジは房から果肉を取り出してひと口大に切り、バナナは7mmくらいの輪切りにする。
3. ココナッツミルク、牛乳、里芋のゆで汁を鍋に入れ、Aを加えて火にかける。沸騰したら1のタピオカの水けをきって加え、温める。
4. 器に1の里芋、2の果物を入れ、3を注ぎ、苺と薄荷を飾る。

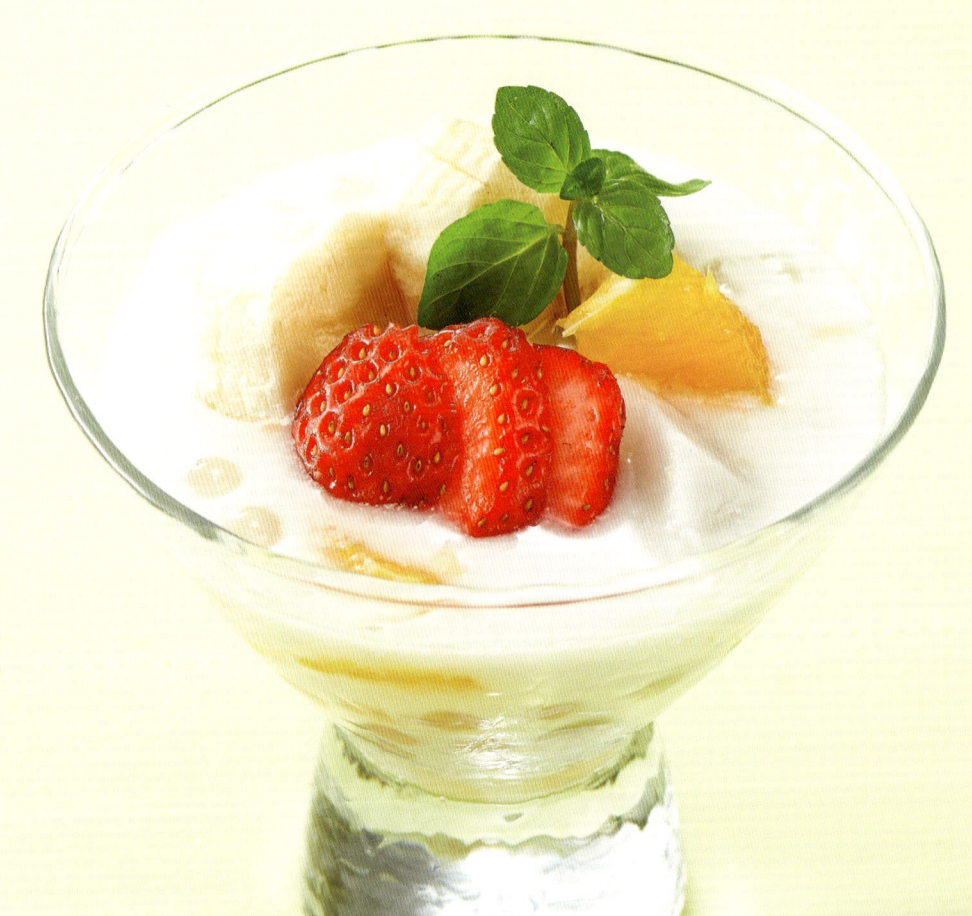

1人分：158kcal／たんぱく質2.7g／脂質5.1g／カルシウム49mg／食物繊維1.7g／塩分0.4g

7
気鬱体質

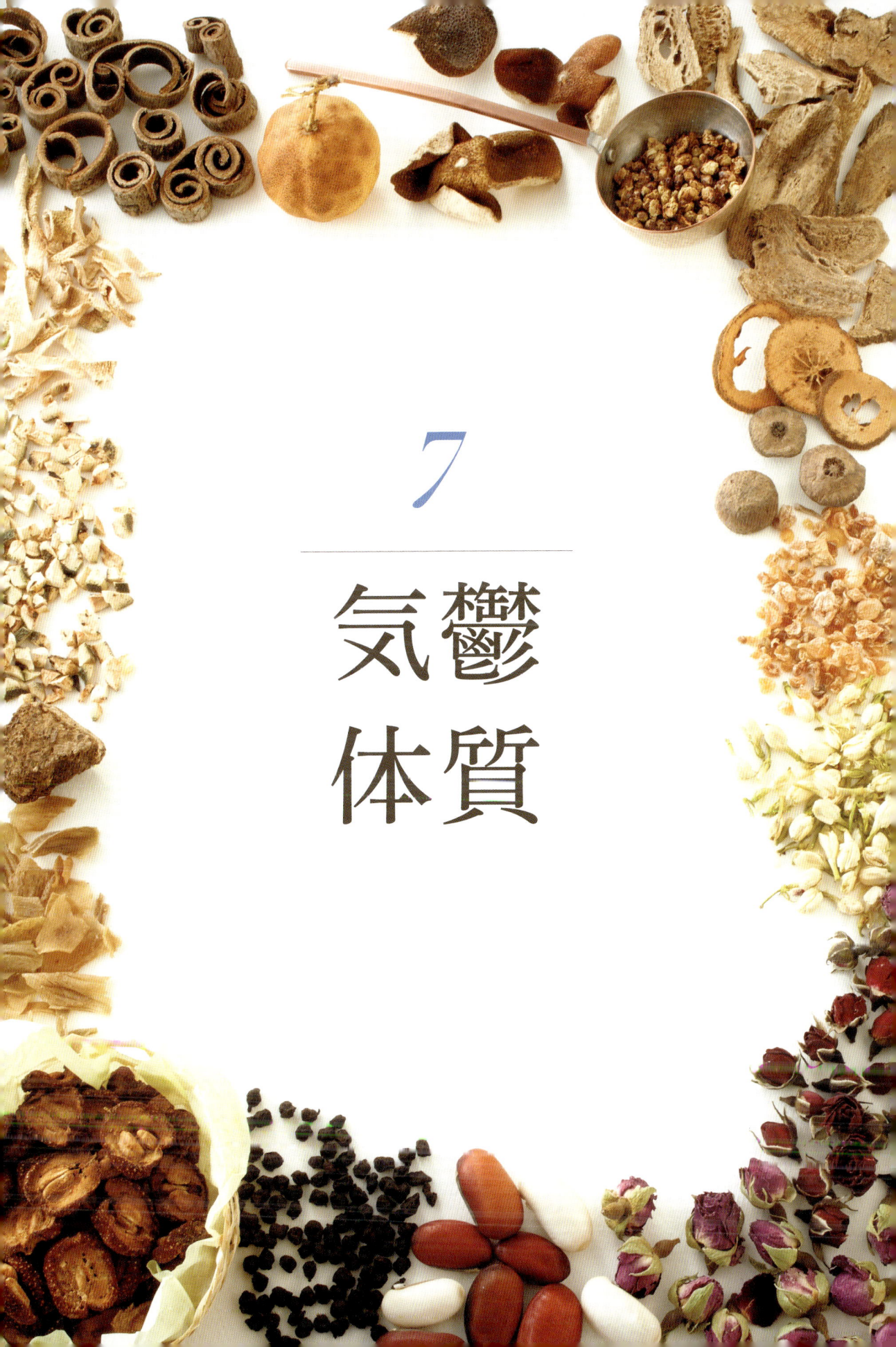

気鬱体質とは？

長期間にわたる情緒の抑鬱、不愉快な気分などにより、気の巡りが滞っている体質です。

体質を知る
気鬱体質の特徴

まずは、気鬱体質の代表的な特徴を知りましょう。

症状	顔色が暗い、無表情、ため息が多い、不安感、眠りが浅い、怒りっぽい、げっぷやしゃっくりが出る、腹部が脹れ痛むことがある、胸や喉がつかえる感じがする、便秘と下痢を繰り返す	生理（女性の場合）	生理不順、生理前に乳房が脹る・痛む、生理痛
舌	舌質淡紅（薄ピンク色）、舌苔が薄く白い	脈	細（糸のように細い）、弦（拍動がかたい）

不調はどこから？
気鬱体質の分析

体質の特徴には、五臓六腑の状態が大きく関連しています。
気鬱体質にとくに関係の深い、「肝」「脾」「胃」についてみていきましょう。

肝 情緒を調節する肝の気が停滞すると、肝の疏泄機能（精神や臓腑の働きをのびやかに保つこと）が順調に行えなくなるため、ため息、怒りやすくなる、不安、眠りが浅い、胸や喉のつかえ、腹部の脹り、ひどくなると痛みが出現します。また、水の代謝の調節がうまく行かず、水湿の停滞で痰が生じて咽喉部の異物感である梅核気（ばいかくき）の症状が現れます。肝鬱により、大腸が送る気が滞り、便秘にもなりやすくなります。さらに、肝気鬱結により乳房の周辺を通る肝の経絡が滞り、生理前に乳房が脹り痛みが生じます。気鬱により血流が滞り、生理不順・生理痛の症状がみられます。

脾 肝気鬱結により脾気の水穀精微を昇清（しょうせい）（水穀精微を上部にある肺、心、脳へ送ること）させる働きが衰え、脾気が大腸へ下ることで、腹部の脹れや痛みといった症状が現れ、下痢しやすくなります。

胃 肝気鬱結により胃気の通降する動きを調節する機能が低下し、胃気が上逆し、吐き気、嘔吐、げっぷ、しゃっくりの症状がみられます。

体質改善を目指す
気鬱体質の薬膳処方

気鬱体質を改善するための基本的な薬膳処方を紹介します。体質の分析と薬膳処方をもとに食薬を選びます。

行気疏肝解鬱（こうきそかんげうつ）
気の巡りをよくし、肝の働きを高める。

　気の巡りをよくし、鬱状態の改善をはかる「**理気類**」の食薬を選びます。なかでも、香りのよいものがおすすめです。

　「げっぷ」「しゃっくり」の症状がある場合は、消化を助ける「**消食類**」の食薬、「不安感」「不眠」の症状がある場合は、精神の安定をはかる「**安神作用**」のある食薬を加えます。

　また、気の巡りを促進し、体を温める「**辛温解表類**」（しんおんげひょう）も効果的です。

▶理気類、消食類の食薬は p.156、
　安神作用のある食薬は p.157、辛温解表類の食薬は p.157。

体質改善を実践
気鬱体質の立膳

薬膳処方にもとづき、食薬を組み合わせて作った薬膳料理の具体的な治療の方法を「立膳」（りつぜん）といいます。本書では、レシピ名の下にそれぞれの立膳を記載しています。ここでは、気鬱体質におすすめの立膳の内容を解説します。

　疏肝理気和胃の「**疏肝**」とは気鬱体質に関わりの深い肝の気を疏通、発散させ、疏泄機能の改善をはかることを表します。**理気和胃**の「**理気**」は気の巡りを整えることであり、「行気」「降気」「順気」を含みます。「**和胃**」は肝の不調の影響を受ける胃の働きを整えることを意味しています。

　疏肝解鬱、理気解鬱の「**解鬱**」は気が停滞することで起こりやすい鬱状態の改善をはかることを表します。

　疏肝理気健脾、理気健脾の「**健脾**」は脾の働きを高めることです。肝の不調の影響を受ける脾の働きを助けます。

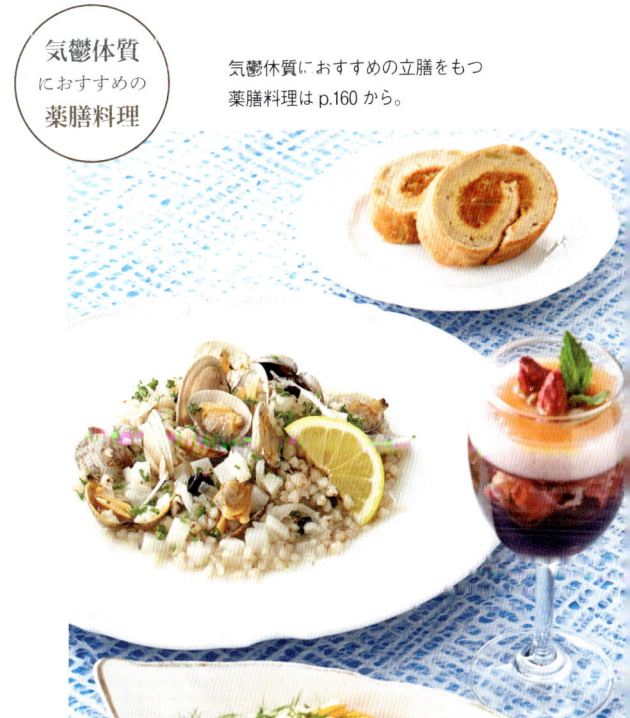

気鬱体質におすすめの
薬膳料理

気鬱体質におすすめの立膳をもつ薬膳料理は p.160 から。

気鬱体質におすすめの食薬

(本ページの見方は p.9 を、体質の概要は p.154 を参照してください。)

気の巡りをよくする
理気類の食材

玉葱（たまねぎ）
性味　温／辛・甘
帰経　脾・胃・肺・心
期待される効能
健脾理気：脾の働きを高め、気機の運行を改善する。
和胃消食：胃の働きを調和し、消化を促進する。
発表通陽：体表の邪気を取り除き、陽気を通暢させる。

らっきょう
性味　温／辛　苦
帰経　肺・胃・大腸
期待される効能
通陽散結：陽気を通暢させ、固まりを消散させる。
行気導滞：気の巡りを促進し、気機の停滞を改善する。

えんどう豆、さやえんどう
（グリーンピース、絹さや、豆苗、スナップえんどう）
性味　平／甘　帰経　脾・胃
期待される効能
和中下気：脾胃の働きを整え、上逆した気を下降させる。
去湿利尿：停留する湿邪を尿として排泄させる。
解毒：体に害となる毒を取り除く。

蕎麦（そば）
性味　涼／甘
帰経　脾・胃・大腸
期待される効能
開胃寛腸：食欲を促進し、排便を促進する。
下気消積：胃気を下降させ、胃腸に停留する飲食物を消化促進する。

みかん
性味　温／甘・酸　帰経　肺・脾
期待される効能
理気健胃：気機の運行を改善し、胃の働きを高める。
燥湿化痰：臓腑を温め、痰湿を乾燥させて取り除く。

オレンジ
性味　涼／甘・酸　帰経　胃・肺
期待される効能
開胃理気：食欲を促進し、胃気の通降する働きを整える。
生津止渇：津液を生じさせ、口渇を止める。
潤肺：肺を潤す。

柚子（ゆず）
性味　寒／甘・酸　帰経　胃・肺
期待される効能
健脾：脾の働きを高め整える。
止咳：咳を止める。
解酒：二日酔いをさます。

金柑（きんかん）
性味　温／辛・甘
帰経　肺・脾・肝
期待される効能
理気解鬱：気機の運行、鬱状態を改善する。
化痰：痰を取り除く。
解酒：二日酔いをさます。

消化を助ける
消食類の食材

大根
性味　涼／辛・甘　帰経　肺・胃
期待される効能
順気消食：気の巡りを順調にし、消化を促進する。
下気寛中：上逆したり停留している気を下降させる。
清化熱痰：熱痰を取り除く。
散瘀止血：瘀血を消散させ、出血を止める。

かぶ
性味　平／辛・甘・苦
帰経　心・肺・脾・胃
期待される効能
下気寛中：上逆したり停留している気を下降させる。
清利水熱：熱邪を取り除き、排尿作用によって余分な水湿を排泄する。清熱利水ともいう。

理気類と消食類の食材

1：玉葱
2：かぶ
3：大根
4：グレープフルーツ
5：レモン
6：オレンジ
7：豆苗
8：金柑
9：みかん
10：スナップえんどう
11：蕎麦の実
12：柚子

オクラ

性味 涼／辛・苦
帰経 肺・肝・胃

期待される効能

健脾消食：脾の働きを高め、消化を促進する。

潤腸通便：腸を潤し、便通を改善する。

麦芽(ばくが)（オオムギの芽）

性味 平／甘　　**帰経** 脾・胃・肝

期待される効能

消食和中：消化を促進し、脾胃の働きを整える。

疏肝理気：肝気を疏通、発散させ、気機の運行を改善する。

回乳：授乳を中止させる。

おこげ

性味 平／苦・甘　　**帰経** 脾・胃

期待される効能

補気健脾：気を補い、脾の働きを高める。

消食止瀉：消化を促進し、下痢症状を改善する。

さらに……
穀芽(こくが)（イネ）など。

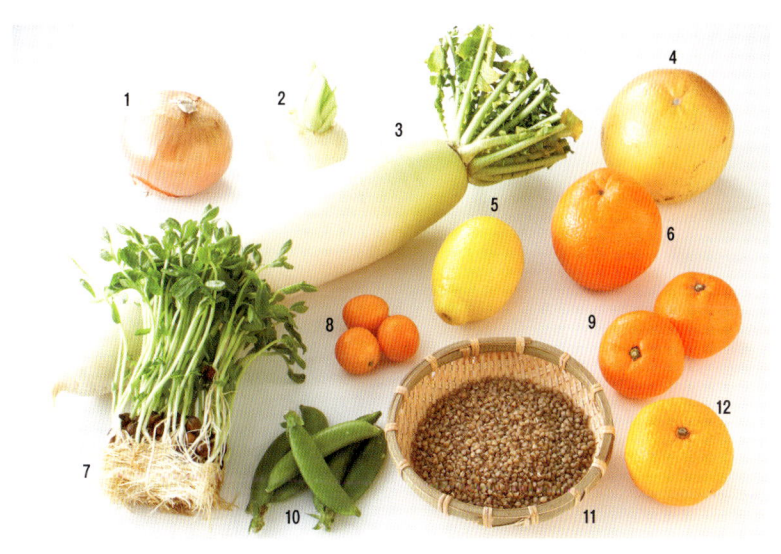

「不安感」「不眠」の改善をはかる
安神作用の食材

百合根(p.90)、牡蠣(p.91)、小麦(p.113)など。

気の巡りを促進する
辛温解表類の食材

生姜(しょうきょう)（しょうが）

性味 微温／辛　　**帰経** 肺・脾

期待される効能

発汗解表：発汗作用により体表にある寒邪・風邪を取り除く。

温胃止嘔：胃を温め、嘔吐を止める。

温肺止咳：肺を温め、咳を止める。

解魚蝦毒：魚や蝦（海老）などの毒素を取り除く。

葱白(そうはく)（ねぎの白い部分）

性味 温／辛　　**帰経** 肺・胃

期待される効能

発汗解表：発汗作用により体表にある寒邪・風邪を取り除く。

散寒通陽：寒邪を取り除き、陽気を通じさせる。

解毒散結：体に害となる毒を取り除き、吹き出物を消散させる。

紫蘇(しそ)（大葉）

性味 温／辛　　**帰経** 肺・脾

期待される効能

発表散寒：寒邪・風邪を体表から取り除く。

行気寛中：気の巡りを促進し、脾胃の働きを整える。

解魚蟹毒：魚や蟹などの毒素を取り除く。

香菜(こうさい)（コリアンダー、パクチー）

性味 温／辛　　**帰経** 肺・胃

期待される効能

発汗透疹：発汗させて発疹を促す。

消食下気：消化を促進し、胃気を下降させる。

茗荷（みょうが）

性味 温／辛
帰経 肺・大腸・膀胱
期待される効能
発汗解表：発汗作用により体表にある寒邪・風邪を取り除く。
散寒通陽：寒邪を取り除き、陽気を通じさせる。
解毒散結：体に害となる毒を取り除き、吹き出物を消散させる。
行気健脾：気の巡りを促進し、脾の働きを高める。

三つ葉

性味 温／辛　　**帰経** 不明
期待される効能
去風止咳：風寒邪気を取り除き、咳を止める。
活血化瘀解毒：血流を改善し、瘀血に起因する体に害となる毒を取り除く。

理気類の中薬

薤白（がいはく）

性味・帰経・期待される効能は、理気類の食材の「らっきょう」を参照。

陳皮（ちんぴ）（乾燥したみかんの皮）

性味 温／辛・苦　　**帰経** 脾・肺
期待される効能
理気調中：気機の運行を改善し、中焦に属する脾胃の働きを整える。
燥湿化痰：臓腑を温め、痰湿を乾燥させて取り除く。

枳実、枳殻（きじつ、きこく）
（だいだいの未熟果実）

性味 温／苦・辛・酸
帰経 肝・胆・脾・胃・大腸
期待される効能
破気化痰：強い行気作用で痰を取り除く。
＊枳殻はだいだいの完熟果実、枳実より作用がおだやか。

仏手（ぶしゅ）

性味 温／辛・苦
帰経 肝・脾・胃・肺
期待される効能
疏肝理気：肝気を疏通、発散させ、気機の運行を改善する。
和中化痰：脾胃の働きを整え、痰を取り除く。

刀豆（なたまめ）

性味 温／甘　　**帰経** 胃・腎
期待される効能
降気止嘔：上逆した胃気を下降させ、嘔吐を止める。
温中和胃：中焦に属する脾胃を温め、胃の働きを調和する。
温腎助陽：腎を温め、陽気の働きを増強する。

玫瑰花（まいかいか）（ハマナス）

性味 温／辛・微苦
帰経 肝・脾
期待される効能
行気解鬱：気の巡りを促進し、鬱状態を改善する。
和血散瘀：血の流れを調和させ、瘀血を消散させる。

茉莉花（まつりか）（ジャスミン）

性味 温／甘・苦　　**帰経** 肝
期待される効能
理気和中：気機の運行を改善し、脾胃の働きを整える。

緑萼梅（りょくがくばい）（梅の花蕾）

性味 平／酸・渋　　**帰経** 肝・胃
期待される効能
疏肝解鬱：肝気を疏通、発散させ、鬱状態を改善する。
理気和胃：気機の運行を改善し、胃の働きを整える。

さらに……
青皮（せいひ）、木香（もっこう）、大腹皮（だいふくひ）、荔枝核（れいしかく）、柿蒂（していひ）、檳榔子（びんろうじ）、厚朴（こうぼく）、香附子（こうぶし）、香橼（こうえん）など。

消食類の中薬

山楂子（さんざし）

性味 微温／酸・甘
帰経 脾・胃・肝
期待される効能
消食化積：消化を促進し、胃腸に停滞する飲食物を取り除く。
活血散瘀：血流を改善し、瘀血を消散させる。

莱菔子（大根の種）

性味　平／辛・甘
帰経　脾・胃・肺

期待される効能

消食化積：消化を促進し、胃腸に停滞する飲食物を取り除く。

降気化痰：肺気を下降させ、痰を取り除く。

鶏内金（鶏の砂袋）

性味　平／甘
帰経　脾・胃・小腸・膀胱

期待される効能

健脾益胃：脾の働きを高め、胃の働きを補益する。

消食化積：消化を促進し、胃腸に停滞する飲食物を取り除く。

固精止遺：精液、おりものなど精微物質が漏れ出る症状、頻尿、尿漏れを止める。

化結消石：固まりを取り除き、結石を消滅させる。

さらに……

神曲など。

「不安感」「不眠」の改善をはかる
安神作用のある中薬

五味子

性味　温／酸　帰経　肺・腎・心

期待される効能

斂肺滋腎：肺気や津液を収斂させ、腎を滋養する。

生津斂汗：津液を生じさせ、収斂させて汗をおさえる。

渋精止瀉：精液が漏れ出る症状、下痢を改善する。

寧心安神：心血を養い、精神を安定させる。

酸棗仁

性味　平／甘　帰経　心・肝

期待される効能

養心安神：血を養い、心を補って精神を安定させる。

斂汗：収斂させて汗を止める。

柏子仁

性味　平／甘　帰経　心・腎・大腸

期待される効能

養心安神：血を養い、心を補って精神を安定させる。

潤腸通便：腸を潤し、便通を改善する。

さらに……

夜交藤、蓮子(p.29)など。

理気類と消食類等の中薬

1：厚朴
2：枳殻
3：茉莉花
4：陳皮
5：仏手
6：山楂子
7：枳実
8：青皮
9：玫瑰花
10：薤白
11：木香
12：緑萼梅
13：五味子
14：神曲
15：刀豆
16：鶏内金
17：陳皮

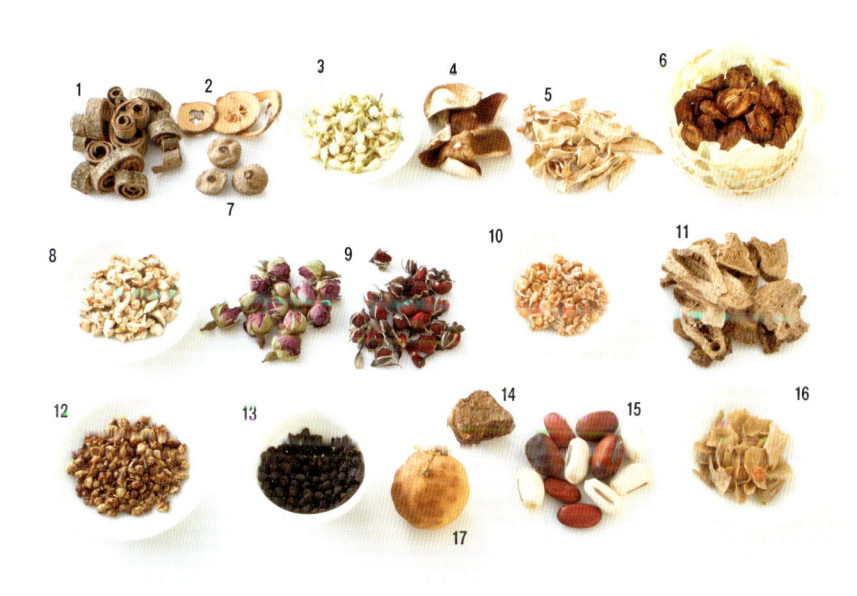

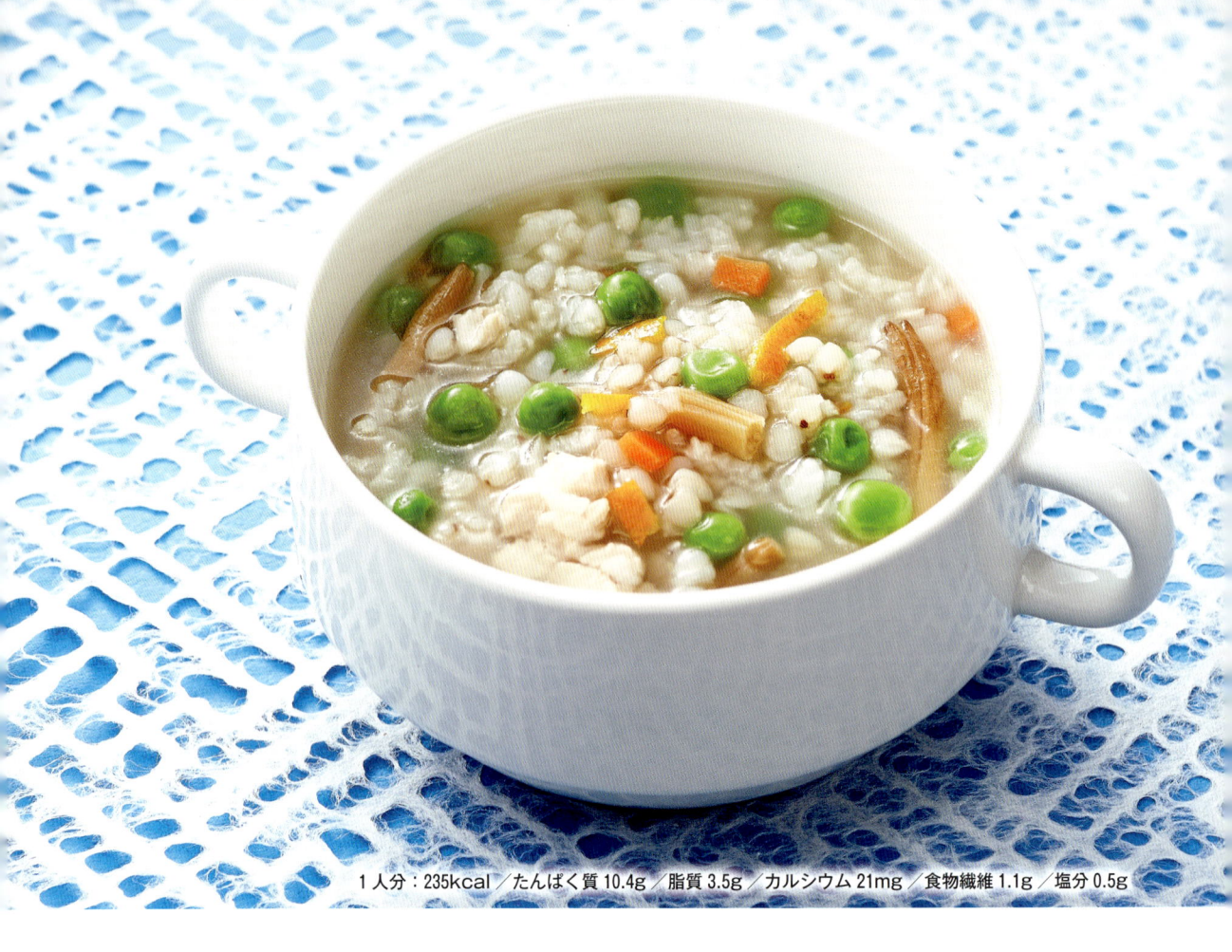

1人分:235kcal ／たんぱく質 10.4g ／脂質 3.5g ／カルシウム 21mg ／食物繊維 1.1g ／塩分 0.5g

蕎麦の実とえんどう豆のお粥

疏肝理気健脾　肝の働きを疏通させ、気の巡りを整え、消化機能を高めます

理気の蕎麦、えんどう豆、陳皮は気の巡りをよくし、ストレス解消に役立ちます。
にんじんは健脾作用、鶏肉は補気作用があり、脾胃の気を補い、消化機能の低下の改善をはかります。

材　料

蕎麦の実	50g
粳米	50g
陳皮	2g
えんどう豆*	大さじ2
金針菜	5g
にんじん	20g
鶏むね肉	50g
A　酒	大さじ1
薄口醤油	小さじ1

＊えんどう豆が手に入らない場合は、冷凍や缶入りのものを使います。

作り方

1　蕎麦の実と米は洗い、水5カップとともに厚手の深鍋に入れ、30分浸しておく。

2　陳皮、金針菜はそれぞれひたひたの水に浸し、陳皮はみじん切り、金針菜は半分に切る（浸し汁は取り置く）。

3　にんじん、鶏肉は細かく切って、Aで下味をつけておく。

4　1に3を加えて火にかけ、沸騰したらアクを取り、陳皮、金針菜を浸し水ごと加える。再び沸騰したら蓋をして弱火にし、吹きこぼれないよう注意しながら30分ほど炊く。

5　粥が炊き上がったら、えんどう豆を加え、練らないように混ぜて火を止め、きっちり蓋をして10分ほど蒸らす。

蕎麦の実リゾット

疏肝理気和胃　肝の働きを疏通させ、気の巡りを整え、胃の働きを整えます

蕎麦、玉葱、大根、パセリ、レモン、ワインは気の巡りを促進し、気鬱体質の改善をはかります。
五味子は寧心安神の作用があり、ため息の改善に役立ちます。

材料

蕎麦の実	50 g
大根	60 g
玉葱	1/4 個
あさり	150 g
白ワイン	大さじ 2
五味子	2 g
パセリ	大さじ 1
レモン	1/4 個
塩	小さじ 1/3
オリーブ油	小さじ 2

作り方

1 五味子は水 300 ml に 1 時間浸しておく。
2 蕎麦の実は洗い、沸騰した湯で 1 度ゆでこぼし、ざるにあける。
3 あさりは砂抜きし、殻をこすり洗いする。
4 大根は 1 cm 角に切り、玉葱はみじん切りにする。
5 鍋にオリーブ油を熱して 4 を炒め、2、白ワイン、1 の順に加え、沸騰したら弱火にし、蓋をして 20 分ほど煮る。
6 5 に 3 のあさりを加え、貝の口が開いたら塩を加えて火を止める。
7 器に盛り、みじん切りにしたパセリを散らし、レモンを添える。

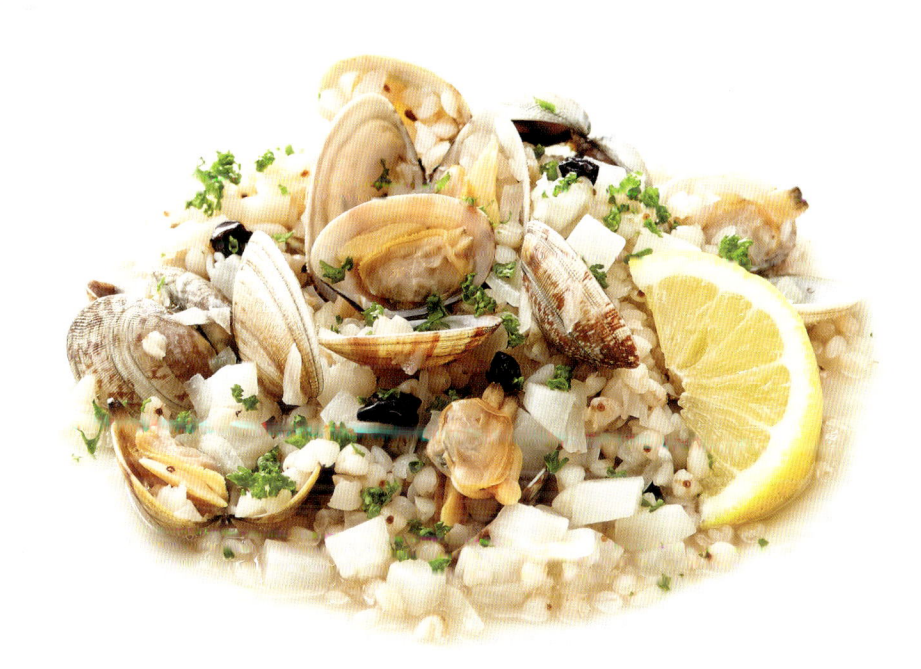

気鬱

1人分：157kcal ／たんぱく質 5.6g ／脂質 3.1g ／カルシウム 61mg ／食物繊維 0.9g ／塩分 1.3g

1人分：210kcal ／ たんぱく質 6.4g ／ 脂質 2.5g ／ カルシウム 73mg ／ 食物繊維 3.1g ／ 塩分 0.5g

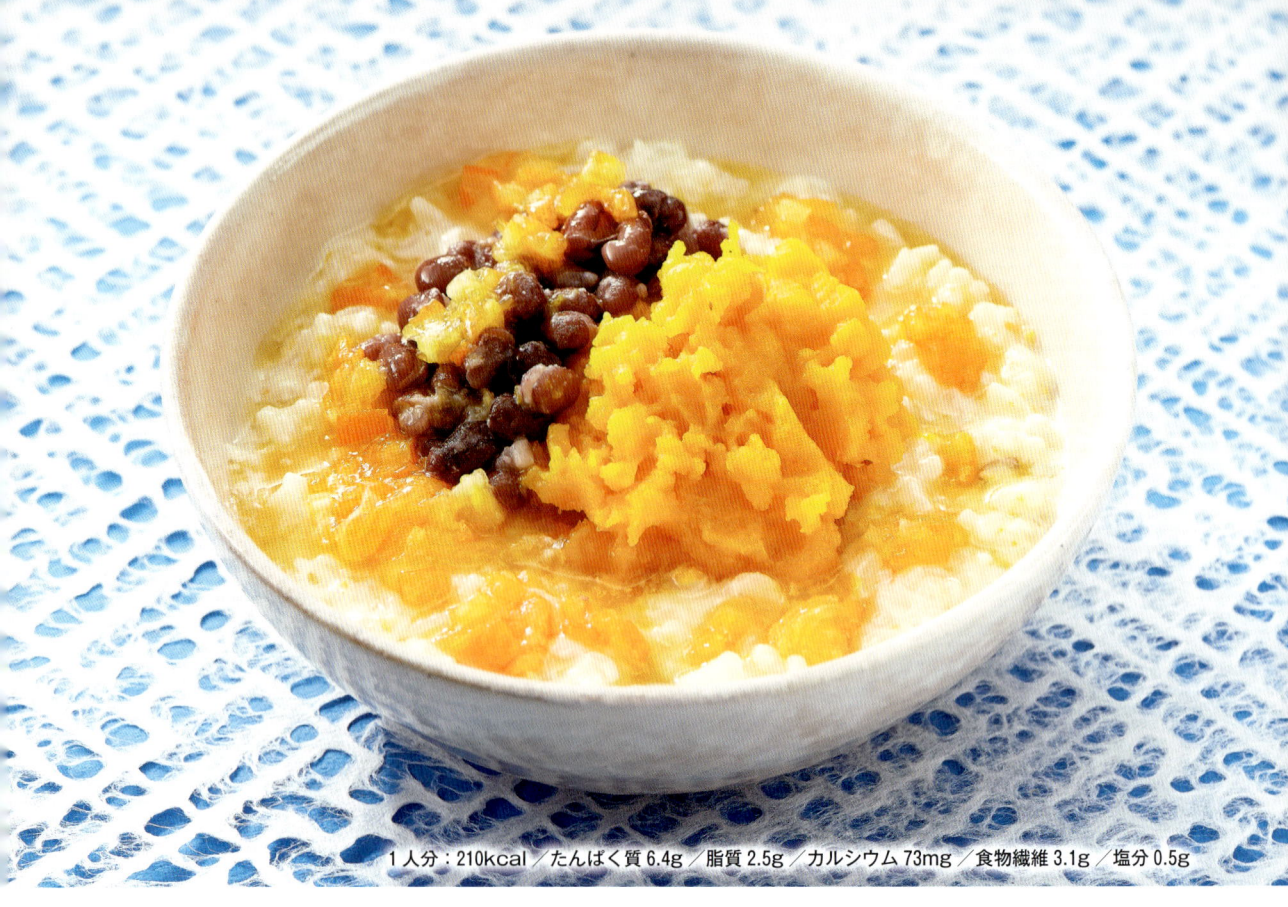

柑橘香る牛乳粥
かんきつ

疏肝解鬱　肝の働きを疏通させ、鬱状態の改善をはかります

スペインの代表的デザート、アロス・コン・レチェをアレンジしました。アロスは米、レチェは牛乳の意味。温性の金柑とみかんの香りと理気作用によって気分をすっきりさせます。甘酒（米）、南瓜、蜂蜜で自然な甘みを加えます。

材　料

粳米	40 g
金柑	1 個
みかんの皮	6 g
みかん果汁	小さじ1
南瓜	80 g
牛乳	50 ml
豆乳	100 ml
甘酒	大さじ2
小豆（水煮）	30 g
蜂蜜	小さじ3
塩	適量

作り方

1. 鍋に湯を沸かし、さっと洗った米を入れ、5分間煮立てたらざるにあけ、水けをきる。
2. 1の米、千切りにしたみかんの皮、水150mlを鍋に入れ、かき混ぜながら弱火で煮る。水分が少なくなったら、牛乳、豆乳を加え、ときどきかき混ぜながら煮る。粥状になったら甘酒を混ぜ、粗熱を取る。
3. 南瓜は皮をむいて薄切りにし、ひたひたの水に塩少々を加えて煮る。水分が少なくなってきたら蜂蜜小さじ1を加え、フォークなどを使ってつぶす。
4. 小豆にひたひたの水を加え、蜂蜜小さじ1と塩少々を加え、水分がほとんどなくなるまで煮る。
5. 金柑はヘタと種を取ってみじん切りにし、みかん果汁小さじ1、蜂蜜小さじ1で和える。
6. 器に2を盛りつけ、3、4をのせ、5の金柑を飾る。

金柑だれのさっぱり蓮根麺

疏肝解鬱　肝の働きを疏通させ、鬱状態の改善をはかります

肝経に入りやすい金柑と酢を合わせ、理気活血、肝気鬱結の改善をはかる金柑だれを作りました。
大根の辛味の理気作用を活かして、疏肝解鬱の働きを高めます。

材料

- 大根 ………………………… 40g
- 赤パプリカ ………………… 1/2個
- 豆苗（えんどう豆の若芽）
  ………………… 1/3パック（50g）
- 金柑だれ
  - 金柑 ………………………… 6個
  - A
    - 酢 ………………… 大さじ3
    - 蜂蜜 ……………… 大さじ1
    - 醤油 ……………… 小さじ2
    - 鰹節のだし汁 …… 大さじ3
- 蓮根麺* ……………………… 160g

＊小麦粉にれんこん粉を練り込んだ麺。もっちりとした食感です。

作り方

1. 大根、パプリカは千切にし、豆苗は3等分に切って鍋に入れ、少量の水を加えて蒸し煮する。
2. 金柑の皮を細切りにする。
3. 鍋にA、2の金柑を加えて火にかけ、沸騰したら火を止める。
4. 蓮根麺をゆでて皿に盛り、1の野菜をのせ、3のたれをかける。

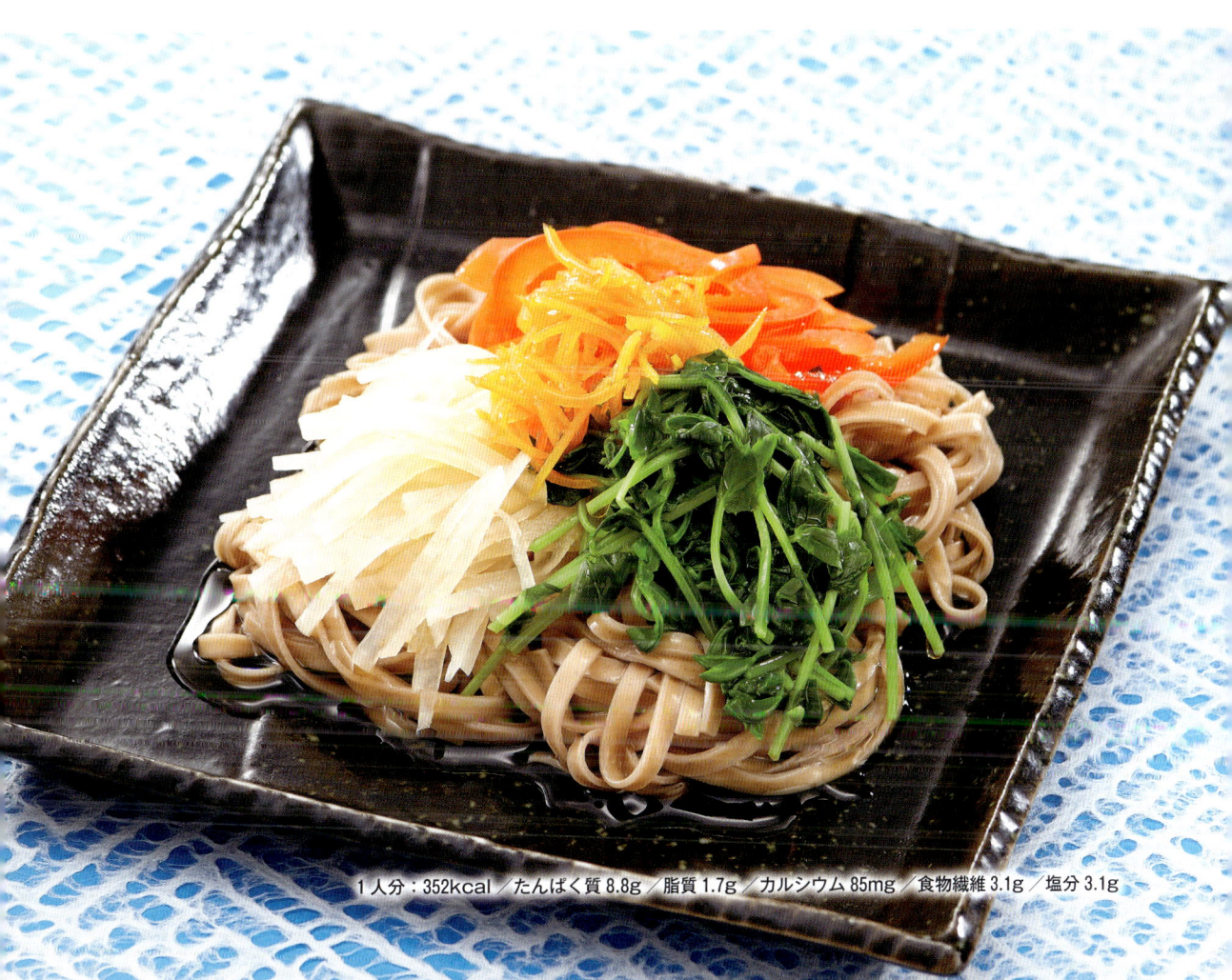

1人分：352kcal／たんぱく質8.8g／脂質1.7g／カルシウム85mg／食物繊維3.1g／塩分3.1g

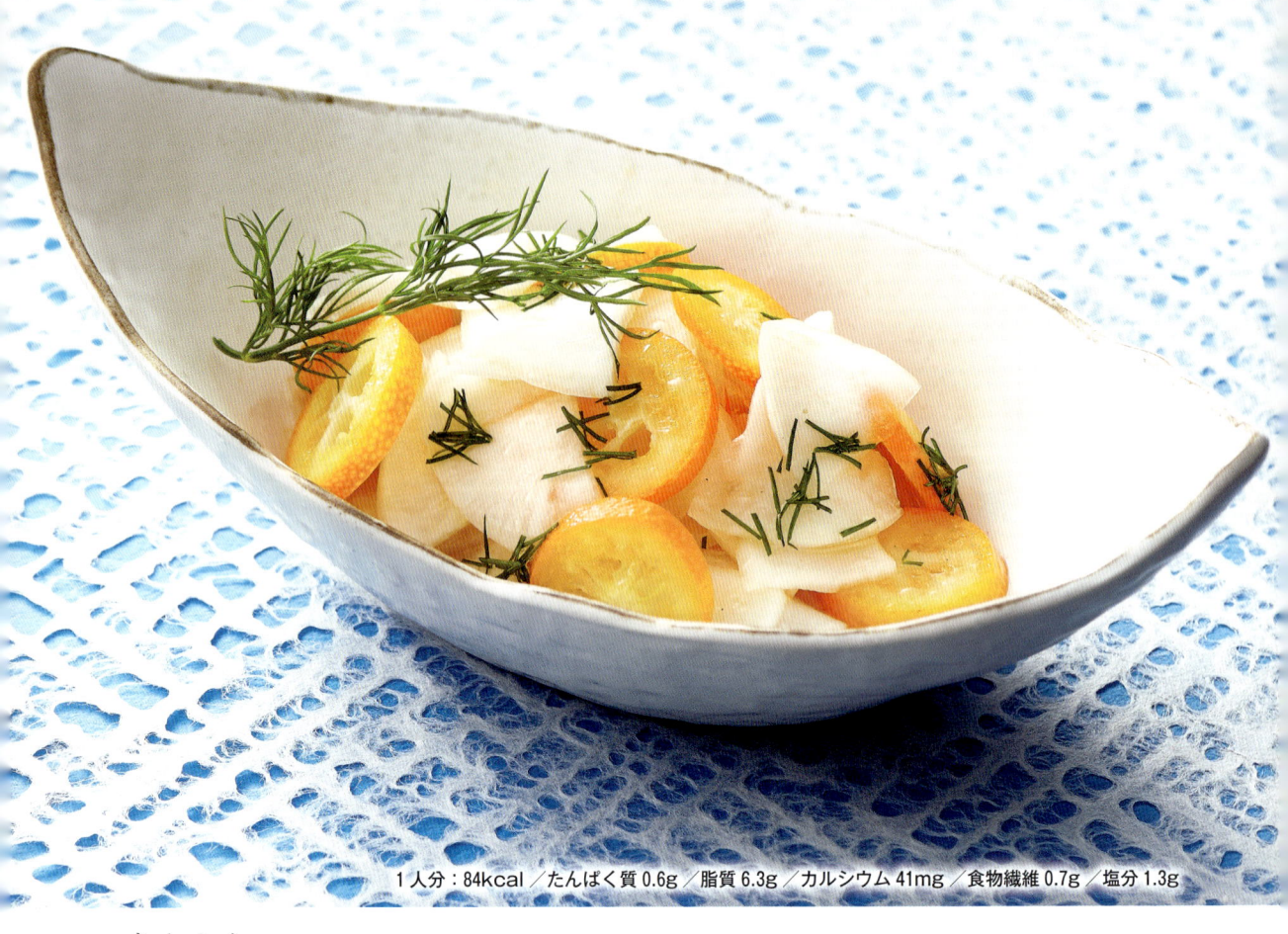

1人分：84kcal ／たんぱく質 0.6g ／脂質 6.3g ／カルシウム 41mg ／食物繊維 0.7g ／塩分 1.3g

金柑とかぶのハーブマリネ
きんかん

疏肝理気和胃　　肝の働きを疏通させ、気の巡りを整え、胃の働きを整えます

温性で理気の金柑、みかんを使った気鬱体質におすすめの一品です。
ディルは茴香の一種であり、食欲増進作用と健胃作用があるとされています。
消食類のかぶは下気寛中の働きがあり、胃気の上逆によく使います。

材　料

| かぶ············1個（100g） |
| 金柑················3個 |
| 塩···············小さじ1/2 |
| マリネ液 |
| 　みかん果汁·········大さじ1と1/2 |
| 　ディル················2g |
| 　酢················大さじ1 |
| 　サラダ油···············大さじ1 |
| 　塩、胡椒················各少々 |

作り方

1　かぶは皮をむき、縦4つに切って薄切りにし、塩小さじ1/2をふってしばらく置く。

2　金柑は3mmの輪切りにし、ヘタと種を取る。

3　ディルは7mm幅に刻み、マリネ液の他の材料と混ぜ合わせておく。

4　1のかぶの水分が出てきたらしっかりしぼり、2とともに3のマリネ液に入れてよく混ぜる。しばらく置いて味をなじませ、器に盛る。

スナップえんどうと柑橘のサラダ

理気和胃　気の巡りを整え、胃の働きを整えます

理気類のえんどう豆、オレンジは気鬱体質による脾胃の気の昇降失調の症状の改善に効果的です。
辛温解表類の香菜、紫蘇、生姜、長葱は芳香理気の働きももち、気鬱の解消をはかります。

材料

スナップえんどう	10個
オレンジ	1個
香菜	30g
紫蘇	4枚
生姜	6g
長葱	10cm
玉葱陳皮ドレッシング	
玉葱（すりおろし）	1/4個分
陳皮	2g
A　胡麻油	小さじ1
醤油、黒酢	各小さじ2
蜂蜜	小さじ1/2〜1
塩	少々

作り方

1 スナップえんどうはヘタとすじを取って塩（分量外）を加えてゆでる。オレンジは皮をむき、房から果肉を取り出す。
2 香菜は3cm長さに切り、紫蘇は千切りにする。生姜は千切りにし、白髪葱にした長葱とあわせて水にさらす。
3 ボウルに玉葱、刻んだ陳皮、Aを入れて混ぜ合わせ、玉葱陳皮ドレッシングを作る。
4 1のスナップえんどう、オレンジ、水けをきった2の香味野菜を皿に盛り合わせ、3のドレッシングを添える。

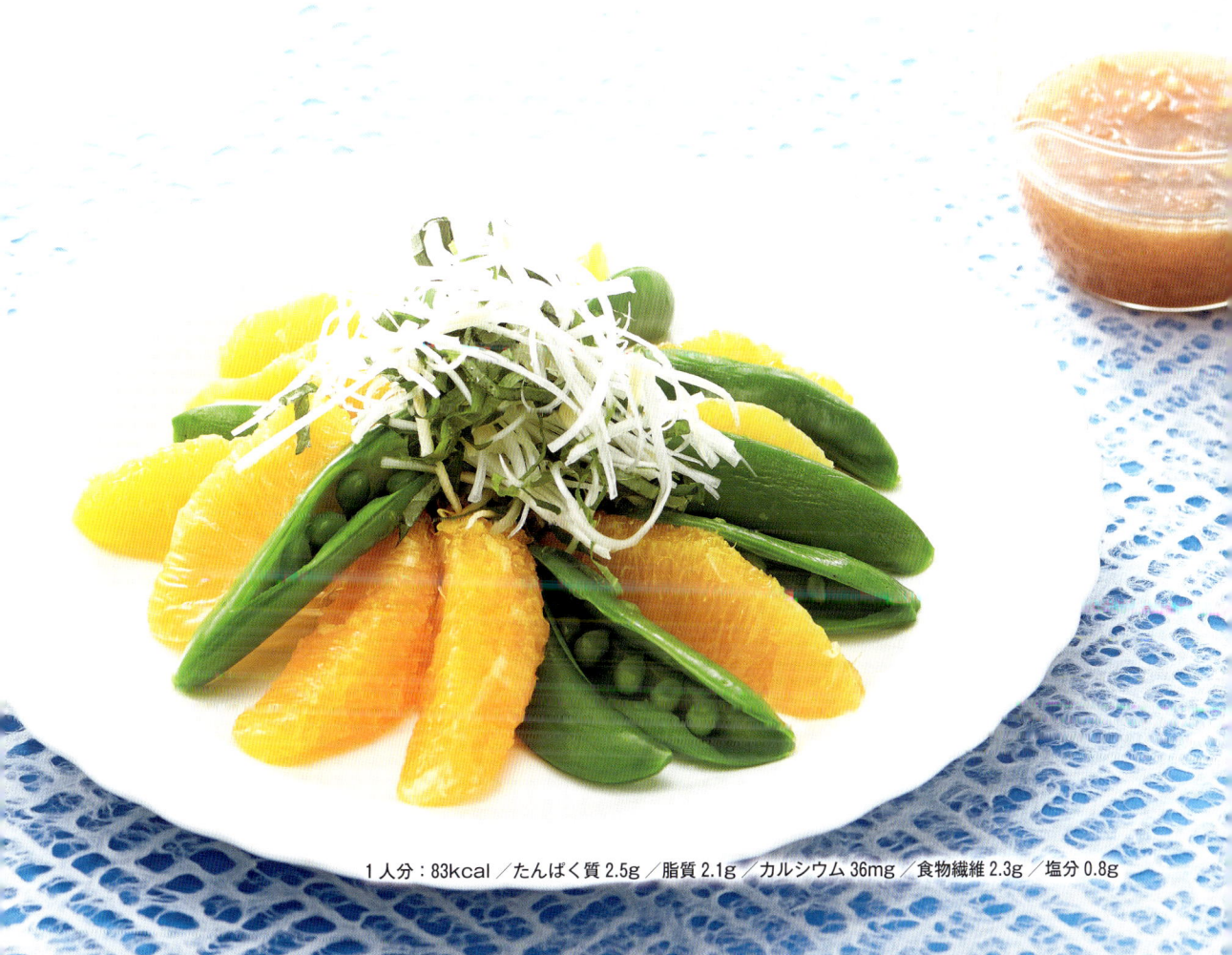

1人分：83kcal ／たんぱく質2.5g ／脂質2.1g ／カルシウム36mg ／食物繊維2.3g ／塩分0.8g

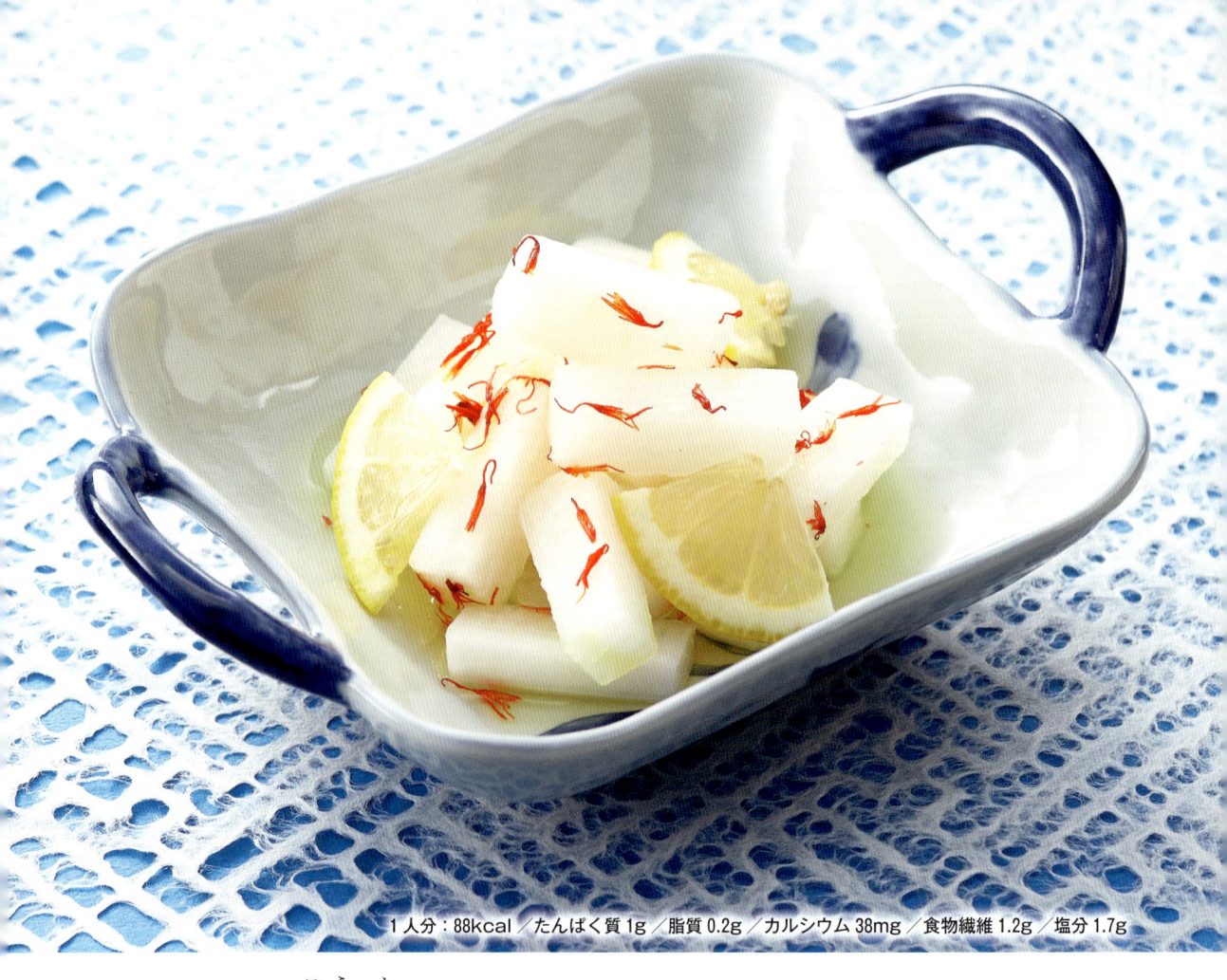

1人分：88kcal ／たんぱく質1g ／脂質0.2g ／カルシウム38mg ／食物繊維1.2g ／塩分1.7g

大根と紅花のレモン漬け

理気解鬱　気の巡りを整え、鬱状態の改善をはかります

気の巡りを促進する大根のみずみずしさとレモンのさわやかな香りが気鬱の改善をはかります。
レモンの酸味に砂糖で甘さを加えた、さっぱりとした一品です。

材料

大根	200g
紅花	1g
レモン（輪切り）	2枚
塩	小さじ2/3
A 酢	100ml
砂糖	30g
レモン汁	少々

作り方

1　大根は3〜4cm長さの拍子木切りにし、塩をふり、水分が出るまで置く。
2　紅花は少量の水にさっと浸して水けをきる。
3　ボウルにAを合わせておく。
4　3に1の大根の水けをしぼって入れ、2の紅花、4つに切ったレモンを加えて混ぜ、しばらく置いて器に盛る。

玉葱漬け鶏肉のソテー オレンジソース

理気健脾 気の巡りを整え、脾の働きを高めます

辛味・行気活血作用のあるワインに漬け込んで焼いた補気の鶏肉はやわらかく、旨みをたっぷり含んでいます。理気効果のあるオレンジソースのさわやかな香りが気分をやわらげ、食欲を増進させます。

気鬱

材料

- 鶏むね肉 ………………… 1枚（250g）
- 玉葱（盛りつけ用）……………… 1/2個
- オレンジ（盛りつけ用）………… 1/2個
- 漬け汁
  - 玉葱 ……………………………… 1/2個
  - A
    - 白ワイン ………………… 100ml
    - セロリの葉 ………………… 適量
    - 塩、胡椒 ………………… 各適量
- オレンジソース
  - オレンジ ……………………………… 1個
  - B
    - オレンジ果汁 …………… 200ml
    - 水 ………………………… 100ml
    - 陳皮（水で戻してみじん切り）
      ………………………………… 3g
    - 甜菜糖＊ ……………………… 10g
    - 塩 ………………………………… 少々
  - 片栗粉 ………………………… 小さじ2
- イタリアンパセリ ………………… 適量
- 塩 ………………………………… 小さじ1/2
- 胡椒 ……………………………………… 適量
- 小麦粉 ……………………………… 大さじ1
- サラダ油 …………………………… 大さじ1

＊使用する果汁の甘さにより量を加減してください。

作り方

1 漬け汁用の玉葱1/2個は縦半分に切り、繊維を断つように5mm幅に切ってAと混ぜ、漬け汁を作る。

2 鶏肉は厚さが均等になるように切り込みを入れ、2つに切って1にしばらく漬け込む。

3 盛りつけ用の玉葱1/2個は繊維を断つように薄切りし、水にさらす。盛りつけ用のオレンジは薄い半月切りにする。

4 オレンジソースを作る。オレンジ1個分の果肉を房から取り出し、2〜3つに切る。鍋にB、2の漬け汁を入れ、半量になるまで煮詰めたら切ったオレンジを加え、同量の水で溶いた片栗粉でとろみをつける。

5 2の鶏肉の余分な水けをふき、塩、胡椒をして小麦粉をまぶす。フライパンに油を熱し、鶏肉を入れて両面を色よく焼き、中まで火が通ったら取り出し、食べやすくそぎ切りする。

6 器に3の玉葱を敷き、5の鶏肉と3のオレンジを交互に並べて盛りつける。4のオレンジソースをかけ、イタリアンパセリを飾る。

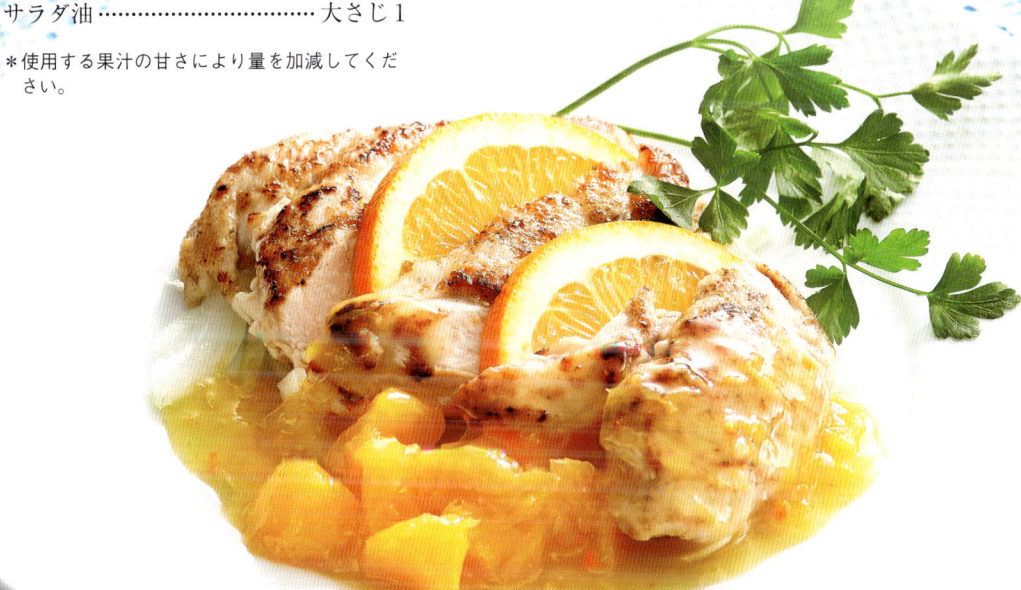

1人分：489kcal ／たんぱく質28.2g ／脂質21.7g ／カルシウム56mg ／食物繊維2.8g ／塩分1.3g

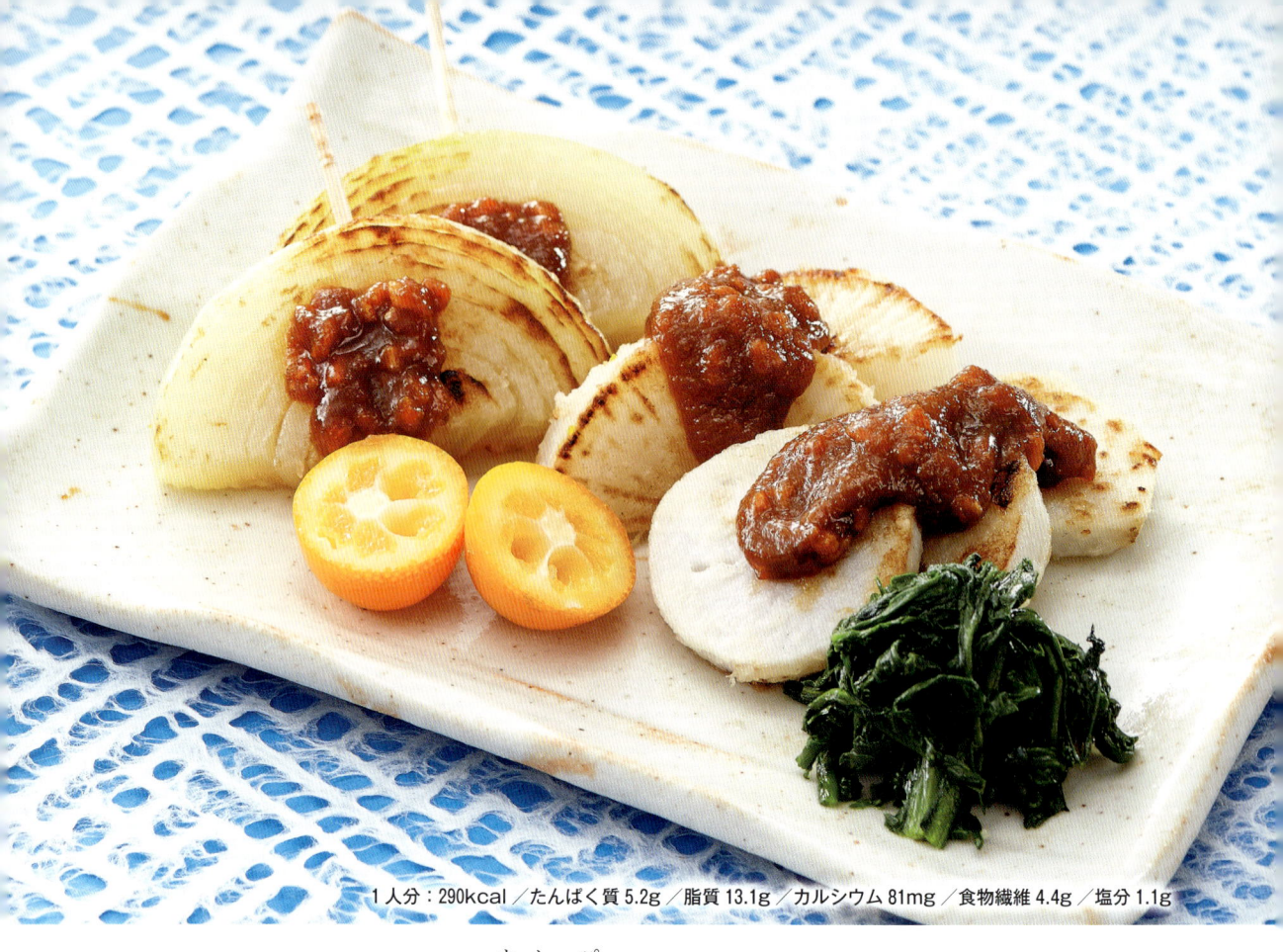

1人分：290kcal ／たんぱく質 5.2g ／脂質 13.1g ／カルシウム 81mg ／食物繊維 4.4g ／塩分 1.1g

玉葱と大根の陳皮味噌のせ

理気解鬱　気の巡りを整え、鬱状態の改善をはかります

大根、玉葱、春菊、陳皮、金柑といった、辛味と香りのある食材によって気の巡りをよくします。
さわやかな陳皮味噌で、野菜もおいしく食べられます。

材　料

大根	2cm
玉葱	1/2個
里芋	2個
春菊	2～3本
金柑	2個
陳皮味噌	
陳皮	2g
A　味噌	大さじ2
みりん	小さじ4
砂糖	小さじ1
小麦粉	大さじ2
紹興酒	小さじ1
塩	ひとつまみ
サラダ油	大さじ2

作り方

1　大根は1cm幅の半月切りにする。玉葱は繊維を断つように1cm幅の半月切りにし、楊枝で止める。里芋は1cm幅の輪切りにする。

2　大根と玉葱は、クッキングペーパーを敷いた蒸し器で2～3分蒸す。里芋はゆでる。

3　春菊はさっとゆでて4cm長さに切り、油小さじ1を熱したフライパンに入れ、紹興酒をふり入れて手早く炒め、塩で味を調える。

4　陳皮は水で戻してみじん切りにし、Aと混ぜ合わせ、弱火にかけて練り、陳皮味噌を作る。

5　2の根菜の水けをふいて小麦粉をまぶし、油大さじ1と2/3を熱したフライパンで両面を焼く。

6　こんがり焼けたら器に盛りつけ、4の陳皮味噌をのせ、3の春菊、半分に切って種を取り除いた金柑を添える。

海老と彩り野菜の炒め物 にらソース添え

理気解鬱 気の巡りを促進し、鬱状態の改善をはかります

辛温のにらは気を降ろす働きがあり、同じく辛温の玉葱、うど、ピーマン、紹興酒と一緒に使うことで、気の巡りを促進し、気虚や陽虚による気鬱体質の改善をはかります。

材料

- 海老 ……………………………… 6尾
- A
  - 紹興酒 …………………… 大さじ1
  - 塩、胡椒 ………………… 各少々
- にらソース
  - にら ………………………… 40g
  - B
    - 水 ……………………… 120ml
    - 薄口醤油 ………… 小さじ1と1/2
    - みりん ………………… 大さじ1
    - 酒 ……………………… 大さじ1
  - 片栗粉 …………………… 小さじ2
- 紫玉葱 …………………………… 1/4個
- うど ……………………………… 50g
- 赤・黄ピーマン ………………… 各1/3個
- 塩、胡椒 ………………………… 各少々
- 酢 ………………………………… 小さじ1/2
- サラダ油 ………………………… 小さじ2

作り方

1. 海老は背ワタを取って殻をむき、Aで下味をつける。
2. にらは下の方3〜4cmを切り分け、やわらかい葉の部分と水120mlをフードプロセッサーにかけてペースト状にする。
3. 2を鍋に移し、Bを加えてひと煮立ちさせたら、同量の水で溶いた片栗粉を加えてとろみをつけ、にらソースを作る。
4. うどは皮をむいて斜め薄切りに、紫玉葱は薄切り、ピーマンは細切りにする。
5. フライパンに油小さじ1を熱し、4の野菜、2のにらの下の部分を炒め、塩、胡椒をふり、酢を加えて取り出す。同じフライパンに油小さじ1を熱し、1の海老を焼く。
6. 3のにらソースを皿に敷き、5の野菜と海老を盛りつける。

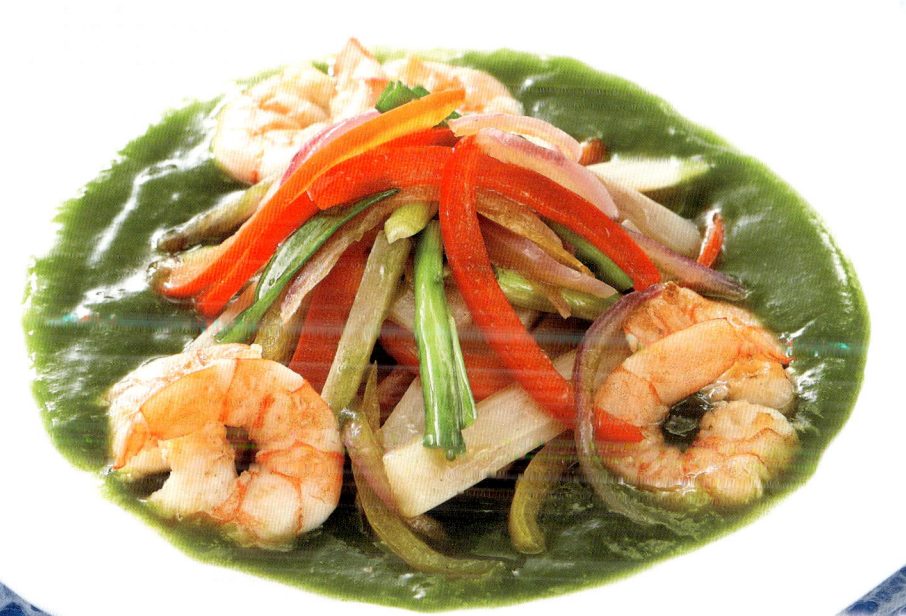

1人分：159kcal ／たんぱく質10.8g ／脂質4.4g ／カルシウム55mg ／食物繊維1.8g ／塩分0.9g

蕎麦の実と里芋餅入り刀豆茶(なたまめ)の吸い物

理気解鬱　気の巡りを促進し、鬱状態の改善をはかります

理気類の蕎麦、刀豆、グリーンピース、安神作用のある百合根、肝経に入る帆立貝を、化痰類で消腫散結作用のある里芋に混ぜて里芋餅を作ります。
刀豆の茶の吸い物と合わせ、理気の柚子の皮を添えました。

材料

蕎麦の実 ………………………… 15 g
里芋餅
　里芋 ……………… 200 g（小5個）
　グリーンピース ……………… 15 g
　黒慈姑粉*1 …………………… 20 g
　帆立貝 ………………………… 4個
　百合 …………………………… 5 g
　山楂子 ………………………… 5 g
　枸杞子 ………………………… 5 g
　ひじき ………………………… 2 g
　酒 …………………………… 大さじ1
　塩 ……………………………… 少々
柚子の皮 ………………………… 適量
吸い物
　刀豆茶*2 パック ……………… 1袋
　春菊 …………………………… 3本
　昆布のだし汁 ……………… 500 ml
　酒 …………………………… 小さじ1
　薄口醤油 ………………… 小さじ1/2

*1　化痰類に属する黒慈姑（くろぐわい）の粉。中華食材店で「馬蹄粉」として販売されています。

*2　刀豆は「なた豆茶」として販売されています。

作り方

1　里芋は皮をむいて、すりおろす。

2　枸杞子は少量の水で戻す。ひじきは水で戻し、水けをきって食べやすく切る。山楂子は水30 ml、酒大さじ1でやわらかく煮て、種があれば除いてみじん切りにする。水で戻した百合はゆでて粗みじん切りにする。

3　2はそれぞれ水けをきって1に加え、粗く切った帆立貝、グリーンピース、黒慈姑粉、塩も加えて、混ぜ合わせる。

4　小さめの茶碗にラップを敷き、3を4等分にしてのせて包み、巾着のようにしぼって、蒸気の上がった蒸し器で10分蒸す。

5　蕎麦の実はフライパンに入れ、弱火で2〜3分、カリッとするまで乾煎りする。

6　昆布のだし汁を沸騰させ、刀豆茶パックを入れる。煮立ったらパックを取り除き、酒、薄口醤油で味を調え、2〜3 cm長さに切った春菊を加える。

7　椀に4を2個ずつ入れ、6を注ぎ、5の蕎麦の実を散らし、柚子の皮を添える。

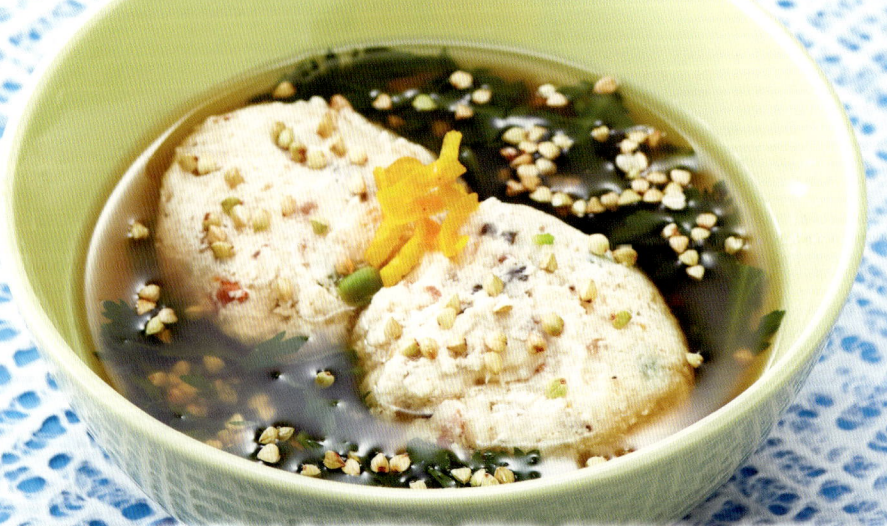

1人分：231kcal／たんぱく質26.1g／脂質1.2g／カルシウム66mg／食物繊維3.4g／塩分1.3g

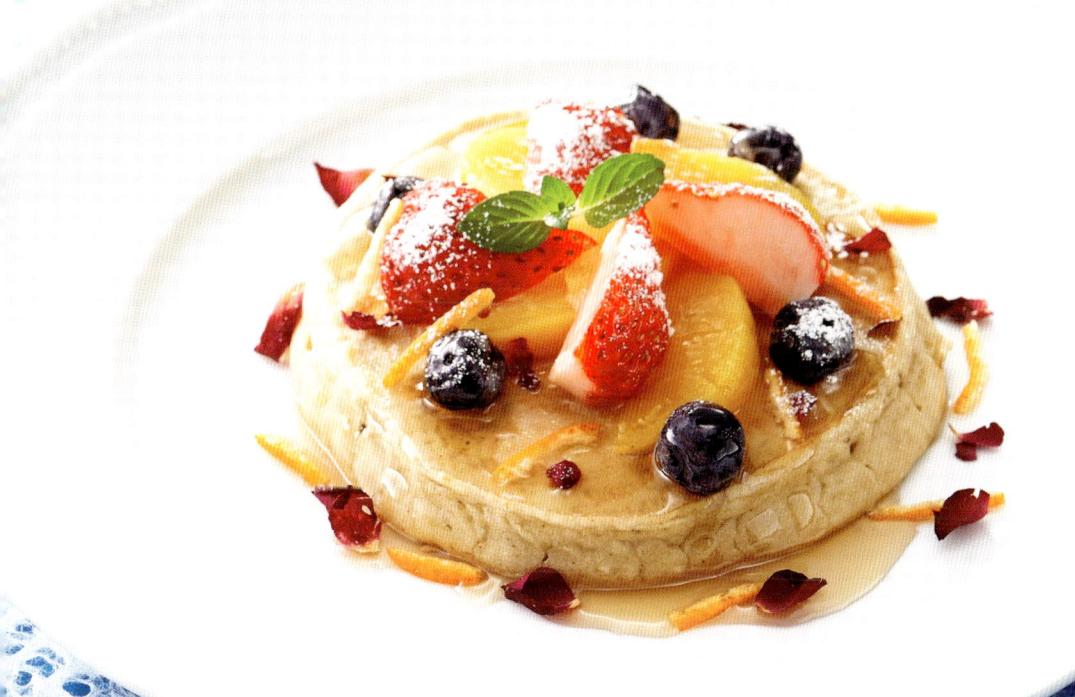

1人分：371kcal ／たんぱく質 9.9g ／脂質 9.7g ／カルシウム 129mg ／食物繊維 2.2g ／塩分 0.8g

蕎麦粉と米粉のパンケーキ

理気解鬱　気の巡りを促進し、鬱状態の改善をはかります

理気の蕎麦、陳皮、玫瑰花などを使って作ったパンケーキは香りがよく、ストレスをやわらげるのに役立ちます。

材　料

A	蕎麦粉	50 g
	米粉	50 g
	ベーキングパウダー	3 g
陳皮		2 g
玫瑰花		2 g
卵		1 個
ヨーグルト		大さじ 2
牛乳		70 ml
苺		2 個
ブルーベリー		12 粒
黄桃（2つ割り缶）		1 個分
バター		8 g
メープルシロップ		大さじ 1 と 1/2
砂糖		小さじ 1
塩		少々
粉砂糖		適宜
薄荷		適宜
サラダ油		小さじ 1/2

作り方

1. Aを合わせてふるっておく。陳皮は少量の水で戻す。
2. ボウルに卵を割りほぐし、砂糖、塩を加えて泡立て、1の粉類を加えてよく混ぜる。ヨーグルトと牛乳を少しずつ加え、混ぜ合わせる。
3. フライパンを熱して油を薄く塗り、2の生地をお玉ですくって丸く流し入れ、弱火で2～3分焼く。表面にぷつぷつと小さな穴があいてきたら裏返し、蓋をして1分ほど焼き、皿にとる。
4. 3の上に食べやすく切った果物、バターをのせ、メープルシロップをかけ、粉砂糖をふる。千切りにした陳皮と玫瑰花の花びらを散らし、薄荷を飾る。

気鬱

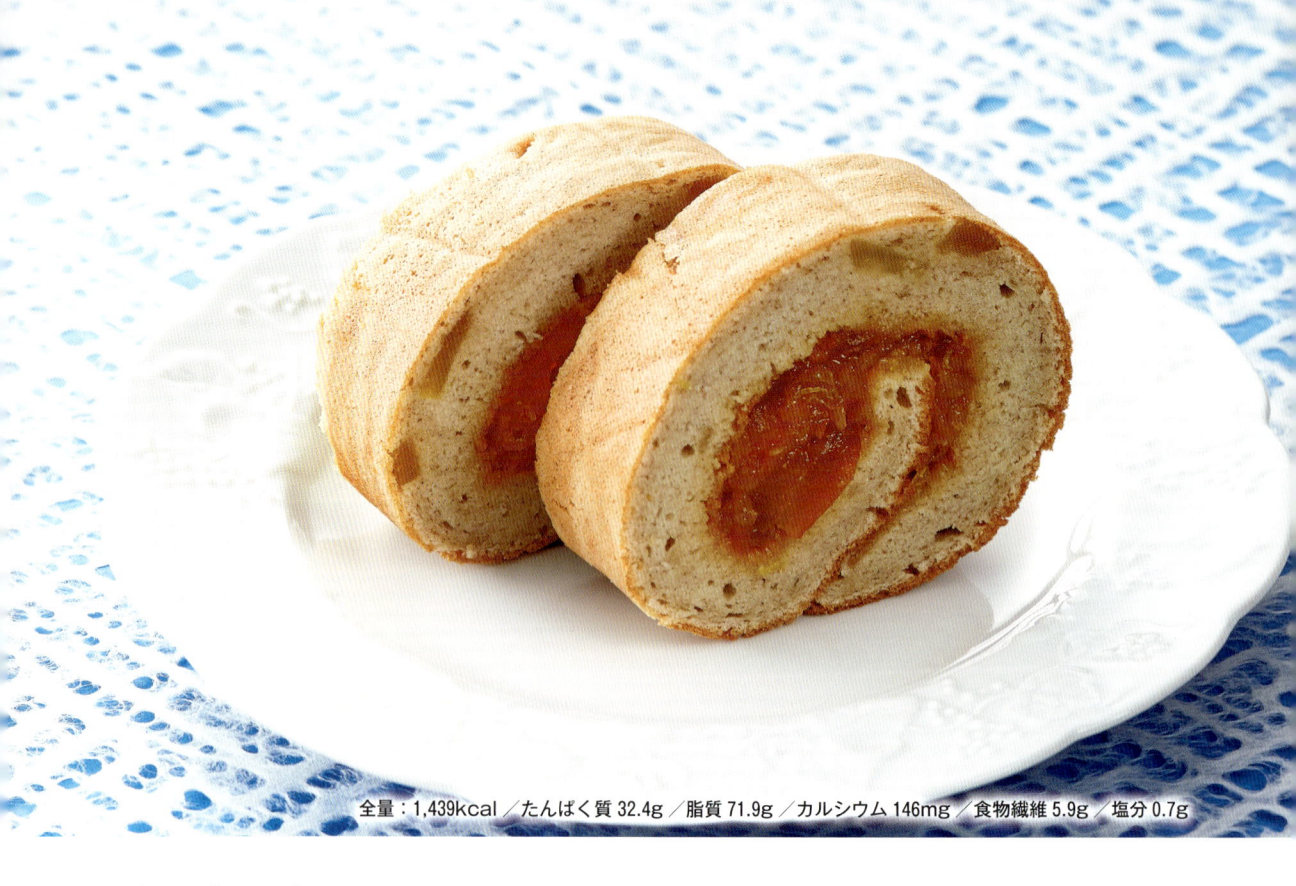

全量：1,439kcal ／ たんぱく質 32.4g ／ 脂質 71.9g ／ カルシウム 146mg ／ 食物繊維 5.9g ／ 塩分 0.7g

蕎麦粉とオレンジのシフォンロール

理気解鬱　気の巡りを促進し、鬱状態の改善をはかります

蕎麦は開胃寛腸、下気消積の作用があり、気の巡りを促進し、気鬱体質の改善に効果的です。
デザートに取り入れ、気分転換をはかるのに役立てます。

材　料　20cmのシフォンロール1本分

蕎麦粉	50g
薄力粉	30g
オレンジピール	30g
オレンジマーマレード	100g
卵	3個
豆乳	60ml
サラダ油	50g
グラニュー糖	30g

下準備

- 蕎麦粉と薄力粉を粉ふるいの上で混ぜ合わせておく。
- 卵は卵黄と卵白に分け、それぞれボウルに入れておく。
- 天板にクッキングシートを敷いておく。
- オーブンは190℃に温めておく。

作り方

1. 卵黄をほぐし、豆乳、サラダ油を加えて混ぜ合わせる。
2. 1に蕎麦粉と薄力粉をふるい入れ、混ぜ合わせる。
3. 卵白の入ったボウルにグラニュー糖を加えてしっかり泡立てる。
4. 2に3を加えて混ぜ合わせ、刻んだオレンジピールを散らす。
5. 天板に4の生地を20cm四方に平らに流し入れ、190℃のオーブンで13分ほど焼く。焼けたらシートをそっとはがし、粗熱を取る。
6. はがしたシートの上に生地を置き、7～8本のごく浅い切り込みを入れ、マーマレードを塗る。手前から力を入れずにシートを使ってそっと巻き、最後にラップでくるむ。冷蔵庫でしばらく休ませ、形を整えて6～7つに切る。

グレープフルーツと玫瑰花の寒天のせプリン

疏肝解鬱　肝の働きを疏通させ、鬱状態の改善をはかります

グレープフルーツと玫瑰花により、気を巡らし、肝鬱による脾胃の不調をやわらげ、消化を助けます。グレープフルーツのさわやかさと豆乳のまろやかさがよく合います。

材料　4人分

- グレープフルーツ………………… 1個
- グレープフルーツ果汁 ………… 500 ml
- 玫瑰花…………………………………… 4 g
- 粉寒天…………………………………… 3 g
- 酒粕……………………………………… 4 g
- 砂糖…………………………………… 40 g
- 豆乳………………………………… 200 ml
- 荔枝（ライチ）………………………… 4個
- 粉ゼラチン……………………………… 3 g

下準備

- 玫瑰花は花びらをほぐして水に浸しておく。
- ゼラチンは水15 mlにふり入れてふやかしておく。

作り方

1. グレープフルーツは皮をむき、房から果肉を取り出す。果汁は半量になるまで煮詰める。
2. 1で煮詰めた果汁に寒天を加え、混ぜながら3分間煮立てて溶かす。
3. 2をバットに5 mmくらいの厚さになるように平らに流し入れ、冷やし固める。固まったら5 mm角に切る。
4. 酒粕は水50 mlでよく溶き、砂糖とともに鍋に入れて火にかけ、酒粕のアルコール分を飛ばす。豆乳、小さく切った荔枝を加えて混ぜ、温まったらふやかしたゼラチンを加えてきれいに溶かす。
5. 鍋底を氷水にあててゆっくりとかき混ぜながらとろみをつける。
6. 器に5を入れて冷やし固め、上にグレープフルーツの果肉、3の順に重ね、玫瑰花の花びらを飾る。

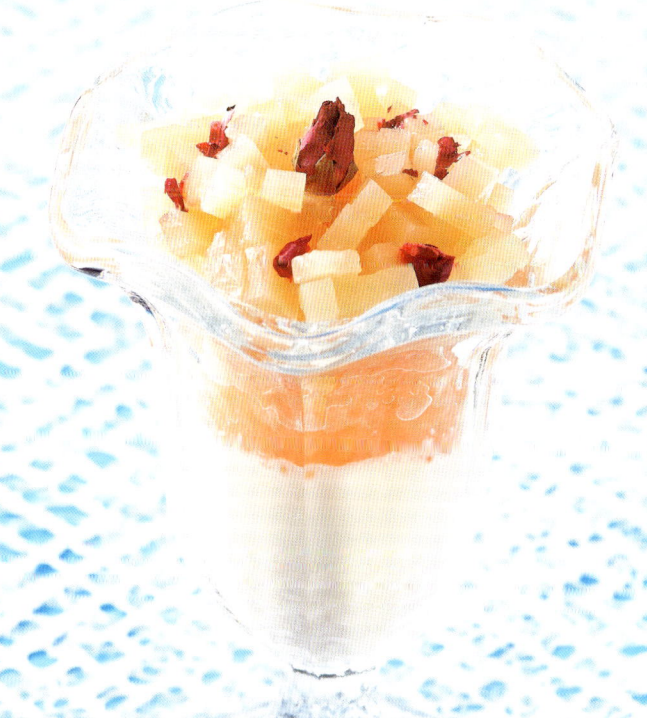

1人分：144kcal／たんぱく質3.4g／脂質1.2g／カルシウム37mg／食物繊維1.2g／塩分0g

玫瑰花のグラデーションゼリー
まいかいか

疏肝解鬱　　肝の働きを疏通させ、鬱状態の改善をはかります

理気類で温性のみかんと玫瑰花を使い、鬱結しやすい肝気の疏泄を促します。
養血の葡萄果汁により肝血を養う、目にも美しいゼリーです。

材　料

玫瑰花	3g（うち4個は飾り用）
みかん果汁	10 ml
葡萄果汁	150 ml
薄荷	適宜
砂糖	30 g
粉ゼラチン	6 g

下準備

- 飾り用玫瑰花4個は、みかん果汁に浸しておく。
- ゼラチンは3gずつ水15 mlにふり入れ、それぞれふやかしておく。

作り方

1. 葡萄果汁を火にかけて温め、砂糖の半量、ゼラチン3gをふやかしたものを加えて混ぜる。ゼラチンがきれいに溶けたら鍋底を氷水にあててゆっくりとかき混ぜながらとろみをつける。

2. 1のゼリー液2/3量をグラスに注ぎ、冷蔵庫に入れ、冷やし固める。

3. ポットに飾り用を除いた玫瑰花と熱湯150 mlを入れ、10分蒸らして濾す。鍋に移して火にかけ、温まったら残りの砂糖、ゼラチン3gをふやかしたものを加えて混ぜる。ゼラチンがきれいに溶けたら、濾した玫瑰花の花びらをほぐして散らし、鍋底を氷水にあててゆっくりとかき混ぜながらとろみをつける。

4. 2が固まりかけたら3を静かに注ぎ、再び冷蔵庫で冷やし固める。

5. 2で残したゼリー液をしっかり泡立て、固まりかけた4の上にのせて冷やす。

6. 固まったら玫瑰花を浸したみかん果汁を静かに注ぎ、玫瑰花と薄荷を飾る。

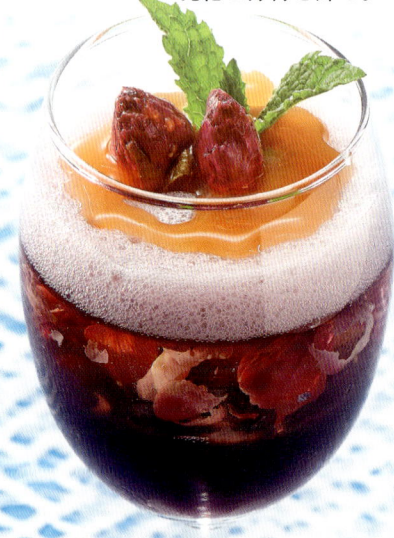

1人分：129kcal／たんぱく質 3g／脂質 0.3g／カルシウム 6mg／食物繊維 0.1g／塩分 0g

8

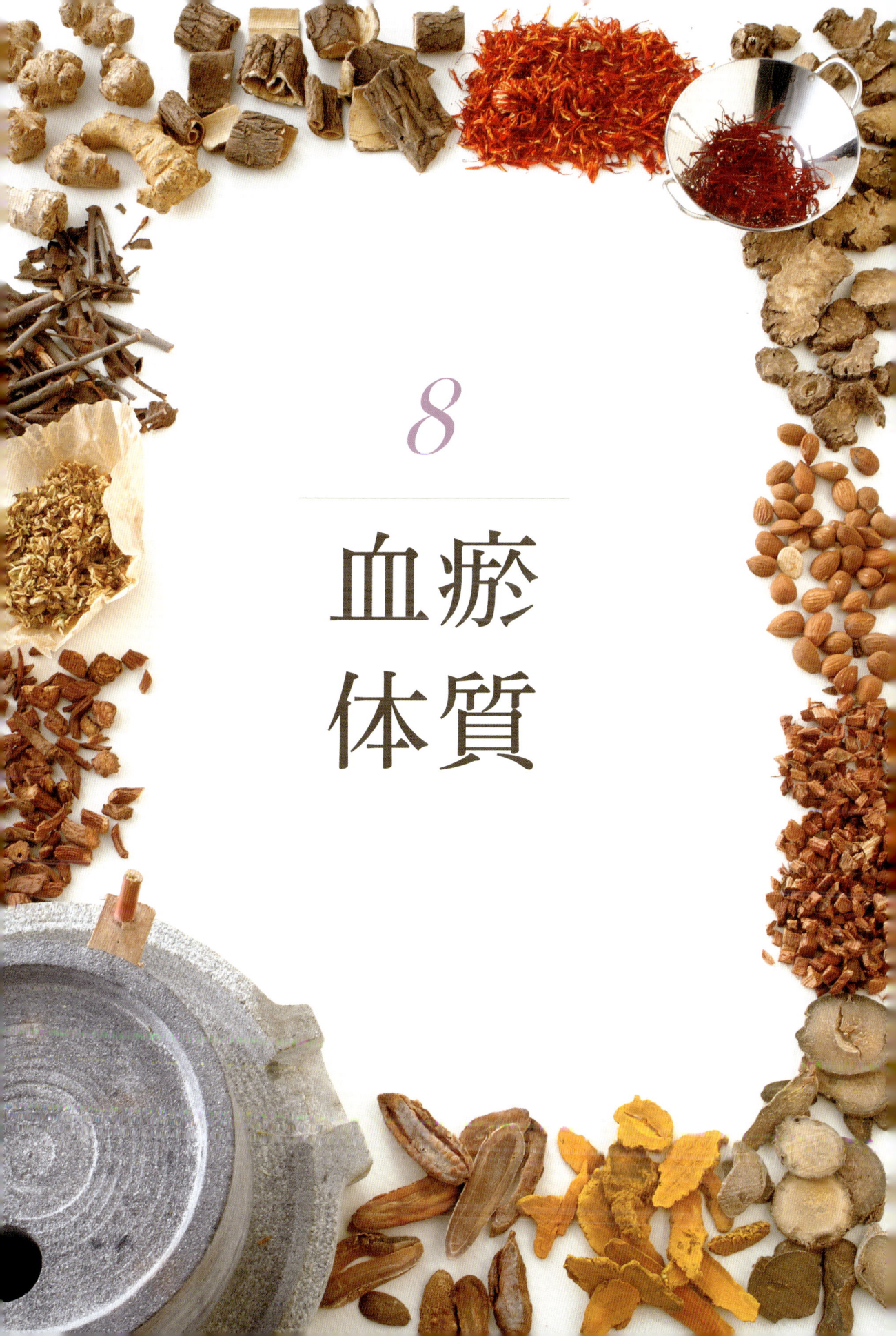

血瘀体質

血瘀体質とは？

血がなめらかに流れず、
滞りやすい体質です。

体質を知る
血瘀体質の特徴

まずは、血瘀体質の代表的な特徴を知りましょう。

症状	顔色が暗い、目の下のクマ、あざができやすい、しみが多い、肌の乾燥、体の決まった箇所に痛みがある、しこりがある、腹部が脹れる、便の色が黒っぽい	生理等（女性の場合）	周期が遅れる、経血量が少ない・色が黒い・塊がある、生理痛、子宮筋腫、卵巣腫瘍、不妊症
舌	舌質紫暗（紫がかった色）、瘀点や瘀斑（黒い斑点）がある、舌の裏の静脈が太く青紫色	脈	細（糸のように細い）、渋（拍動がなめらかでない）、結代（一定ではない）、沈滑（指を強く押しあてなければ脈がとれない、脈拍は球が転がるようになめらか）

不調はどこから？
血瘀体質の分析

体質の特徴には、五臓六腑の状態が大きく関連しています。
血瘀体質にとくに関係の深い、「心」「肝」「脾」についてみていきましょう。

心 血の流れが滞ることにより、脈管がつまりやすくなって心が養われなくなり、無理に働かせようとするため、動悸、胸苦しい、胸が痛いといった症状が現れます。また、舌は紫暗、瘀点や瘀斑が現れ、脈は細渋・結代・沈滑となります。

肝 血の流れが滞ることにより、血液を貯蔵する肝の働きが低下し、疏泄機能が不調となると、目の下のクマ、しこり、固まり、生理不順などの症状が現れます。瘀血が経路を塞ぐことになり、頭痛、関節の痛みも現れます。女性の場合、毎月生理痛が生じます。

脾 血の流れが滞ることにより、統血（血を血管内を流れるよう導き、漏れ出ないようにすること）の働きが低下し、血流を調整することができず、瘀血（血の固まり）が生じて痛みが現れます。また、瘀血により、血が順調に流れないため、血が漏れて出血する場合もあります。

体質改善を目指す
血瘀体質の薬膳処方

血瘀体質を改善するための基本的な薬膳処方を紹介します。体質の分析と薬膳処方をもとに食薬を選びます。

活血化瘀止痛（かっけつかおしつう）
血の流れをよくすることで、血の停滞を改善し、痛みをやわらげる。

血の流れが滞っているため、血の流れをよくし、臓腑の働きを調整する「理血類（りけつ）」の食薬を選びます。さらに、分析をもとに帰経の合う食薬を選びます。

筋肉、経絡、筋骨の風湿邪気を取り除く「去風湿類（きょふうしつ）」の食薬を加えると、血脈と経絡の血流がよくなり、活血の効果が高まります。

食薬の性質は、温性・熱性／辛味・苦味がおすすめです。

▶理血類、去風湿類の食薬は p.178。

体質改善を実践
血瘀体質の立膳

薬膳処方にもとづき、食薬を組み合わせて作った薬膳料理の具体的な治療の方法を「立膳（りつぜん）」といいます。本書では、レシピ名の下にそれぞれの立膳を記載しています。ここでは、血瘀体質におすすめの立膳の内容を解説します。

活血化瘀の「**活血**」とは血の流れをよくすること、「**化瘀**」は瘀血を取り除き、血の流れの滞りを改善することを表します。血瘀と瘀血は似ていますが、血瘀は「血流が緩慢になり、停滞する病的変化」を、瘀血は「血の固まり」を意味します。

補気活血化瘀、**活血補気化瘀**「**補気**」は気を補うことを表します。血の流れは気の働きによるもののため、血の流れの滞りは、気を補強することにより改善につながるといえます。

理気活血の「**理気**」は気の巡りを整えることです。こちらも補気活血と同様に血と気の関係にもとづく立膳で、気の巡りを促進することにより、血の流れの改善につながります。

血瘀体質におすすめの薬膳料理

血瘀体質におすすめの立膳をもつ薬膳料理は p.180 から。

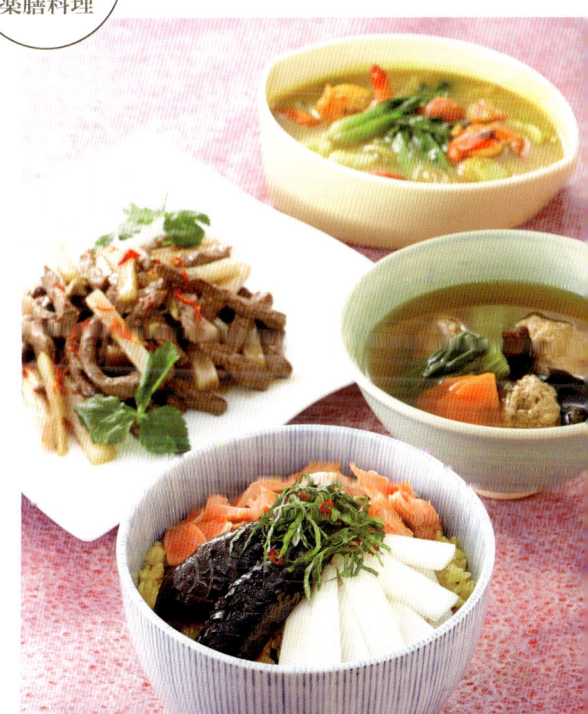

血瘀体質におすすめの食薬

(本ページの見方は p.9 を、体質の概要は p.176 を参照してください。)

血の流れをよくする
理血類の食材

青梗菜(ちんげんさい)
性味　涼／辛・甘
帰経　肺・肝・脾
期待される効能
散血消腫：瘀血を改善し、腫塊を消散させる。
清熱解毒：熱を取り除き、体に害となる毒を取り除く。

茄子(なす)
性味　涼／甘
帰経　脾・胃・大腸
期待される効能
清熱活血止血：体内の余分な熱を取り除き、血流を改善し、瘀血による出血を止める。
利尿消腫：排尿作用により余分な水湿を排泄させ、むくみを取り除く。
健脾和胃：脾の働きを高め、胃の働きを調和する。

蓮根(れんこん)
性味　寒／甘　帰経　心・脾・胃
期待される効能
[生]
涼血散瘀：血熱を取り除き、瘀血を消散させる。
清熱生津：熱を取り除き、津液を生じさせる。

[熟：十分に加熱したもの]
健脾開胃：脾の働きを高め、食欲を増進させる。
養血生肌：血を養い皮膚(新肉)を新しく再生させる。
止瀉：下痢を改善する。

黒木耳(きくらげ)
性味　平／甘
帰経　肺・胃・大腸
期待される効能
涼血止血：血熱を取り除き、出血を止める。
潤肺益胃：肺の乾燥を潤し、胃を補益する。
利腸通便：腸の働きを整え、便通を改善する。

酢
性味　温／酸・苦　帰経　肝・胃
期待される効能
活血化瘀：血流を改善し、瘀血を取り除く。
消食化積：消化を促進し、胃腸に停滞する飲食物を取り除く。
消腫軟堅：腫塊を軟化し、消散させる。

・・・・・・・・・・・・・・・
さらに……
空心菜(くうしんさい)、慈姑(くわい)、豆腐渣(おから)、甜菜根(てんさいこん)、茄子根、馬蘭頭(ばらんとう)など。

風湿邪気を取り除く
去風湿類の食材

うど(独活)
性味　温／辛・苦
帰経　肝・腎・膀胱
期待される効能
去風除湿止痛：風湿邪気を取り除き、疼痛を緩和する。
散風解表：辛味と発散作用によって、体表にある風邪を取り除く。

かりん(木瓜)
性味　温／酸　帰経　肝・脾
期待される効能
舒筋活絡：筋(すじ)や筋肉をやわらげ、気血の通りを促進する。
化湿和胃：余分な水湿を取り除き、胃の働きを整える。

酒
性味　温／辛・甘・苦
帰経　心・肝・肺・胃
期待される効能
行気活血：気の巡りを促進し、血流を改善する。
散寒止痛：寒邪を取り除き、疼痛を緩和する。

・・・・・・・・・・・・・・・
さらに……
桜桃(さくらんぼ)など。

理血類と去風湿類の中薬

1：桑寄生
2：五加皮
3：三七
4：紅花
5：桃仁
6：姜黄
7：鬱金
8：槐花
9：丹参
10：番紅花
11：莪朮
12：川芎
13：鶏血藤

理血類の中薬

紅花（べにばな）
性味 温／辛・甘　**帰経** 心・肝
期待される効能
活血通経：血流を改善し、経絡の気血の通りを改善する。
去瘀止痛：瘀血を取り除き、疼痛を緩和する。

番紅花（サフラン）
性味：寒／甘　**帰経**：心・肝
期待される効能
涼血去瘀：血熱を取り除き、瘀血を取り除く。

艾葉（よもぎ）
性味 温／辛・苦
帰経 肝・脾・腎
期待される効能
温経止血：経絡を温め、出血を止める。
散寒止痛：寒邪を取り除き、疼痛を緩和する。

三七（田七人参）
性味 温／甘・微苦
帰経 肝・胃
期待される効能
化瘀止血：瘀血を取り除き、出血を止める。
活血定痛：血流の改善をはかり、疼痛を緩和する。

姜黄（ターメリック）
性味 温／辛苦　**帰経** 肝・脾
期待される効能
破血去瘀：強い活血作用で瘀血を取り除く。
行気止痛：気の巡りを促進し、疼痛を緩和する。

鬱金
性味 寒／辛苦
帰経 心・肝・胆
期待される効能
涼血清心：血にある熱邪を取り、心の熱を取り除く。
活血止痛：血流を改善し、疼痛を緩和する。
行気解鬱：気の巡りを促進し、鬱状態を改善する。
利胆退黄：胆の働きを整え、黄疸症状を改善する。

川芎
性味 温／辛・苦
帰経 肝・胆・心包（心臓の表面組織）
期待される効能
活血行気：血流を改善し、気の巡りを促進する。
去風止痛：風邪を取り除き、疼痛を緩和する。

さらに……
桃仁（ももの核）、丹参、益母草、王不留行、月季花、凌霄花、鶏血藤、小薊、大薊、地楡、側柏葉、槐花、莪朮など。

去風湿類の中薬

五加皮（ウコギ）
性味 温／辛・苦　**帰経** 肝・腎
去風除湿利水：風湿邪気を取り除き、余分な水湿を排泄させる。
補肝益腎・強筋健骨：肝腎を補益し、筋を強化し、骨を丈夫にする。

さらに……
桑枝、白花蛇、烏梢蛇、桑寄生、蚕沙など。

血瘀

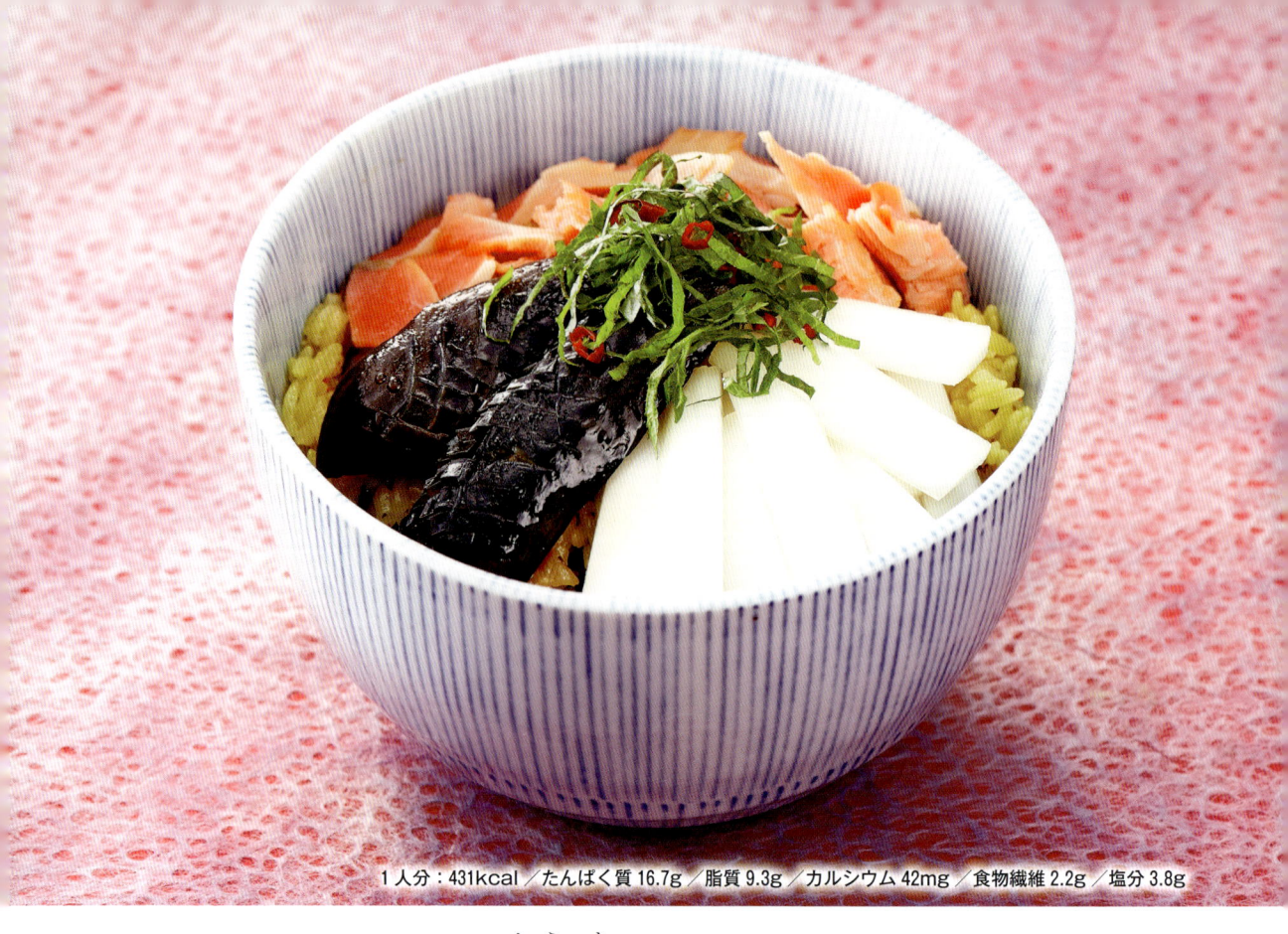

1人分：431kcal／たんぱく質 16.7g／脂質 9.3g／カルシウム 42mg／食物繊維 2.2g／塩分 3.8g

うどと茄子の当帰酢飯丼

活血化瘀 血の流れをよくし、瘀血の改善をはかります

うどは辛味・温性で止痛の働き、当帰は養血と活血の働きをもち、
紅花と合わせて血流を促進し、痛みの緩和をはかります。唐辛子の辛味と熱性で、茄子の涼性を抑えます。

材 料

うど	10 cm
当帰	4 g
紅花	2 g
茄子	2 本
黒木耳	4 g
甘塩鮭	1 切れ
唐辛子	1 本
粳米	1 カップ
合わせ酢	
酢	大さじ 3
砂糖	大さじ 1
塩	小さじ 1/2
紫蘇	4 枚
輪切り唐辛子	適量
醤油	大さじ 1
サラダ油	大さじ 1

作り方

1. 当帰は水 200 ml に 30 分浸し、半量になるまで煎じて濾す。黒木耳は水で戻し、細切りにする。
2. 米は洗って炊飯器の内釜に入れ、1の煎じ汁、水を合わせて 200ml の水分量にして加える。黒木耳、紅花も入れ、さっと混ぜて炊く。
3. 合わせ酢の材料を合わせておく。
4. うどは縦半分に切って皮をむき、5 cm 長さ、3 mm 厚さの短冊切りにして合わせ酢の半量に浸ける。茄子はヘタを取って縦半分に切り、格子状に包丁目を入れ水にさらす。
5. 鮭は焼いて粗くほぐす。
6. フライパンを熱して油、唐辛子を入れ、4の茄子の水けきって加えて炒め、醤油をまわしかけて火を止める。
7. 2のご飯が炊けたら、残りの合わせ酢を加えて酢飯を作り、器に盛る。4のうど、5の鮭、6の茄子をのせ、千切りにした紫蘇、輪切り唐辛子を飾る。

吉林人参と紅花の鶏五目粥

補気活血化瘀　気を補い、血の流れをよくし、瘀血の改善をはかります

活血化瘀作用のある紅花、山楂子、青梗菜、黒酢を合わせ、気虚による血瘀の改善をはかります。粳米、鶏肉、干し椎茸、吉林人参に糯米を加えた、補気効果の高い、体を温めるお粥です。

血瘀

材料　4人分

- 粳米 …………………………… 1カップ
- 糯米 …………………………… 大さじ2
- 鶏むね肉 ……………………… 120g
- 吉林人参 ……………………… 6g
- 紅花 …………………………… 2g
- 山楂子 ………………………… 10g
- 青梗菜 ………………………… 1株
- 黒木耳 ………………………… 5g
- 干し椎茸 ……………………… 2枚
- 生姜 …………………………… 10g
- 長葱（白い部分）……………… 20g
- みかんの皮 …………………… 1/2個分
- 黒酢 …………………………… 大さじ1
- 薄口醤油 ……………………… 大さじ1
- 塩 ……………………………… 小さじ1
- 酒 ……………………………… 大さじ2

下準備

- 吉林人参は水2カップ、山楂子は水1/2カップにそれぞれ30分浸し、弱火で半量になるまでそれぞれ煎じて濾す。吉林人参は取り置く。山楂子の煎じ汁には黒酢を合わせておく。
- 黒木耳、干し椎茸は水で戻しておく。
- 粳米、糯米は洗って厚手の深鍋に入れ、水2カップに30分以上浸しておく。

作り方

1. 紅花はごく弱火でぱらりとするまで乾煎りする*。
2. 鍋に、鶏肉、水3カップ、塩小さじ1/2、酒大さじ1を入れて火にかけ、沸騰したら弱めの中火にしてゆでる。汁が冷めるまでそのまま浸けておく。冷めた鶏肉は細かく裂き、塩小さじ1/4、酒大さじ1をふり、混ぜておく。
3. 粳米、糯米を入れた鍋に吉林人参の煎じ汁、2の鶏肉のゆで汁、水を合わせ5カップの水分量にして加え、火にかける。沸騰したら弱火にして40分ほど炊く。焦げないよう途中でときどき混ぜる。炊けたら、1の紅花を混ぜる。
4. 水で戻した黒木耳と干し椎茸、吉林人参、生姜は千切りにし、干し椎茸の戻し汁大さじ1と黒酢を合わせた山楂子の煎じ汁、薄口醤油で汁けがなくなるまで煮ふくめる。粗みじん切りにした葱を加え、全体をよく混ぜ合わせる。
5. 青梗菜は縦4つに切り、かためにゆでて水切りし、ひと口大に切って塩1/4で和える。
6. 器に3の粥を盛りつけ、千切りにしたみかんの皮をのせる。2の鶏肉、4の具、5の青梗菜を別盛りにして粥に添える。

*紅花は乾煎りすることで辛味・温性の効能を高め、独特の臭いも消えて食べやすくなります。

1人分：210kcal／たんぱく質10.2g／脂質1g／カルシウム35mg／食物繊維2.4g／塩分1.8g

姜黄と紅花のオニオンスープご飯

活血化瘀　血の流れをよくし、瘀血の改善をはかります

血の流れをよくする姜黄と紅花、気の滞りに対応する玉葱を使って気血同行をはかります。
温かいスープにすることで、気を巡らせる力を強めています。

材料

姜黄	小さじ1
紅花	1g
玉葱	1個
粳米	1カップ
黒豆（乾）	10g
鶏がらスープ	400ml
香菜	少々
塩	小さじ1弱
胡椒	少々
オリーブ油	小さじ2

作り方

1. 米は洗って炊飯器の内釜に入れ、煎った黒豆を加え、やや多めの水加減で炊く。
2. 玉葱はみじん切りにし、オリーブ油小さじ1を熱した鍋で、飴色になるまで炒める。
3. 2に鶏がらスープを加えて10分ほど煮る。姜黄、紅花を加え、塩、胡椒で味を調える。
4. 炊き上がった1のご飯を軽くつぶし、小さく握って平たくし、オリーブ油で両面こんがりと焼く。
5. 器に4を置き、3のスープを注ぎ、香菜を散らす。

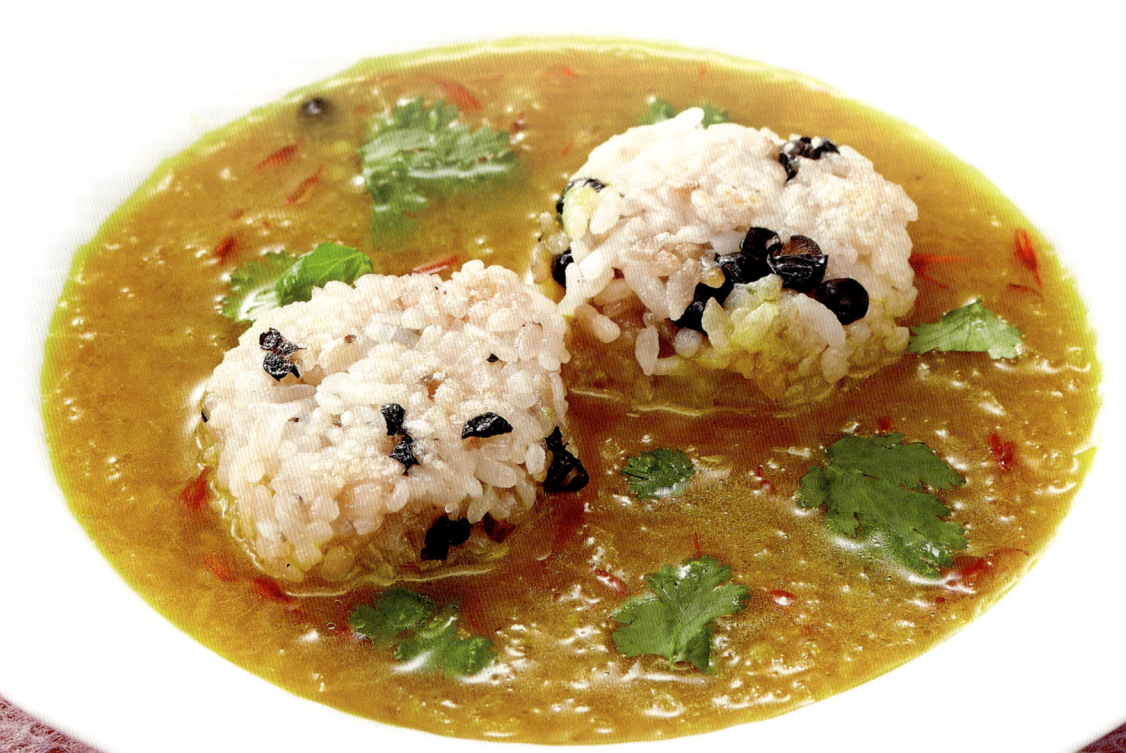

1人分：365kcal／たんぱく質10.1g／脂質6.6g／カルシウム43mg／食物繊維2.6g／塩分2.5g

1人分：110kcal ／たんぱく質 5.5g ／脂質 6.6g ／カルシウム 148mg ／食物繊維 2.4g ／塩分 1.4g

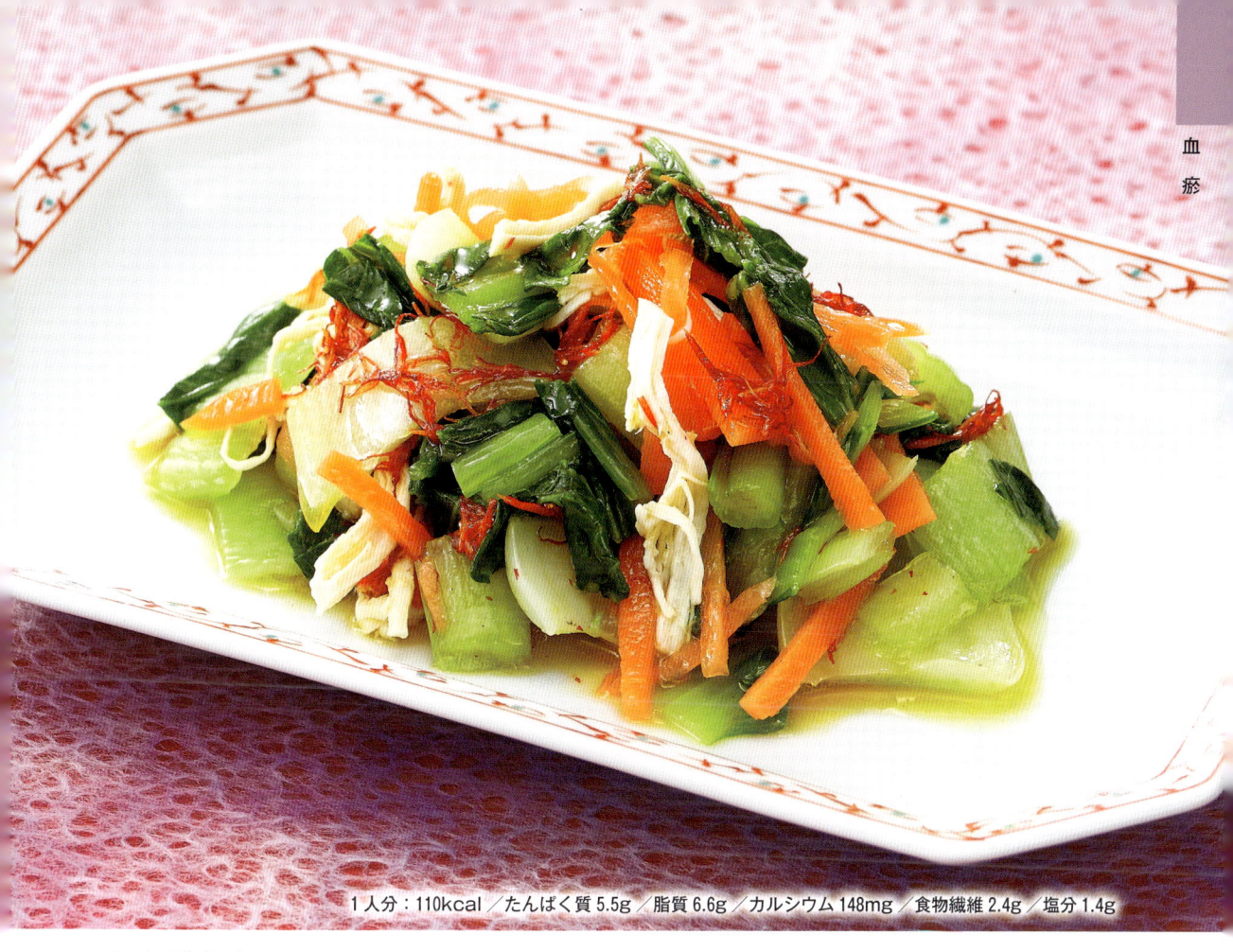

青梗菜とにんじんのサラダ
紅花みかんドレッシング

活血化瘀　血の流れをよくし、瘀血の改善をはかります

活血類の青梗菜と紅花に理気類のみかんを加えることで、血がより流れやすくなります。
鶏肉、にんじんを加え、補気養血によって血流を調節し、血瘀を予防します。

材料

青梗菜	2株
にんじん	1/3本
鶏むね肉	30g
紅花みかんドレッシング	
紅花	1g
みかん果汁	50ml
オリーブ油	大さじ1
酢	大さじ1
塩	小さじ1/2
胡椒	少々

作り方

1　青梗菜は1cm幅のざく切り、にんじんは4cm長さの細切りにしてさっとゆで、ざるにとって粗熱を取る。青梗菜は水けをしぼる。
2　鶏肉は蒸して細かく裂く。
3　紅花みかんドレッシングの材料をよく混ぜる。
4　1～3をさっくりと混ぜ合わせ、皿に盛る。

鯵の姜黄焼き　香味野菜ソース

理気活血　気の巡りを整え、血の流れをよくします

温裏類の鯵と活血化瘀類の姜黄、紅花を一緒に使って、血瘀体質の改善をはかります。
理気の玉葱、陳皮を組み合わせることにより、活血作用がさらに高まります。

材料

鯵	2尾
姜黄	小さじ1
紅花	1g
陳皮	1.5g
玉葱	1/4個
ピーマン	1/2個
赤ピーマン	1/2個
黒木耳	2g
漬け汁	
鰹節のだし汁	大さじ1と1/2
酢	大さじ3
砂糖	大さじ1
塩	小さじ1/2
小麦粉	大さじ1
塩、胡椒	各適量
サラダ油	小さじ2

作り方

1. 鯵は三枚におろし、塩をふっておく。陳皮、黒木耳は水で戻す。
2. 姜黄、小麦粉は合わせておく。
3. 紅花は少量の水にさっと浸して水けをきり、陳皮、玉葱はみじん切りにする。黒木耳は石づきを取り、ゆでて細切りにし、ピーマンは細切りにする。
4. 漬け汁の材料をよく混ぜ、3の材料をすべて漬ける。
5. 1の鯵の水けをふいて軽く胡椒をふり、2を全体に薄くまぶす。フライパンに油を熱し、両面をこんがりと焼く。
6. 皿に4を広げて盛りつけ、5の鯵をのせ、残った漬け汁を上からかける。

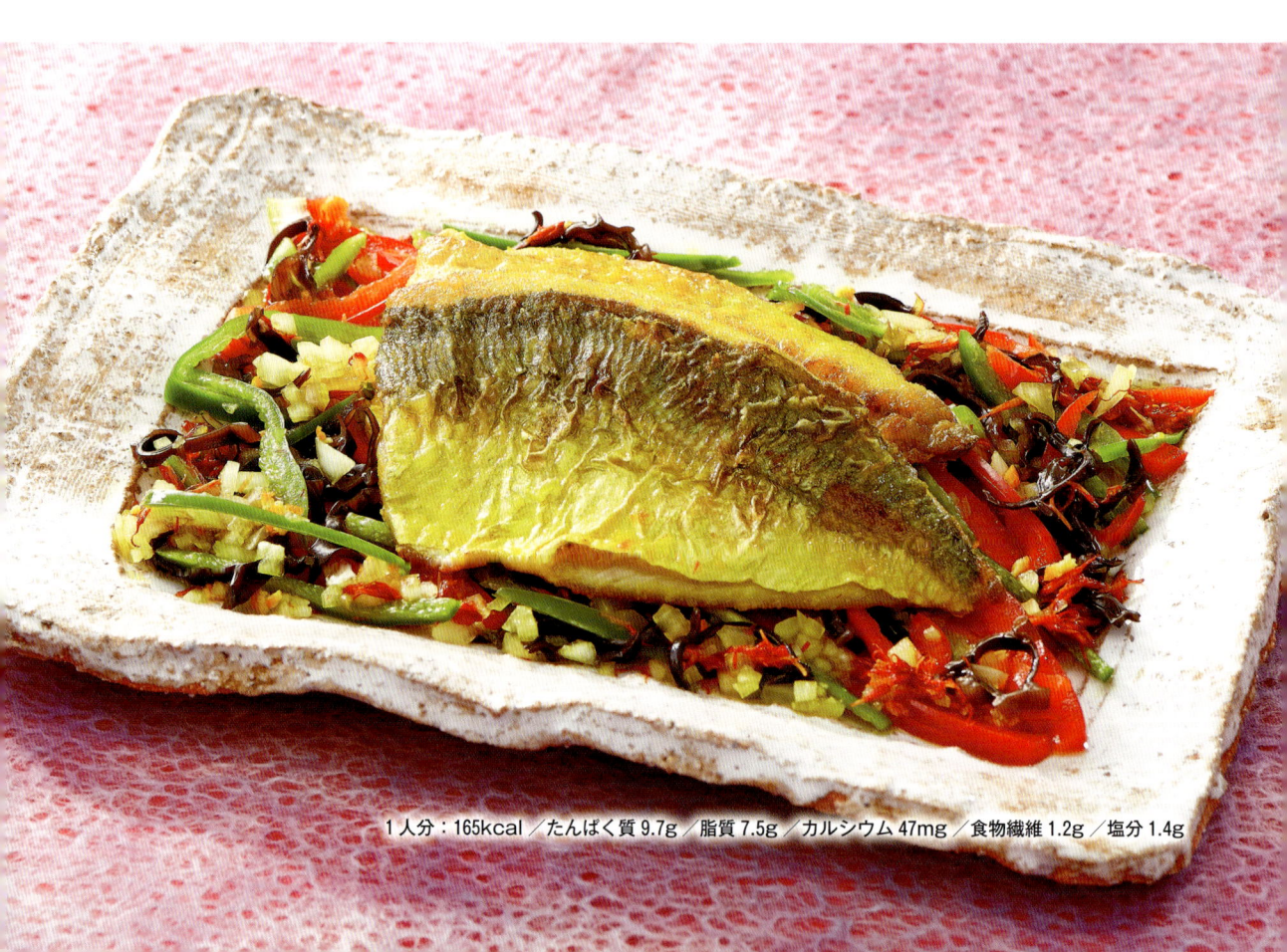

1人分：165kcal／たんぱく質 9.7g／脂質 7.5g／カルシウム 47mg／食物繊維 1.2g／塩分 1.4g

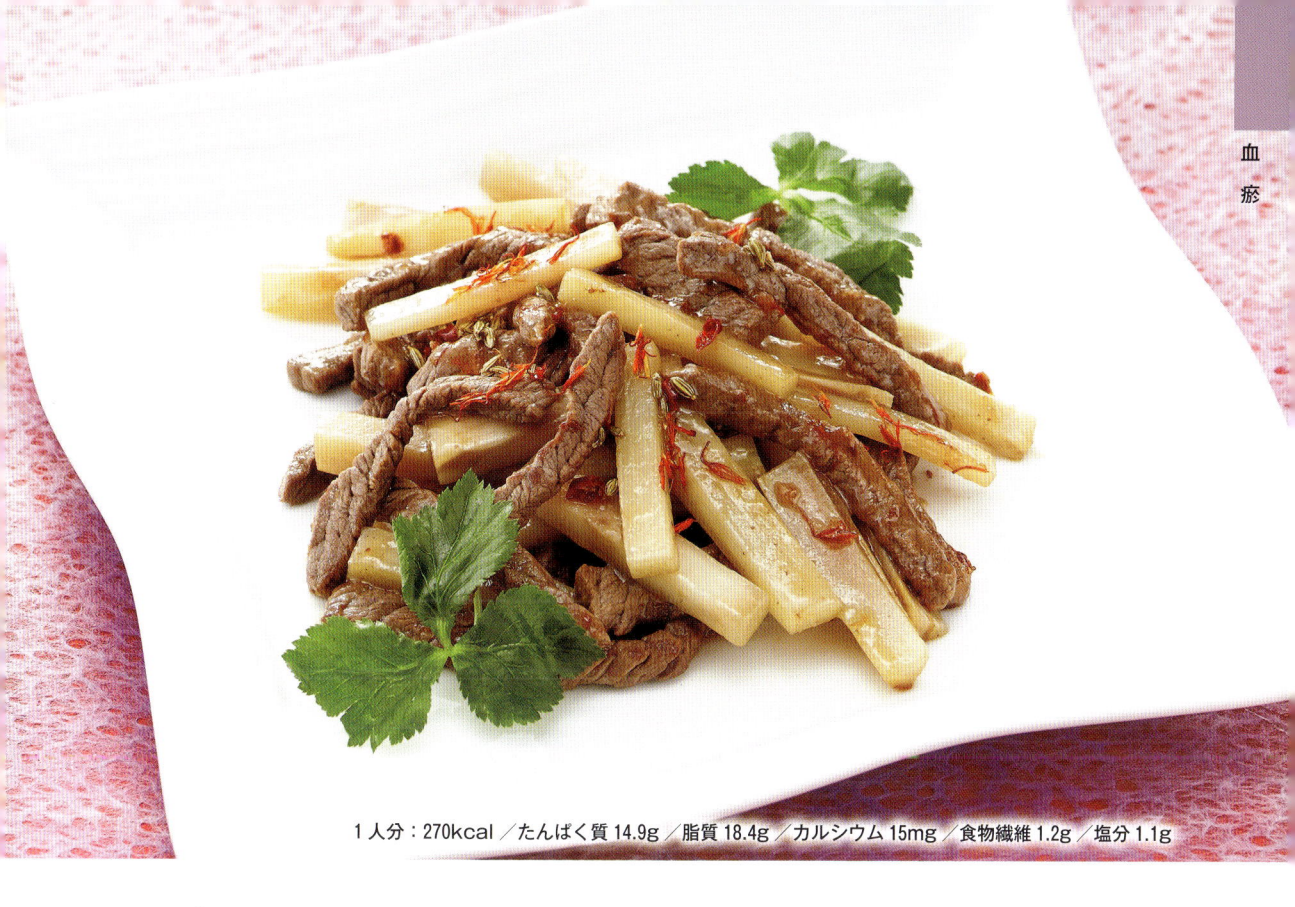

1人分：270kcal／たんぱく質 14.9g／脂質 18.4g／カルシウム 15mg／食物繊維 1.2g／塩分 1.1g

牛肉とうどのスパイス炒め

補気活血化瘀　気を補い、血の流れをよくし、瘀血の改善をはかります

活血化瘀作用のある紅花、三七で補気の牛肉に下味をつけ、
散寒止痛作用の強い小茴香などのスパイスで香りよく炒めます。
辛味で去風湿作用のあるうどを加え、寒湿による血瘀に起因する関節の痛みやしびれをやわらげます。

材　料

牛もも肉（焼き肉用）	150g
うど	20cm
三七粉、紅花	各1g
紹興酒	小さじ1
A　小茴香	小さじ1/2
八角	1/2個
丁香	3本
赤唐辛子	1本
生姜（薄切り）	2枚
三つ葉	適量
片栗粉	大さじ1/2
薄口醤油	小さじ2
みりん	小さじ1
酢	適量
サラダ油	大さじ1

作り方

1　紅花は紹興酒に10分ほど浸しておく。

2　うどは5cm長さに切って皮をむき、5～7mm角の棒状に切って酢水にさらす。

3　牛肉を細切りにし、1と三七粉をもみ込んで下味をつけ、片栗粉をまぶす。

4　フライパンに油、Aを入れ、弱火でじっくり火を入れる（焦がさないように注意する）。

5　よい香りが油に移ったらAを取り出し、3の牛肉を入れて焼きつけるように炒める。肉の色が変わったら、薄口醤油、みりんを加え、ひと混ぜしたらすぐに2のうどの水けをきって入れ、さっと炒め合わせる。

6　器に盛って刻んだ三つ葉を添える。

青梗菜と鶏肉の重ね蒸し
ちんげんさい

活血補気化瘀　血の流れをよくし、気を補い、瘀血の改善をはかります

青梗菜は血の循環をよくし、血瘀の解消に役立ちます。
鶏肉を葱と花椒、唐辛子に漬けることで温めて補益する温補の力を高め、
冷えによる血流の滞り解消に効果を発揮し、みかんの皮も加えることで気の巡りもよくします。

材料

青梗菜	大2株
鶏ささ身	4本（60g×4）
長葱	10cm
みかんの皮	4g
A　花椒	4g
唐辛子（種を取ってみじん切り）	1本
醤油	大さじ1
酒	大さじ1

作り方

1. 長葱は5cmの長さの千切りにし、Aと合わせておく。
2. ささ身は繊維に沿って薄切りし、1に10分ほど漬ける。
3. 青梗菜は1枚ずつ葉をはがし、2のささ身、葱、花椒、唐辛子をのせ、青梗菜の葉と芯が交互になるように重ねていく。
4. 深めの蒸し皿に3を置いてみかんの皮を散らし、蒸気の上がった蒸し器に入れ、強火で約12分蒸す。
5. 蒸し上がったら、ひと口大に切り分ける。
6. 皿に盛り、蒸し皿に残った汁を少しかける。

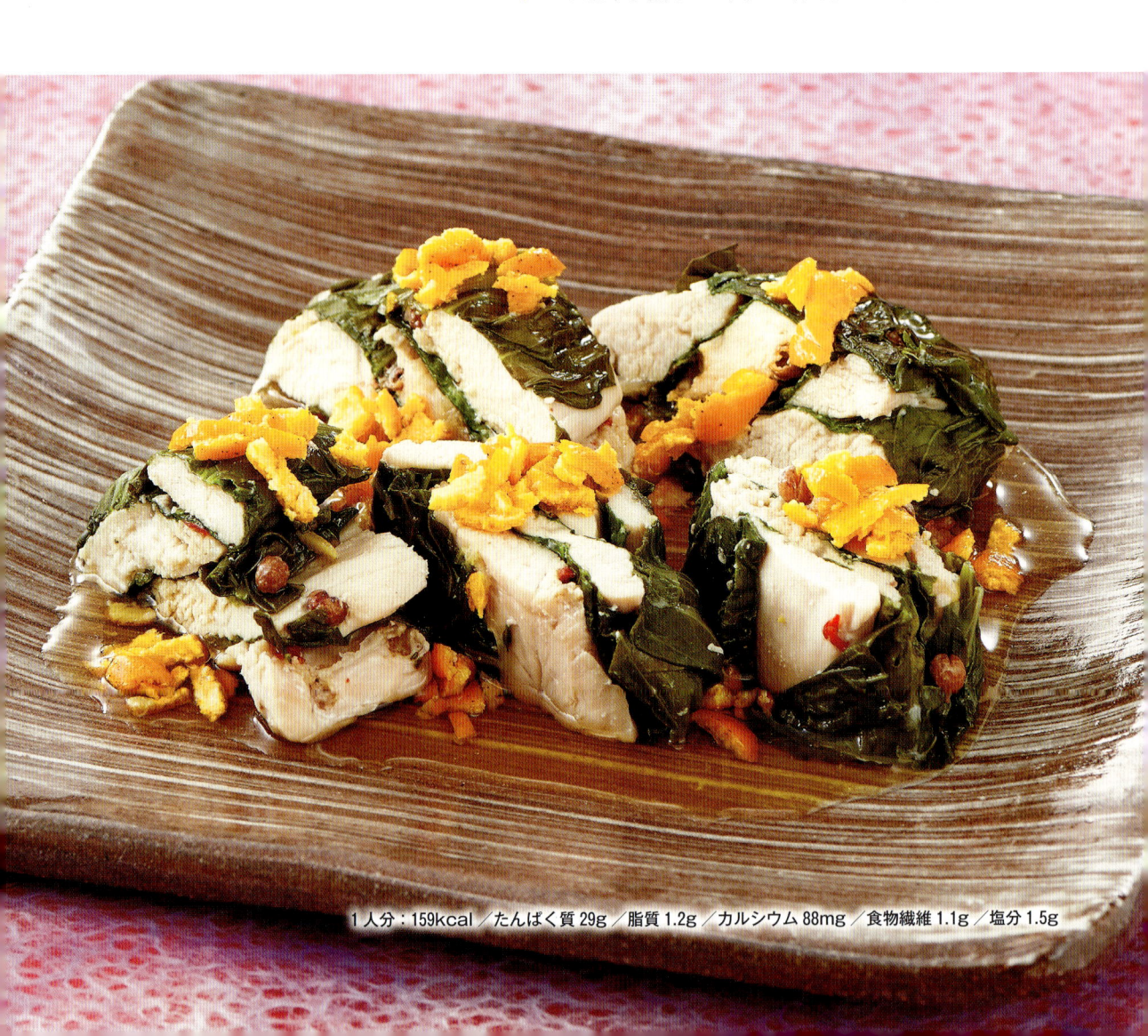

1人分：159kcal ／たんぱく質29g ／脂質1.2g ／カルシウム88mg ／食物繊維1.1g ／塩分1.5g

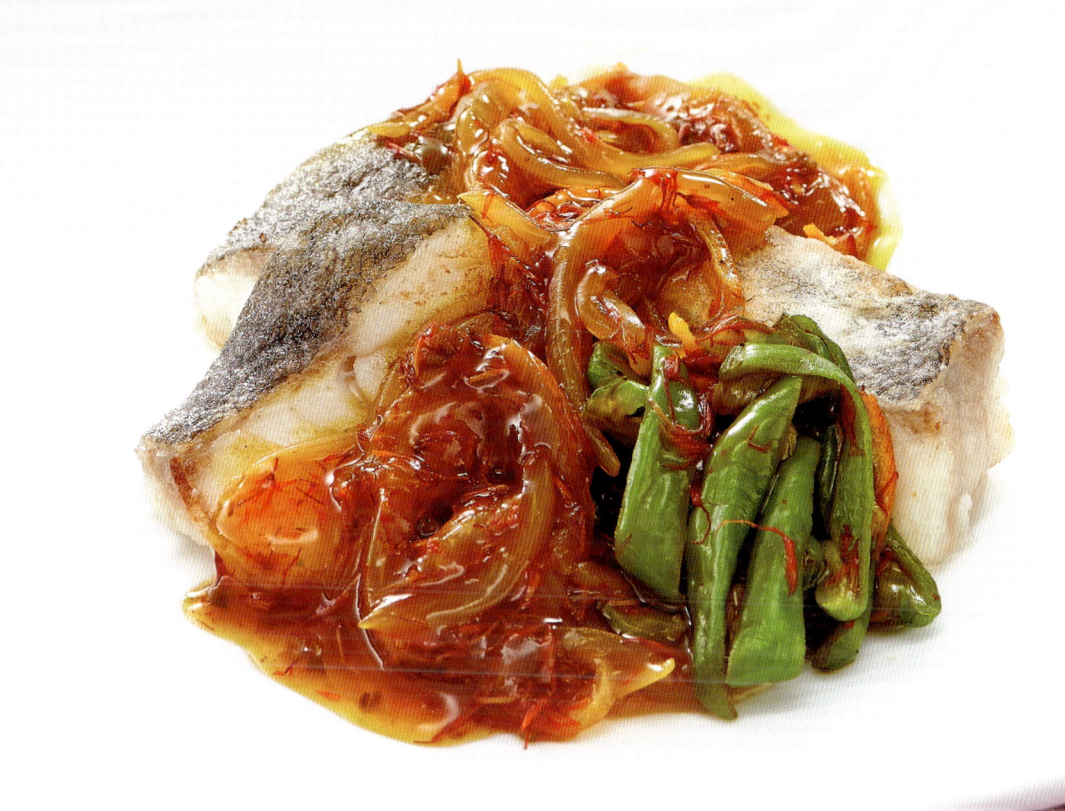

1人分：162kcal ／たんぱく質 21g ／脂質 1.3g ／カルシウム 52mg ／食物繊維 0.8g ／塩分 1.1g

鱈の紅花山楂子あんかけ
（たら　こうかさんざし）

補気活血化瘀　気を補い、血の流れをよくし、瘀血の改善をはかります

瘀血を取り除くとされる紅花を、活血作用のある山楂子の酸味を活かしたあんに加えました。
補気の鱈を使って気を強め、血の流れを促進するのを助けます。

材料

生鱈	2切れ
紅花山楂子あん	
紅花	1g
山楂子	5g
陳皮	1g
玉葱	40g
しし唐	4本
水	300ml
A　薄口醤油	小さじ2
みりん	小さじ1
砂糖	小さじ1/2
片栗粉	小さじ1
酒	小さじ1
小麦粉、片栗粉	各大さじ1
紅花油	適量

作り方

1　山楂子は水300mlに30分浸し、半量になるまで煎じて濾す。

2　紅花はごく弱火でぱらりとするまでゆっくり乾煎りする。陳皮は水で戻し、細切りにする。

3　鱈は2～3つに切って酒をふり、小麦粉と片栗粉を混ぜたものをしっかりまぶし、少し多めの油でこんがりと焼く。

4　1の煎じ汁を鍋に戻し、薄切りにした玉葱を加えて中火にかける。玉葱に火が通ったらAを加え、縦4つに切ったしし唐、2の紅花を加える。煮立ったら同量の水で溶いた片栗粉を加えてとろみをつけ、陳皮を加えて紅花山楂子あんを作る。

5　3の鱈を器に盛りつけ、4のあんをかける。

三七入り鰯(いわし)ミンチのパプリカ詰め
山楂子(さんざし)オレンジソース

補気活血化瘀　気を補い、血の流れをよくし、瘀血の改善をはかります

鰯、じゃが芋で気血を補いながら、三七、山楂子で血流を促進し、パプリカ、玉葱、オレンジで気の巡りをよくします。

材料

- 鰯 …………………… 2尾（200 g）
- 赤・黄パプリカ ……… 各1個
- A
  - 三七粉 ……………… 1 g
  - じゃが芋 …………… 1/3個（50 g）
  - 玉葱 ………………… 1/4個
  - 生姜 ………………… 10 g
  - 味噌 ………………… 小さじ1
  - 塩 …………………… 少々
  - 片栗粉 ……………… 小さじ1
- 山楂子オレンジソース
  - 山楂子 ……………… 3 g
  - オレンジの果汁 …… 50 ml
  - 水 …………………… 100 ml
  - 砂糖 ………………… 小さじ1
  - 塩 …………………… 小さじ1
  - 片栗粉 ……………… 小さじ1
- 香菜 ………………………… 適量
- サラダ油 …………………… 大さじ1

作り方

1. 山楂子は水100 mlに30分浸し、半量になるまで煎じて濾す。
2. 1にオレンジ果汁、砂糖、塩を加えて少し煮詰め、同量の水で溶いた片栗粉でとろみをつけ山楂子オレンジソースを作る。
3. 鰯は手開きし、Aの材料と一緒にフードプロセッサーにかけてミンチ状にする。
4. パプリカを横半分に切って種を取り、3を詰める。フライパンに油を熱し、表面に焼き目をつけて取り出し、蒸気の上がった蒸し器に入れて中火で7～8分蒸す。
5. 4を皿に盛りつけ、2のソースをかけて香菜を添える。

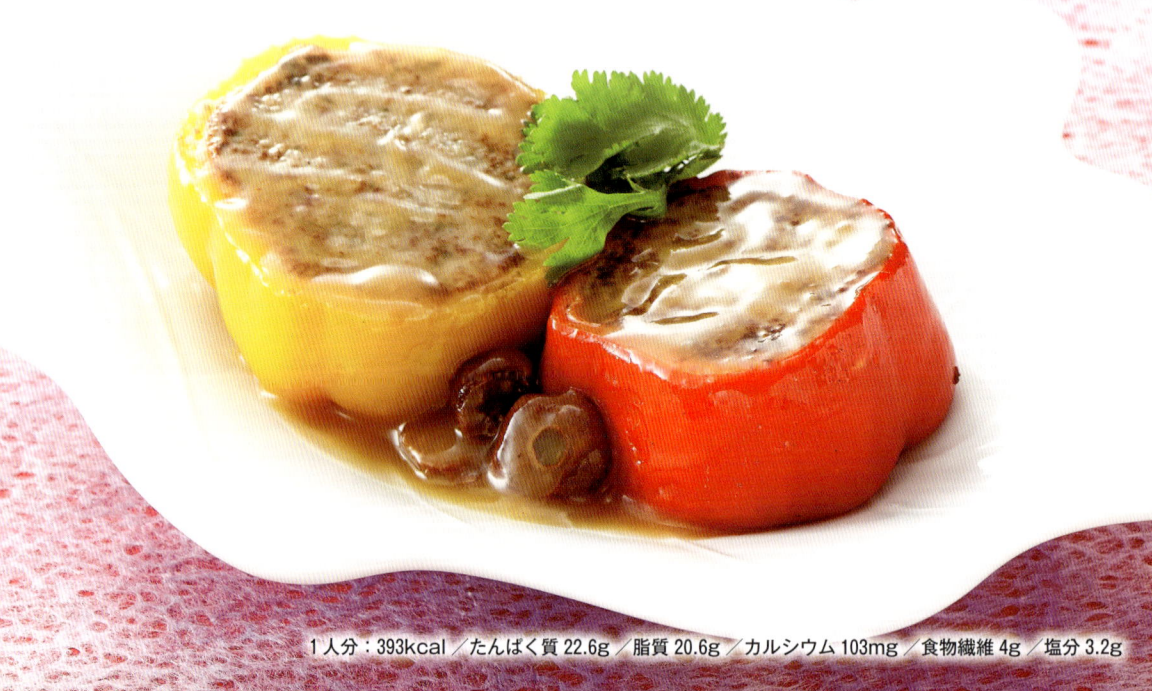

1人分：393kcal ／たんぱく質 22.6g ／脂質 20.6g ／カルシウム 103mg ／食物繊維 4g ／塩分 3.2g

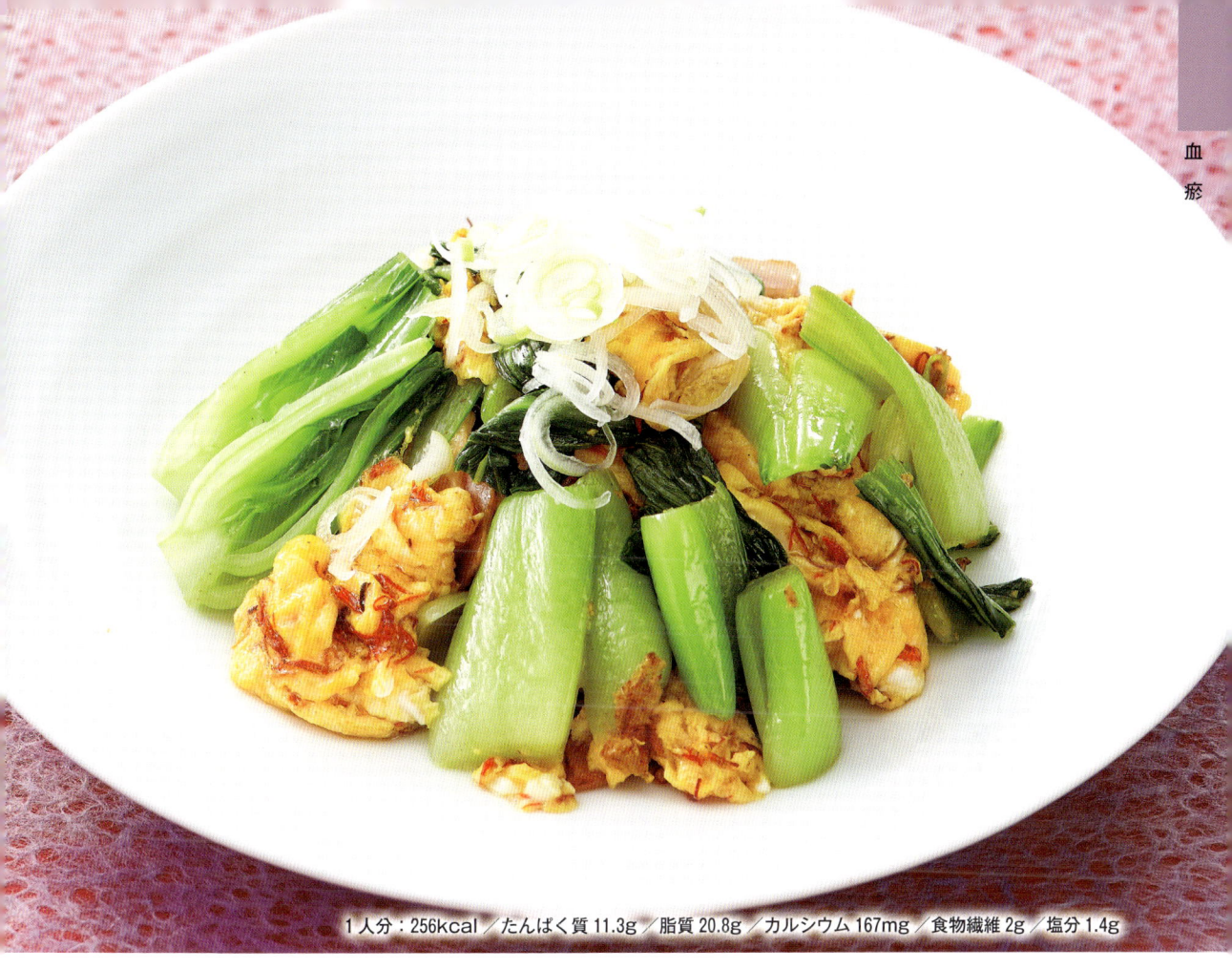

1人分：256kcal ／ たんぱく質 11.3g ／脂質 20.8g ／カルシウム 167mg ／食物繊維 2g ／塩分 1.4g

紅花入り青梗菜と卵の炒め物

活血化瘀　血の流れをよくし、瘀血の改善をはかります

活血によく使う青梗菜の緑に、赤、黄の食材を組み合わせた、
血流の促進をはかるうえに食欲を誘う、目にも楽しい一品です。

材料

青梗菜	2株
紅花	2g
卵	2個
ベーコン	30g
長葱	5g
A ｛ 唐辛子	1本
生姜（薄切り）	2枚
にんにく	10g
塩	小さじ1/3
葱油＊	大さじ1
胡麻油	小さじ1

＊葱の香りを移した香味油。葱をたっぷりの油に入れ、弱火でじっくり煮るように火を通し濾して作ります。

作り方

1 鍋に水とAを加えて沸騰させ、縦2〜4つに切った青梗菜をゆで、ざるにとって5cm長さに切る。
2 紅花はごく弱火でぱらりとするまでゆっくり乾煎りし、卵を溶きほぐしたところに混ぜておく。
3 長葱は小口切りに、ベーコンは5cm長さに切る。
4 フライパンに葱油を熱し、2の卵液を流し入れてさっと炒め、いったん取り出す。
5 同じフライパンに胡麻油を熱し、葱、ベーコンを炒める。1の青梗菜、塩を加えて炒め合わせ、4の卵を戻し入れ、全体を混ぜて器に盛る。長葱（分量外）を小口切りにしてのせる。

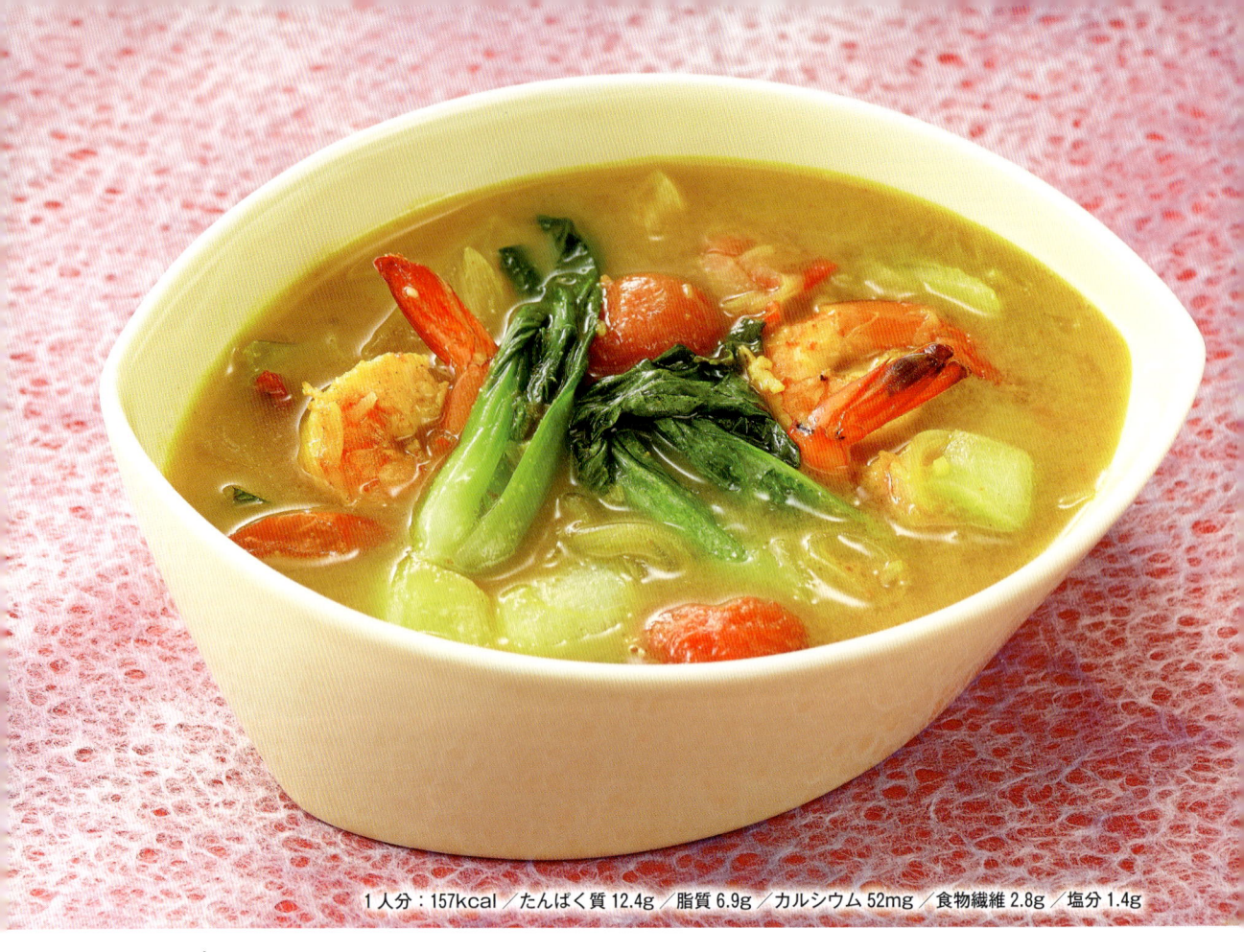

1人分：157kcal ／たんぱく質 12.4g ／脂質 6.9g ／カルシウム 52mg ／食物繊維 2.8g ／塩分 1.4g

青梗菜のカレースープ
ちんげんさい

活血化瘀　血の流れをよくし、瘀血の改善をはかります

カレー粉の黄色は主に姜黄の色。姜黄は温性で辛味・苦味があり、活血止痛作用があります。山楂子や陳皮、唐辛子、肉桂を加え、温裏・行気活血の働きをさらに高めます。

材料

山楂子	10 g
青梗菜	1株（100 g）
陳皮	3 g
玉葱	80 g
生姜	10 g
にんにく	7 g
ミニトマト	50 g
海老	100 g
カレー粉	小さじ 1.5
唐辛子粉、肉桂粉	各少々
鶏がらスープ	300 ml
白ワイン	大さじ 1
塩	適量
サラダ油	大さじ 1

作り方

1　水 300 ml に山楂子と陳皮を 30 分浸し、半量になるまで煎じて濾し、鶏がらスープと合わせておく。

2　青梗菜は 1〜2 cm 幅に切る。玉葱は薄切り、生姜、にんにくは粗みじん切り、ミニトマトはヘタを取る。海老は背ワタを取って塩でもんで水けを取り、酒少々（分量外）をふる。

3　鍋に油を入れ、にんにく、生姜、玉葱、海老を炒める。トマトを加え、皮が破れるくらいまで炒めたら、白ワインを入れてひと混ぜし、1のスープを加えて煮る。

4　カレー粉、唐辛子、肉桂、青梗菜を加え、スープに味がなじむまで煮たら、塩で味を調える。

紅花入り鯖のつみれ汁

理気活血　気の巡りを整え、血の流れをよくします

鯖を使って気を補い、血の流れを促進させ、紅花を加えて活血去瘀作用をさらに高めます。
長葱のかわりに玉葱を使うことで、理気効果も期待できます。

材料

紅花	2 g
鯖（骨と皮つき）	200 g（可食部 100 g）
黒木耳	2 g
青梗菜	1株
玉葱	1/2 個（100 g）
にんじん	30 g
生姜（薄切り）	2枚
A　生姜（すりおろし）	小さじ1
酒	小さじ2
黒豆味噌*	大さじ1/2
片栗粉	大さじ1
酒	大さじ1
醬油	小さじ2

＊黒豆（黒大豆）と米麹を原料に造られる味噌。独特のコクと甘みがあります。手に入らない場合は好みの味噌を使います。

作り方

1　紅花はひたひたの水に浸しておく。

2　黒木耳は水で戻し、石づきを取って食べやすく切る。青梗菜は4cm長さに切る。にんじんは薄い半月切りにする。玉葱はみじん切りにする。

3　鯖はスプーンで身をこそぎ（骨と皮は取り置く）すり鉢でする。Aと1の紅花を浸し汁ごと加えてすり混ぜ、玉葱のみじん切り70g分を加え、よくすり合わせる。

4　鍋に鯖の骨と皮、残りの玉葱のみじん切り、薄切り生姜、水600mlを入れて強火にかける。煮立ったら中火にし、アクを取りながら10分ほど煮て濾す。

5　鍋に4を戻し、にんじん、黒木耳を加えて火にかけ、煮立ったら酒を加え、3のつみれをスプーンですくって落としていく。

6　つみれに火が通って浮いてきたら、青梗菜を加え、醬油で味を調える。

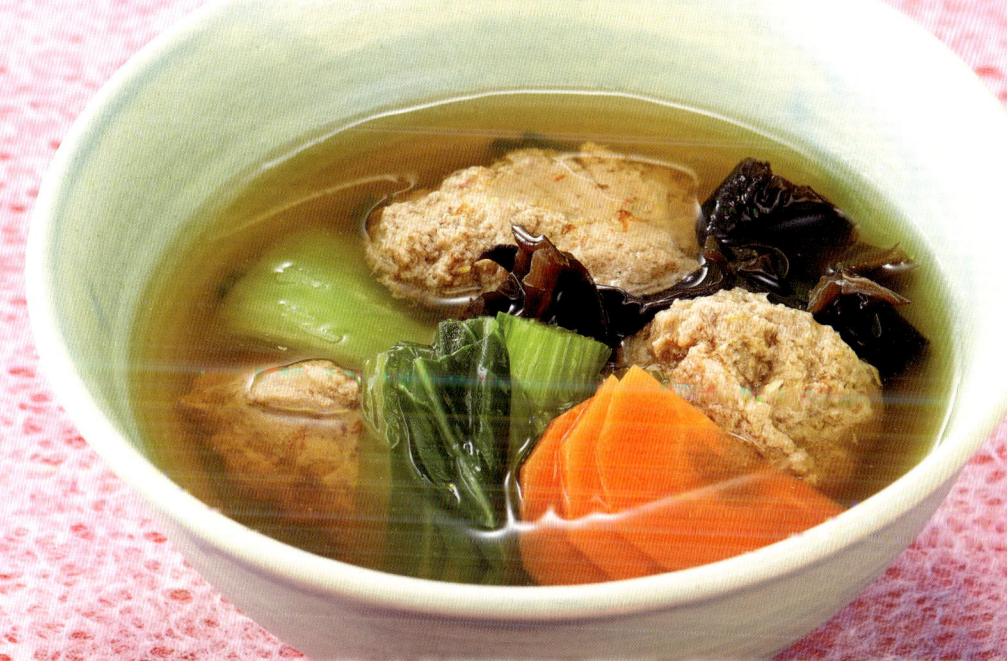

血瘀

1人分：193kcal／たんぱく質12.4g／脂質8.6g／カルシウム100mg／食物繊維2.1g／塩分1.6g

1人分：113kcal／たんぱく質3g／脂質1.2g／カルシウム14mg／食物繊維1.3g／塩分0g

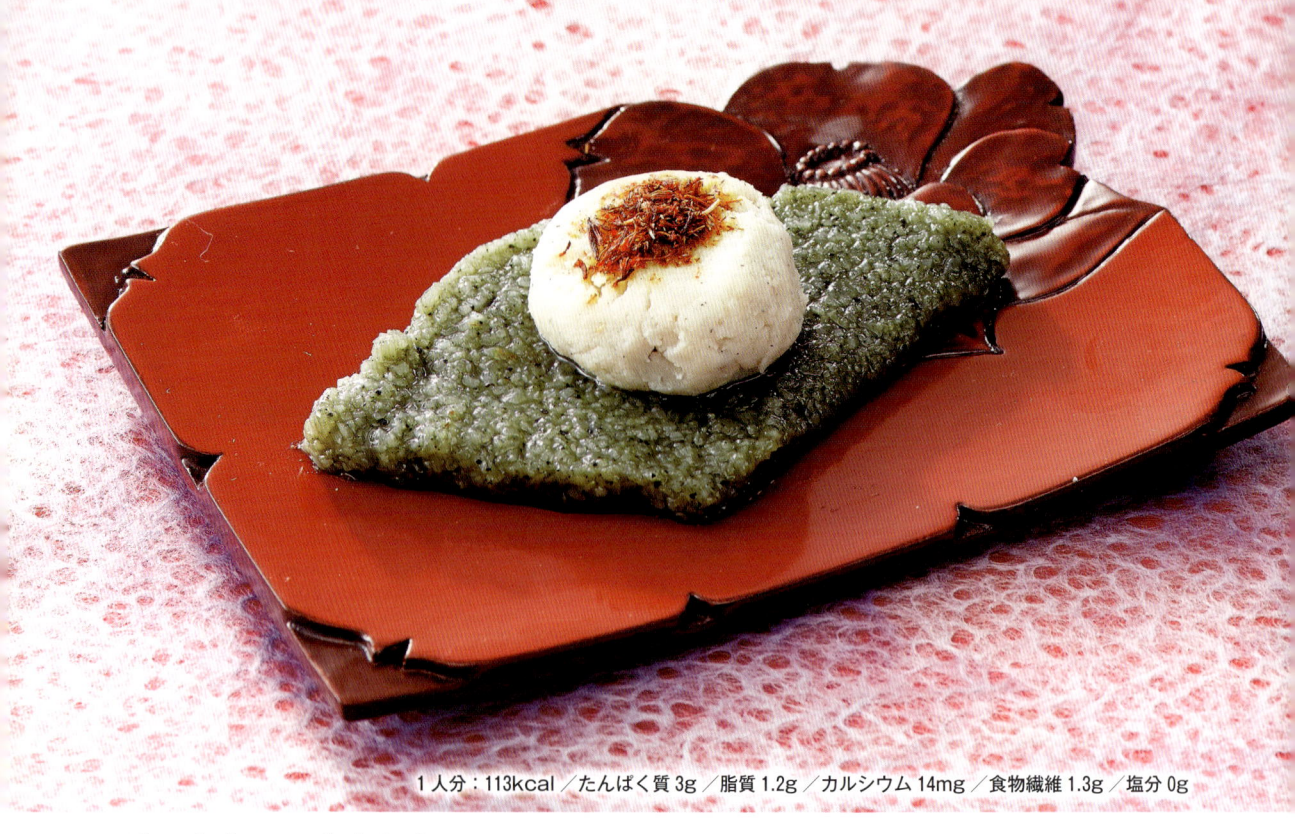

艾葉と三七の菱餅
がいよう　　さんしち

活血化瘀　　血の流れをよくし、瘀血の改善をはかります

活血化瘀の三七と温経作用のある艾葉を加えた菱餅に、蓮の実と松の実で作った餡をのせ、
活血通経作用のある紅花を散らしました。三七の苦味も感じることなく、おいしくいただけます。

材　料　4個分

艾葉粉	小さじ1
三七粉	2g
紅花	1g
道明寺粉	60g
蜂蜜	20g
蓮の実と松の実の餡	
蓮の実	35g
松の実	5g
湯	300ml
蜂蜜	大さじ1/2

作り方

1 蓮の実、松の実は湯300mlに30分浸して弱火にかけ、蓋をして蓮の実がやわらかくなるまで煮る*。冷めたら煮汁ごとミキサーにかけ、鍋に戻して蜂蜜大さじ1/2を加え、弱火で水分を飛ばしながら耳たぶくらいのやわらかさになるまで3〜5分練る（約90gの餡ができる）。

2 紅花はごく弱火でぱらりとするまで乾煎りし、手で細かくもんでおく。

3 艾葉に熱湯15mlを加えて混ぜる。

4 耐熱容器に、道明寺粉、三七粉、蜂蜜20g、3の艾葉、水50mlを加えてよく混ぜる。器の上からラップをかけ、蒸気の上がった蒸し器に入れ、強火で15分蒸す。

5 蒸し上がったら、温かいうちに4つに分けて平らにし、菱型に整える。同様に4個作る。

6 1の餡に2の紅花を1/2量入れて混ぜ、4等分にして丸めたものを5の菱餅にのせる。上に残りの紅花を散らす。

*蓮子の芯が残っている場合は、取り除きます。

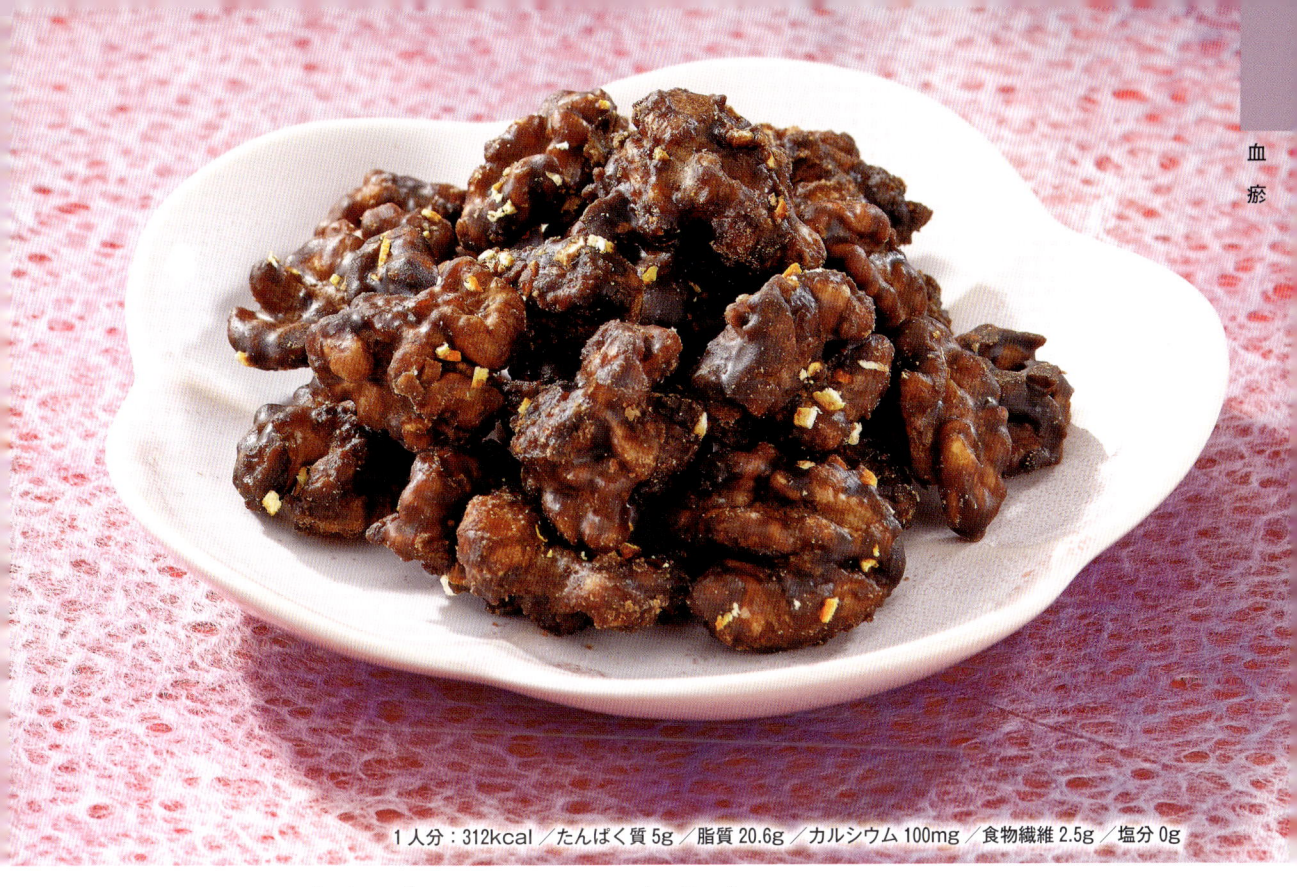

1人分：312kcal ／たんぱく質 5g ／脂質 20.6g ／カルシウム 100mg ／食物繊維 2.5g ／塩分 0g

三七と陳皮の黒糖胡桃

理気活血　気の巡りを整え、血の流れをよくします

活血化瘀の三七、理気の陳皮、辛味の生姜、甘味の黒砂糖はすべて温性の食薬です。
補腎の胡桃を組み合わせ、血の流れをよくします。

材　料

三七粉……………………………1.5 g
陳皮………………………………3 g
生姜汁（皮ごとすりおろす）
　………………………………大さじ1
胡桃………………………………60 g
黒砂糖（粉）……………………60 g

作り方

1　胡桃は乾煎りしておく。陳皮は細かく刻む。

2　黒砂糖、三七粉を小さめの鍋に入れ、生姜汁を加えて火にかける。黒砂糖が溶けて泡が鍋全体に広がったら、5秒数えて火から下ろす。

3　胡桃を加えて黒砂糖をからめ、きれいにからんだら陳皮をまぶすように加える。クッキングシートの上にティースプーンで小分けして並べ、冷ます。

山楂子と肉桂のケーキ

理気活血　気の巡りを整え、血の流れをよくします

活血化瘀の働きをもつ山楂子と温通経脈、散寒止痛の肉桂を合わせ、血流を促進します。
また、理気調中の陳皮は気の巡りを促進し、血瘀体質の改善をはかります。

材料　17×8cmのパウンド型1台分

A
- 山楂子（種なし）............ 大さじ1
- 陳皮 大さじ1
- レモンピール .... 少々
- 枸杞子の実 大さじ1
- 干し葡萄 大さじ1

- 肉桂粉 小さじ1/4
- 黒砂糖（粉） 30g
- 塩 .... ひとつまみ
- 薄力粉 100g
- ベーキングパウダー 4g
- 卵 1個
- サラダ油 大さじ2
- 豆乳 50ml
- ブランデーまたはワイン 50ml
- オレンジマーマレード .... 適宜

下準備

- Aの乾燥果実はブランデーまたはワインにひと晩漬け、好みの大きさに切っておく。
- パウンド型にクッキングシートを敷いておく。
- オーブンは180℃に温めておく。

作り方

1. 薄力粉とベーキングパウダーをふるい、肉桂、黒砂糖、塩を加えて混ぜ合わせる。
2. ボウルに卵、油、豆乳を入れてよく混ぜ合わせる。
3. 2に1を加えて底から大きくかき混ぜ、ひと晩漬けた果実を加えて混ぜ、型に流す。
4. 180℃のオーブンで30分ほど焼く。
5. 竹串を刺してみてまだ火が通っていなければ170℃に下げてもう少し焼く。
6. 粗熱が取れたら型からはずして冷まし、薄く切って器に盛り、マーマレードを添える。

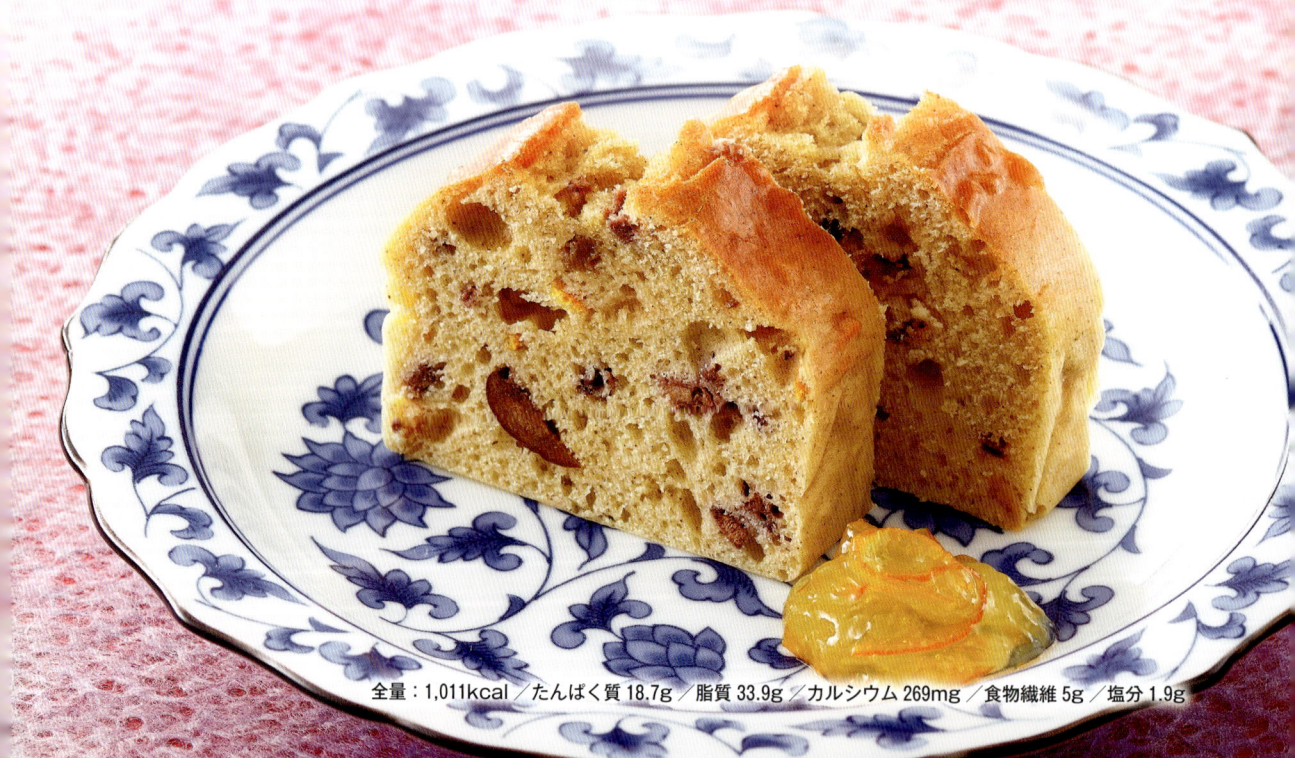

全量：1,011kcal／たんぱく質 18.7g／脂質 33.9g／カルシウム 269mg／食物繊維 5g／塩分 1.9g

だしの取り方

鶏がらスープ

[材料] 鶏がら…1羽分（約300g）、水…2リットル、
　　　長葱（青い部分）…2本分、生姜（薄切り）…20g

1. 鶏がらはさっと洗い、たっぷりの水（分量外）とともに鍋に入れて火にかける。ひと煮立ちしたらゆでこぼし、水できれいに洗う。
2. 鍋に1の鶏がら、長葱、生姜、分量の水を入れて火にかけ、煮立ったら弱めの中火にし、静かに煮立せながら1時間ほど煮る（途中アクを取る）。濾してスープをとる（およそ6カップ分）。

昆布のだし汁

[材料] 昆布…10～15g、水…5カップ

1. 昆布はかたくしぼったぬれ布巾で表面を軽くふき、分量の水とともに鍋に入れ、1～2時間浸ける。
2. 中火にかけ、煮立ちはじめたら昆布を取り除いて火を止める。

鰹節のだし汁

[材料] 鰹削り節…15～20g、水…5カップ

1. 分量の水を鍋に入れて中火にかけ、沸騰したら鰹削り節を入れる。
2. すぐに火を止め、1分たったら鰹節を濾す。

＊昆布や鰹節にはさまざまな種類があり、種類によってだしの出方が変わります。必要なだしの濃さ・量によって分量を加減してください。

●本書で使用する主な野菜の分量目安表

とくに表示のない場合は、中サイズを使用しています。食材を購入するときや調理の際に参照してください。

食材名	目安量≒目安単位
うど	1本（約40cm）≒240g
えのき茸	1パック≒150g
かぶ	中1個≒100g
南瓜(かぼちゃ)	1/4個≒400g
カリフラワー	大3房≒100g
キャベツ	中1個≒1200g、葉大2枚≒100g
きゅうり	1本≒100g
ごぼう	中1本≒150～200g
小松菜	1束≒250g
さつま芋	中1本≒250g
里芋	大1個≒80g、中1個≒40g
じゃが芋	中1個≒150g
しめじ	1パック≒100g
春菊	1束≒150～200g
生姜	1かけ≒12g
せり	1束≒120g
セロリ	1本≒150g

食材名	目安量≒目安単位
大根	直径7cm×厚さ2.5cm≒100g
玉葱	中1個≒200g
青梗菜	大1株≒150g、中1株≒100g
トマト	大1個≒200g、中1個≒150g
長葱	中1本≒100g、5cm≒10～15g
茄子	中1本≒70g
苦瓜	中1本≒250g
にら	1束≒100g
にんじん	中1本≒150g
にんにく	1片≒7g
白菜	中1個≒1500g、葉1枚/80g
パプリカ	大1個≒150g
ピーマン	中1個≒40g
ブロッコリー	大3房≒100g
ほうれん草	1束≒200g
百合根	1個≒100g

食薬索引

- （ ）内は食薬が紹介されている体質名です。
- 太数字は食薬の解説が掲載されているページです。
- 細数字は食薬を使ったレシピページです。

食材

あ

赤貝（血虚）……………………… 70
あさり（痰湿）
　　…… 136, 138, 142, 143, 145, 149
鯵（陽虚）………………………… 49
小豆（痰湿）……… 134, 144, 151
アスパラガス（陰虚）……… 90, 96
粟（陽盛）………………………… 113
鮑（陰虚）………………………… 91
いか（血虚）………… 70, 73, 75, 77
苺（陰虚）……………… 90, 103, 105, 108
飴糖（気虚）……………………… 28
岩魚（陽虚）……………………… 48
鰯（気虚）………………………… 27
いんげん豆（気虚）……………… 26
烏骨鶏（陰虚）…………………… 90
兎肉（陰虚）……………………… 90
うずらの卵（陰虚）……………… 91
うど（血瘀）……… 178, 180, 185
鰻（気虚）………………………… 27
粳米（気虚）……………………… 28, 30
枝豆（痰湿）……………… 134, 138
海老（陽虚）
　　……… 48, 52, 56, 61, 62, 63
えんどう豆（気鬱）
　　……………… 156, 160, 163, 165
大麦（陽盛）……………………… 113
オクラ（気鬱）…………………… 157
おこげ（気鬱）…………………… 157
オレンジ（気鬱）
　　……………… 156, 165, 167, 172

か

牡蠣（陰虚）……………………… 91
柿（痰湿）………………………… 136
鰹（気虚）………… 27, 30, 34, 36, 38
蟹（陽盛）………… 113, 116, 120, 122
かぶ（気鬱）…………………… 156, 164
南瓜（気虚）……………… 26, 35, 43
鴨肉（陰虚）……………………… 90
芥子菜（痰湿）…………………… 135
カリフラワー（気虚）…… 26, 35, 40
かりん（血瘀）…………………… 178
キャベツ（気虚）………………… 26, 31
牛肉（気虚）……………………… 27
牛乳（陰虚）……… 91, 96, 97, 99,
　　　　　　　　 101, 102, 103, 105, 106
きゅうり（陽盛）……… 112, 122
金柑（気鬱）
　　……………… 156, 162, 163, 164, 168
銀耳（陰虚）……………………… 92, 101
銀杏（痰湿）……………………… 136
クラゲ（痰湿）
　　……………… 136, 139, 140, 142
栗（気虚）………………………… 26, 42
胡桃（陽虚）
　　……… 48, 53, 54, 57, 58, 62, 64, 65
黒木耳（血瘀）
　　……………… 178, 180, 181, 184, 191
黒胡麻（陰虚）……………… 92, 98, 107
黒砂糖（陽虚）
　　……………… 49, 54, 56, 58, 65
黒豆（痰湿）……………… 134, 151
鯉（痰湿）………………………… 134
香菜（気鬱）……………………… 157, 165
小松菜（陰虚）
　　……………… 90, 102, 103, 104
小麦（陽盛）……………………… 113
こんにゃく（陽盛）……………… 112
昆布（痰湿）……… 135, 138, 141,
　　　　　　　　 146, 147, 148, 149

さ

鮭（陽虚）………………………… 49, 53
酒（血瘀）
　　…… 178, 181, 185, 186, 187, 191
さつま芋（気虚）………………… 26
里芋（痰湿）……… 135, 147, 149, 152
鯖（気虚）………………………… 27
さやいんげん（気虚）
　　……………………… 26, 32, 40
さやえんどう（気鬱）…………… 156
椎茸（気虚）……………………… 26, 33
鹿肉（陽虚）……………………… 48
しし唐（陽虚）…………………… 49, 59
蜆（陽盛）………………………… 113
紫蘇（気鬱）……………………… 157, 165
じゃが芋（気虚）………………… 26, 40
春菊（痰湿）……………… 135, 141, 149
生姜（気鬱）……………………… 157, 165
白魚（痰湿）……………………… 134
白胡麻（陰虚）…………………… 92
酢（血瘀）
　　…… 178, 180, 181, 183, 184, 185
西瓜（陽盛）……………………… 112
鱸（気虚）………………………… 27
ズッキーニ（陽盛）……… 112, 125
鼈（陰虚）………………………… 91
せり（陽盛）
　　……………… 112, 116, 117, 121, 126
セロリ（陽盛）…… 112, 116, 126
葱白（気鬱）……………………… 157, 165
蕎麦（気鬱）
　　…… 156, 160, 161, 170, 171, 172
そら豆（痰湿）…………… 134, 143

た

大根（気鬱）
　　……………… 156, 161, 163, 166, 168
大豆（痰湿）……………… 134, 151
筍（痰湿）………………… 135, 144, 145
たこ（血虚）……………………… 70, 75
太刀魚（気虚）…………………… 29
卵（陰虚）………… 90, 99, 100, 101,
　　　　　　　　 102, 103, 104, 105, 106
玉葱（気鬱）
　　……………… 156, 161, 165, 167, 168, 169
鱈（気虚）………………… 27, 34, 37
チーズ（陰虚）
　　……………… 91, 98, 101, 102, 103
茶葉（陽盛）……… 114, 120, 127, 128
青梗菜（血瘀）…… 178, 181, 183,
　　　　　　　　 186, 189, 190, 191
唐辛子（陽虚）…………………… 49, 61
冬瓜（痰湿）……………… 134, 145, 147
豆乳（痰湿）……… 136, 138, 149, 151
豆腐（陽盛）
　　……………… 113, 119, 123, 125, 126
とうもろこし（痰湿）
　　……………… 134, 140, 145, 146, 149
トマト（陽盛）
　　……………… 112, 116, 118, 122, 125, 126
鶏肉（気虚）
　　…… 26, 31, 32, 33, 36, 38, 39, 40
鶏レバー（血虚）………………… 70
豚足（血虚）……………………… 70

な

梨（痰湿）………………………… 136
長芋（気虚）…… 26, 30, 32, 34, 35,
　　　　　　　　 37, 38, 39, 42
茄子（血瘀）……………… 178, 180
なまこ（陽虚）…………………… 48
苦瓜（陽盛）……… 112, 118, 119, 124
にら（陽虚）……… 49, 57, 60, 61, 62
にんじん（血虚）………… 70, 72, 73,
　　　　　　　　 74, 76, 77, 79, 80, 81
海苔（痰湿）……………… 136, 145

は

麦芽（気鬱）……………………… 157
白菜（陽盛）……… 112, 122, 124
蜂蜜（気虚）……………… 28, 32, 42, 44

はと麦（痰湿）
　……134, 138, 146, 147, 148
バナナ（陽盛）……………112, 130
パプリカ（陽虚）……………49, 55
蛤（痰湿）……………………135
ピーマン（陽虚）……………49, 63
枇杷（痰湿）…………………136
豚肉（陰虚）………90, 94, 95, 100
豚のハツ（血虚）………………70
豚のマメ（気虚）………………27
豚レバー（血虚）……………70, 81, 82
葡萄（血虚）
　……………70, 73, 74, 78, 81, 85
ブロッコリー（気虚）………26, 35
糸瓜（痰湿）…………………135
ほうれん草（血虚）…70, 72, 73,
　　　　　　　74, 79, 80, 81, 82, 83
干し椎茸（気虚）
　………26, 30, 31, 34, 36, 37, 38
帆立貝（陰虚）
　………………91, 94, 95, 96, 97, 98

ま
鱒（陽虚）……………………49
松の実（陰虚）…92, 94, 100, 102
マテ貝（陰虚）………………91
みかん（気鬱）
　………………156, 162, 164, 174
三つ葉（気鬱）………………158
茗荷（気鬱）…………………158
ムール貝（陰虚）………91, 101
糯米（気虚）………28, 41, 43, 44
桃（気虚）……………………26

や
椰子（陽盛）…………………113
山芋（気虚）…………………26
柚子（気鬱）……………156, 170
百合根（陰虚）
　………90, 95, 96, 97, 98, 105, 106
羊肉（陽虚）………48, 57, 58, 59

ら
荔枝（血虚）……………70, 86
落花生（血虚）…………70, 75
らっきょう（気鬱）…………156
緑豆（陽盛）……………113, 120
りんご（陽盛）…………112, 116
蓮根（血瘀）…………………178

中薬

あ
阿膠（血虚）…………………71
淫羊藿（陽虚）………………50
鬱金（血瘀）…………………179

黄耆（気虚）
　…29, 32, 33, 35, 37, 40, 41, 44
黄精（陰虚）…………………93

か
薤白（気鬱）…………………158
艾葉（血瘀）……………179, 192
夏枯草（陽盛）………………114
何首烏（血虚）………………71
花椒（陽虚）……………51, 56, 58
葛根（陽盛）……………115, 116, 127
荷葉（陽盛）……………114, 122
乾姜（陽虚）……………51, 65
甘草（気虚）……………29, 40
桔梗（痰湿）…………………137
枳殻（気鬱）…………………158
枳実（気鬱）…………………158
菊花（陽盛）
　……115, 116, 118, 122, 127, 128
吉林人参（気虚）……………29
姜黄（血瘀）…179, 182, 184, 190
玉竹（陰虚）…………………93
魚腥草（陽盛）………………115
金銀花（陽盛）……115, 120, 122
金針菜（痰湿）………………137
枸杞子（陰虚）……93, 94, 97, 98,
　　　　　101, 104, 106, 107, 108
桂花（陽虚）……………51, 64
鶏内金（気鬱）………………159
決明子（陽盛）…………114, 121
芡実（気虚）…………………29
紅花（血瘀）
　…………179, 180, 181, 182, 183,
　　　184, 185, 187, 189, 191, 192
蛤蚧（陽虚）…………………50
五加皮（血瘀）………………179
胡椒（陽虚）
　………51, 52, 57, 58, 60, 63
五味子（気虚）……………159, 161

さ
山楂子（気鬱）……………158, 170
山梔子（陽盛）………………114
三七（血瘀）
　………179, 185, 186, 192, 193
酸棗仁（気鬱）………………159
山薬（気虚）……………29, 33
沙参（陰虚）…………………93
熟地黄（血虚）……………71, 73, 81
小茴香（陽虚）………………51
生地黄（陽盛）………………115
女貞子（陰虚）………………93
西洋参（気虚）………………29
石斛（陰虚）…………………93
川芎（血瘀）…………………179
草果（痰湿）…………………137

桑椹（陰虚）…………………93
桑葉（陽盛）…………………115

た
大棗（気虚）
　………29, 33, 40, 41, 42, 43
竹葉（陽盛）…………………114
丁香（陽虚）……………51, 66
陳皮（気鬱）
　…158, 160, 165, 167, 168, 171
甜杏仁（痰湿）………………137
当帰（血虚）
　………71, 72, 74, 75, 79, 84
党参（気虚）……………29, 39
冬虫夏草（陽虚）……………50
菟絲子（陽虚）………………50
杜仲（陽虚）……………50, 61, 62

な
刀豆（気鬱）……………158, 170
肉蓯蓉（陽虚）………………50
肉桂（陽虚）……………51, 58, 60, 66

は
貝母（痰湿）…………………137
白芥子（痰湿）………………137
柏子仁（気鬱）………………159
麦門冬（陰虚）…93, 96, 105, 108
薄荷（陽盛）……115, 122, 123, 130
番紅花（血瘀）………………179
板藍根（陽盛）………………115
蓽撥（陽虚）…………………51
白芍（血虚）…………………71
白朮（気虚）…………………29
白合（陰虚）…………………93
白豆蔻（痰湿）………………137
白扁豆（気虚）………………29
枇杷葉（痰湿）………………137
茯苓（痰湿）……………137, 144, 145
仏手（気鬱）…………………158
鼈甲（陰虚）…………………93
蒲公英（陽盛）………………115

ま・や・ら
玫瑰花（気鬱）
　………………158, 171, 173, 174
茉莉花（気鬱）………………158
益智仁（陽虚）………………50
薏苡仁（痰湿）………………137
莱菔子（気鬱）………………159
龍眼肉（血虚）
　………………71, 74, 78, 83, 86
緑萼梅（気鬱）………………158
霊芝（気虚）…………………29
蓮子（気虚）……………29, 44
鹿茸（陽虚）…………………50

監修者・スタッフ一覧 (五十音順)

監修

辰巳 洋

料理作成

青木早苗	河本壽惠乃	富井蓉子
安里清子	氣賀澤公乃	中山京子
飯田和子	篠原淑子	奈良理香子
石川 歩	渋谷久恵	林 律子
市川君子	清水紀子	日髙和子
市川兼二朗	清水柚紀子	堀 実佐子
稲垣雄史	白田君子	松本しず子
大角淑枝	鈴木順子	宮崎さなえ
大村和子	鈴木結子	山本純子
春日初恵	鷲見海智袴	渡辺真里子

栄養価計算

河本壽惠乃
佐藤恭子
清水紀子
高橋邦子

レシピ原案 (掲載ページ)

青木早苗 (p.145)
安里清子 (p.126)
飯田和子 (p.127・130・163)
石川 歩 (p.53)
石原洋子 (p.58・162)
石渡千代 (p.98)
市川君子 (p.171)
市川兼二朗 (p.72)
伊藤弘子 (p.100)
稲垣雄史 (p.120)
猪俣朝子 (p.39)
榎本康子 (p.73・144)
大角淑枝 (p.140)
大坪律子 (p.32・62・102)
大日向 光 (p.129・139)
大村和子 (p.122)
岡央知了 (p.165・182)
岡本真由子 (p.99・117・123)
織田静子 (p.60)
小野礼子 (p.31・59・124)
片山芳子 (p.30・118・150)
金沢春枝 (p.168)
河本壽惠乃 (p.36・82・180)

木谷正子 (p.55・138)
木村さおり (p.80・167)
久保田順子 (p.41・61・121)
栗島ひろ子 (p.38・52)
氣賀澤公乃 (p.116・170)
香西みち子 (p.37・43)
小林紀美子 (p.78・83・101)
佐藤恭子 (p.75)
篠原淑子 (p.42・104・172)
柴田洋子 (p.79・95)
渋谷久恵 (p.35・174)
嶋崎喜文 (p.33)
清水紀子 (p.181)
清水柚紀子 (p.188)
清水玲子 (p.148)
鈴木順子 (p.63・64・192)
鈴木日出子 (p.54)
鷲見海智袴 (p.193)
陶山睦子 (p.108)
高橋明美 (p.94)
立田ひとみ (p.128)
田中玲子 (p.40・74・103)
田原静穂 (p.160・191)

坪倉由美 (p.125・173・183)
富井蓉子 (p.151)
中島和枝 (p.56)
中山京子 (p.194)
名取陽子 (p.142・190)
奈良理香子 (p.161)
西原恵子 (p.107)
羽鳥三枝子 (p.152)
林 律子 (p.105)
日高昭子 (p.44・96)
日高和子 (p.65・143・186)
藤田和子 (p.184)
堀 綾希子 (p.147)
牧田美知子 (p.166・189)
松野祐三子 (p.146・149)
松本 淳 (p.57・84・86)
松本しず子 (p.169)
宮崎さなえ (p.77・97・119)
明珍和恵 (p.34)
山本純子 (p.66・85)
吉開有紀 (p.185・187)
和田俊子 (p.81・106)
渡辺真里子 (p.76・141・164)

◉ **監修者紹介**

辰巳　洋（たつみ　なみ）

医学博士（順天堂大学）、本草薬膳学院学院長、日本国際薬膳師会会長
順天堂大学医学部・国際教養学部非常勤講師
世界中医薬学会連合会（本部北京）主席団執行委員
北京中医学院（現北京中医薬大学）卒業。主治医師・医学雑誌編集者を経て1989年に来日し、専門学校にて中医学・薬膳学講師、出版社にて編集協力などを行う。
著書に、『薬膳の基本』、『こども薬膳』、『薬膳お菓子』、『薬膳茶のすべて』、『女性のための薬膳レシピ』（いずれも緑書房）、『医在厨房』、『実用体質薬膳学』、『実用中医薬膳学』（いずれも東洋学術出版社）、『実用中医学』、『防がん・抗がんの薬膳』、『日々の薬膳』（いずれも源草社）、『薬膳は健康を守る』（健友館）、『薬膳茶』（文芸社、共著）など。
監修に、『家庭で楽しむ薬膳レシピ』、『季節の薬膳』（ともに緑書房）、『東洋医学のすべてがわかる本』（ナツメ社、一部執筆）、主編に、中医学教科書シリーズ『中医臨床基礎学』・『中医婦人科学』・『中医小児科学』・『中医外科学』・『方剤学』・『中医内科学』、『薬膳素材辞典』、『一語でわかる中医用語辞典』（いずれも源草社）など。
その他、専門誌などに中医薬学・薬膳学関連記事を連載。

◉ **参考文献**

辰巳　洋『家庭で楽しむ薬膳レシピ』緑書房（2014）
辰巳　洋・大村和子『薬膳お菓子』緑書房（2012）
辰巳　洋『こども薬膳』緑書房（2010）
辰巳　洋『薬膳の基本』緑書房（2008）

『食薬学（第9版）』本草薬膳学院（2015）
辰巳　洋主編『薬膳素材辞典』源草社（2013）
辰巳　洋主編『一語でわかる中医用語辞典』源草社（2009）
辰巳　洋『実用中医薬膳学』東洋学術出版社（2008）
神戸中医学研究会編『中医臨床のための中薬学』医歯薬出版（2008）

日本国際薬膳師会　事務局
〒103-0026 東京都中央区日本橋兜町22番6号 東京セントラルプレイス2階（本草薬膳学院内）
FAX 03-3662-3800　URL https://yakuzenshi-kai.jp

体質改善のための薬膳

2015年10月10日　第1刷発行
2025年 5 月 1 日　第2刷発行

監 修 者	辰巳　洋（たつみ　なみ）
編 著 者	日本国際薬膳師会
発 行 者	森田浩平
発 行 所	株式会社 緑書房

〒 103-0004
東京都中央区東日本橋 3 丁目 4 番 14 号
ＴＥＬ　03-6833-0560
https://www.midorishobo.co.jp

編集協力	吉開有紀
撮　影	大寺浩次郎
カバーデザイン	メルシング
印刷所	アイワード

©Nami Tatsumi
ISBN978-4-89531-239-4　Printed in Japan
落丁、乱丁本は弊社送料負担にてお取り替えいたします。

本書の複写にかかる複製、上映、譲渡、公衆送信（送信可能化を含む）の各権利は株式会社緑書房が管理の委託を受けています。

JCOPY 〈(一社)出版者著作権管理機構 委託出版物〉

本書を無断で複写複製電子化を含むすることは、著作権法上での例外を除き、禁じられています。
本書を複写される場合は、そのつど事前に、(一社)出版者著作権管理機構（電話 03-5244-5088、FAX03-5244-5089、e-mail：info@jcopy.or.jp）の許諾を得てください。
また本書を代行業者等の第三者に依頼してスキャンやデジタル化することは、たとえ個人や家庭内の利用であっても一切認められておりません。